*O HOMEM QUE CONFUNDIU
SUA MULHER COM UM CHAPÉU*

OLIVER SACKS

O HOMEM QUE CONFUNDIU SUA MULHER COM UM CHAPÉU
e outras histórias clínicas

Tradução:
LAURA TEIXEIRA MOTTA

25ª *reimpressão*

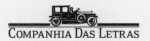

COMPANHIA DAS LETRAS

Copyright © 1970, 1981, 1983, 1984, 1985
by Oliver Sacks

Proibida a venda em Portugal

*Grafia atualizada segundo o Acordo Ortográfico da Língua Portuguesa
de 1990, que entrou em vigor no Brasil em 2009.*

Título original:
*The man who mistook his wife for a hat
and other clinical tales*

Capa:
Hélio de Almeida
sobre ilustração de
Zaven Paré

Preparação:
Rosemary Cataldi

Revisão:
*Ana Maria Barbosa
Cecília Ramos
Angela das Neves*

Atualização ortográfica:
Valquíria Della Pozza

Dados Internacionais de Catalogação na Publicação (CIP)
(Câmara Brasileira do Livro, SP, Brasil)

Sacks, Oliver W., 1933-2015
O homem que confundiu sua mulher com um chápeu
e outras histórias clínicas / Oliver Sacks ; tradução Laura
Teixeira Motta. — São Paulo : Companhia das Letras, 1997.

Título original: The man who mistook his wife for a hat
and other clinical tales.
ISBN 978-85-7164-689-6

1. Doenças do sistema nervoso — Estudo e casos
2. Neurologia I. Título.

97-3435   CDD-616.809
                                            NLM-WL100

Índices para catálogo sistemático:
1. Doenças do sistema nervoso : Histórias clínicas
   Medicina   616.809
2. Neurologia : Histórias clínicas : Medicina
   616.809

2022

Todos os direitos desta edição reservados à
EDITORA SCHWARCZ S.A.
Rua Bandeira Paulista, 702, cj. 32
04532-002 — São Paulo — SP
Telefone: (11) 3707-3500
www.companhiadasletras.com.br
www.blogdacompanhia.com.br
facebook.com/companhiadasletras
instagram.com/companhiadasletras
twitter.com/cialetras

ÍNDICE

Prefácio 9

Parte 1
PERDAS

Introdução 17
1. O homem que confundiu sua mulher com um chapéu 22
2. O marinheiro perdido 38
3. A mulher desencarnada 59
4. O homem que caía da cama 71
5. Mãos 75
6. Fantasmas 82
7. Nivelado 87
8. Olhar à direita! 93
9. O discurso do Presidente 96

Parte 2
EXCESSOS

Introdução 103
10. Witty ticcy Ray 108
11. A doença de Cupido 119
12. Uma questão de identidade 126
13. Sim, padre-enfermeira 135
14. A possuída 139

Parte 3
TRANSPORTES

Introdução 147
15. Reminiscência 150
16. Nostalgia incontinente 169
17. Passagem para a Índia 172
18. O cão sob a pele 175
19. Assassinato 180
20. As visões de Hildegarda 185

Parte 4
O MUNDO DOS SIMPLES

Introdução 193
21. Rebecca 198
22. O dicionário de música ambulante 207
23. Os gêmeos 215
24. O artista autista 235

Referências bibliográficas 257

*Falar sobre doenças é uma espécie de entre-
tenimento das* Mil e uma noites.

William Osler

*O médico ocupa-se [diferentemente do na-
turalista] [...] com um único organismo, o
sujeito humano, em luta para preservar sua
identidade em circunstâncias adversas.*

Ivy McKenzie

PREFÁCIO

"A última coisa a decidir ao se escrever um livro é o que se deve pôr primeiro", observou Pascal. Assim, tendo escrito, reunido e organizado estas histórias singulares, selecionado um título e duas epígrafes, preciso agora examinar o que fiz — e por quê. A duplicidade das epígrafes e o contraste entre elas — de fato, o contraste que Ivy McKenzie estabelece entre o médico e o naturalista — correspondem a uma certa duplicidade em mim: pois eu me sinto igualmente naturalista e médico, e me interesso tanto por doenças quanto por pessoas; talvez eu seja igualmente, ainda que não de forma adequada, um teórico e um dramaturgo, atraído no mesmo grau pelo científico e pelo romântico, vendo sempre ambos na condição humana e, sobretudo na quintessência da condição humana, a doença — os animais contraem enfermidades, mas só o homem mergulha radicalmente na doença.

Meu trabalho, minha vida estão voltados totalmente para os doentes — mas os doentes e suas doenças conduzem-me a reflexões que, de outro modo, talvez não me ocorressem. Tanto assim que me vejo compelido a indagar, como Nietzsche: "Quanto à doença: não somos quase tentados a perguntar se conseguiríamos passar sem ela?" — e a ver as questões que ela suscita como sendo de uma natureza fundamental. Invariavelmente meus pacientes levam-me a questionar, e invariavelmente minhas questões levam-me aos pacientes; assim, nas histórias ou estudos a seguir, existe um movimento contínuo de um para o outro.

Estudos, sim; por que histórias, ou casos? Hipócrates introduziu o conceito histórico de doença, a ideia de que as doenças têm um curso, dos primeiros sinais até o clímax ou crise e daí para a resolução feliz ou fatal. Portanto, Hipócrates introduziu o relato de caso, uma descrição, ou representação, da história natural da doença — expressa com precisão pela antiga palavra *patologia*. Esses relatos são uma forma de história natural, porém nada nos dizem sobre o indivíduo e *sua* história, nada transmitem sobre a pessoa e sua experiência enquanto se vê diante da doença e luta para sobreviver a ela. Não existe um "sujeito" em um relato de caso rigoroso; os relatos de caso modernos aludem ao sujeito em uma frase superficial (indivíduo trissômico e albino, sexo feminino, 21 anos), que tanto se poderia aplicar a um rato como a um ser humano. Para devolver o sujeito humano ao centro — o ser humano sofredor, torturado, em luta — devemos aprofundar um relato de caso transformando-o em uma narrativa ou história; só então teremos um "quem" além de um "o quê", uma pessoa real, um paciente, em relação à doença — em relação ao físico.

O ser essencial do paciente é muito relevante nas esferas superiores da neurologia e na psicologia, pois, nestas áreas, a individualidade do paciente está essencialmente envolvida, e o estudo da doença e da identidade não pode ser desarticulado. De fato, esses distúrbios, juntamente com sua descrição e estudo, exigem uma nova disciplina, que podemos denominar "neurologia da identidade", pois lida com as bases neurais do eu, com o antiquíssimo problema de mente e cérebro. É possível que deva existir, necessariamente, um abismo, um abismo categórico, entre o psíquico e o físico; mas os estudos e as histórias que concernem simultaneamente a ambos — e são estes que me fascinam em especial e que (de um modo geral) apresento neste livro — podem, não obstante, servir para aproximá-los mais, para nos levar à própria intersecção de mecanismo e vida, à relação dos processos fisiológicos com a biografia.

A tradição das histórias clínicas ricamente humanas atingiu um ponto culminante no século XIX e depois declinou com o advento de uma ciência neurológica impessoal. Luria escreveu: "O poder da descrição, tão comum nos grandes neurologistas e psiquiatras do século XIX, hoje quase desapareceu. [...] Precisa ser revivido". Suas obras mais recentes, *The mind of a mnemonist* e *The man with a shattered world*, são tentativas de reviver essa tradição perdida. Assim, os relatos de casos contidos neste livro remontam a uma antiga tradição: à tradição oitocentista de que fala Luria, à tradição do primeiro historiador médico, Hipócrates, e à tradição universal e pré-histórica de os pacientes sempre contarem suas histórias aos médicos.

As fábulas clássicas contêm figuras arquetípicas: heróis, vítimas, mártires, guerreiros. Os pacientes neurológicos são tudo isso e — nas histórias singulares aqui narradas — são também algo mais. Nesses termos míticos ou metafóricos, em que categoria devemos incluir o "marinheiro perdido" ou as demais figuras estranhas aqui mencionadas? Podemos dizer que são viajantes em terras inimagináveis — terras sobre as quais, de outro modo, não teríamos ideia ou concepção. É por esse motivo que suas vidas e jornadas a meu ver possuem um quê de fabulosas, e foi por isso que usei a imagem das *Mil e uma noites* de Osler como epígrafe e que me senti compelido a falar em histórias e fábulas tanto quanto em casos. O científico e o romântico, nessas esferas, imploram para ficar juntos — Luria gostava de falar em "ciência romântica". Eles se encontram na intersecção de fato e fábula, a intersecção que caracteriza (como fiz em meu livro *Tempo de despertar*) as vidas dos pacientes aqui narradas.

Mas que fatos! Que fábulas! A que os devemos comparar? É possível que não disponhamos de modelos, metáforas ou mitos já existentes. Teria chegado a hora de novos símbolos, novos mitos?

Oito dos capítulos deste livro já foram publicados: "O marinheiro perdido", "Mãos", "Os gêmeos" e "O artista autista" em *New York Review of Books* (1984 e 1985); e "Witty ticcy Ray", "O homem que confundiu sua mulher com um chapéu" e "Reminiscência" em *London Review of Books* (1981, 1983, 1984), onde a versão mais sucinta deste último foi intitulada "Musical ears" [Ouvidos musicais]. "Nivelado" foi publicado em *The Sciences* (1985). Um relato bem antigo sobre uma de minhas pacientes — o "original" de Rose R., de *Tempo de despertar*, e de Deborah de Harold Pinter em *A kind of Alaska*, peça teatral inspirada naquele livro — encontra-se em "Nostalgia incontinente" (originalmente publicado como "Incontinent nostalgia induced by L-Dopa" [Nostalgia incontinente induzida por levodopa] em *Lancet*, primavera de 1970). Dos meus quatro "Fantasmas", os dois primeiros foram publicados como "curiosidades clínicas" no *British Medical Journal* (1984). Dois trechos breves foram extraídos de livros anteriores: "O homem que caía da cama" foi extraído de *Com uma perna só*, e "As visões de Hildegarda", de *Enxaqueca*. Os doze relatos restantes nunca haviam sido publicados e são inteiramente novos, todos escritos durante o outono e o inverno de 1984.

Tenho uma dívida muito especial para com as pessoas que prepararam meus originais para publicação: primeiro, Robert Silvers, do *New York Review of Books*, e Mary-Kay Wilmers, do *London Review of Books*; depois, Kate Edgar, Jim Silberman da Summit Books de Nova York e Colin Haycraft da Duckworths de Londres, que, entre eles, muito colaboraram para a forma final do livro.

Entre meus colegas neurologistas, devo expressar uma gratidão especial ao saudoso dr. James Purdon Martin, a quem mostrei fitas de vídeo sobre "Christina" e "sr. MacGregor" e com quem discuti pormenorizadamente sobre esses pacientes — "A mulher desencarnada" e "Nivelado" expressam esse reconhecimento; ao dr. Michael Kremer, meu ex-"chefe" em Londres que, em resposta a *Com uma perna só* (1984), descreveu um de seus casos que era muito semelhante — e os dois casos estão agora reunidos em "O homem que caía da cama"; ao dr. Donald Macrae, cujo extraordinário caso de agnosia visual, quase comicamente semelhante ao meu próprio, só foi descoberto, por acidente, dois anos depois de eu ter escrito meu texto — ele está inserido em um pós-escrito de "O homem que confundiu sua mulher com um chapéu"; e, mais especialmente, à minha grande amiga e colega dra. Isabelle Rapin, de Nova York, que discutiu vários casos comigo; ela me apresentou a Christina (a "mulher desencarnada") e conhece José, o "artista autista", desde quando ele era menino.

Quero agradecer a ajuda desinteressada e a generosidade dos pacientes (e, em alguns casos, de seus familiares) cujas histórias relato aqui — pessoas que, sabendo (como muitas vezes sabiam) que elas próprias não poderiam ser ajudadas diretamente, ainda assim permitiram que eu escrevesse sobre suas vidas, e até mesmo me incentivaram a isso, na esperança de que outros pudessem aprender e entender e, um dia, talvez, ser capazes de curar. Como em *Tempo de despertar*, os nomes e detalhes circunstanciais foram alterados em razão do sigilo pessoal e profissional, mas meu intuito foi preservar a "qualidade" essencial de suas vidas.

Finalmente, quero expressar minha gratidão — mais do que gratidão — ao meu mentor e médico, a quem dedico este livro.

O. W. S.

Nova York
10 de fevereiro de 1985

Parte 1
PERDAS

INTRODUÇÃO

A palavra favorita da neurologia é *déficit*, significando deterioração ou incapacidade de função neurológica: perda da fala, perda da linguagem, perda da memória, perda da visão, perda da destreza, perda da identidade e inúmeras outras deficiências e perdas de funções (ou faculdades) específicas. Para todas essas disfunções (outro termo muito empregado) temos palavras privativas de todo tipo — afonia, afemia, afasia, alexia, apraxia, agnosia, amnésia, ataxia —, uma palavra para cada função neural ou mental específica da qual os pacientes, em razão de doença, dano ou incapacidade de desenvolvimento, podem ver-se parcial ou inteiramente privados.

O estudo científico da relação entre cérebro e mente começou em 1861, quando Broca, na França, descobriu que dificuldades específicas no uso expressivo da fala, a afasia, seguiam-se invariavelmente a um dano em uma parte específica do hemisfério esquerdo do cérebro. Isso abriu caminho para uma neurologia cerebral, que possibilitou, no decorrer de décadas, "mapear" o cérebro humano, atribuindo capacidades específicas — linguísticas, intelectuais, perceptivas etc. — a "centros" igualmente específicos do cérebro. Em fins do século evidenciou-se aos observadores mais perspicazes — sobretudo Freud, em seu livro *Aphasia* — que aquele tipo de mapeamento era demasiado simples, que todos os desempenhos mentais possuíam uma intrincada estrutura interna, devendo possuir uma base fisiológica igualmente complexa. Freud julgava que isso era verdade especialmente no tocante a certos distúrbios do reconhecimento e percepção, para os quais ele cunhou o termo *agnosia*. A seu ver, o entendimento adequado da afasia ou agnosia exigiria uma ciência nova, mais complexa.

A nova ciência de cérebro/mente intuída por Freud concretizou-se na Segunda Guerra Mundial, na Rússia, como uma criação conjunta de A. R. Luria (e seu pai, R. A. Luria), Leontev, Anokhin, Bernstein e outros, sendo por eles batizada de "neuropsicologia". O desenvolvimento dessa ciência imensamente profícua foi o trabalho de toda a vida de Luria e, considerando sua importância revolucionária, houve uma certa lentidão em sua chegada ao Ocidente. Ela foi exposta, de maneira sistemática, em um livro monumental, *Higher cortical functions in man* (tradução inglesa de 1966), e, de modo totalmente diferente, em uma biografia ou "patografia", *The man with a shattered world* (tradução inglesa de 1972). Embora esses livros fossem quase perfeitos no que se propunham expor, houve toda uma área que Luria não abordou. *Higher cortical functions in man* versava apenas sobre as funções pertinentes ao hemisfério esquerdo do cérebro; de modo semelhante, Zazetsky, o sujeito de *The man with a shattered world*, tinha uma lesão enorme no hemisfério esquerdo — o direito era intacto. De fato, toda a história da neurologia e neuropsicologia pode ser vista como uma história do estudo do hemisfério esquerdo.

Uma razão importante para o descaso com o hemisfério direito ou "inferior", como ele sempre foi chamado, é que, embora seja fácil demonstrar os efeitos de lesões com localizações variadas no lado esquerdo, as síndromes correspondentes do hemisfério direito são muito menos distintas. Em geral com menosprezo, ele era considerado mais "primitivo" que o esquerdo, sendo este último visto como a flor única da evolução humana. E, em certo sentido, isso é correto: o hemisfério esquerdo é mais complexo e especializado, um produto bem tardio do cérebro dos primatas e, especialmente, dos hominídeos. Por outro lado, é o hemisfério direito que controla as capacidades essenciais de reconhecer a realidade que toda criatura viva precisa possuir para sobreviver. O hemisfério esquerdo, como um computador anexado ao cérebro básico da criatura, é feito para os programas e esquemas, e a neurologia clássica está mais voltada para os esquemas do que para a realidade, de modo que, quando por fim emergiram algumas das síndromes do hemisfério direito, elas foram consideradas bizarras.

No passado houve tentativas — por exemplo, de Anton na década de 1890 e de Pötzl em 1928 — para explorar as síndromes do hemisfério direito, mas singularmente não se fez caso delas. Em um de seus últimos livros, *The working brain*, Luria dedicou uma seção breve mas tantalizante às síndromes do hemisfério direito, que terminava com as seguintes palavras:

Esses defeitos ainda totalmente sem estudo conduzem-nos a um dos problemas mais fundamentais: o papel do hemisfério direito na consciência direta. [...] O estudo desse campo importantíssimo até agora foi negligenciado. [...] Será objeto de uma análise minuciosa em uma série especial de artigos [...] em fase de preparo para publicação.

Luria de fato escreveu finalmente alguns desses artigos, nos derradeiros meses de sua vida, quando mortalmente enfermo. Nunca os viu publicados, e eles não foram publicados na Rússia. Luria enviou-os a R. L. Gregory, na Inglaterra, e eles constarão da obra de Gregory, *Oxford companion to the mind*, a ser lançada em breve.

As dificuldades internas e externas equiparam-se neste caso. Para os pacientes com determinadas síndromes do hemisfério direito, não é só difícil, mas impossível estar cientes de seus próprios problemas — uma singular e específica *anosagnosia*, na denominação de Babinski. E é singularmente difícil, até mesmo para o observador mais sensível, imaginar o estado íntimo, a "situação" desses pacientes, pois esta é quase inimaginavelmente distante de tudo o que esse observador já vivenciou. Em contraste, as síndromes do hemisfério esquerdo podem ser imaginadas com relativa facilidade. Embora as síndromes do hemisfério direito sejam tão comuns quanto as do esquerdo — e por que não seriam? —, encontramos mil descrições de síndromes do hemisfério esquerdo na literatura neurológica e neuropsicológica para cada descrição de uma do hemisfério direito. É como se estas fossem, de algum modo, alheias a todo o espírito da neurologia. E, no entanto, como afirma Luria, elas têm uma importância fundamental. Tanto assim que podem requerer um novo tipo de neurologia, uma ciência "personalista" ou (como ele gostava de denominá-la) "romântica"; pois as bases físicas da *persona*, do eu, são nela reveladas para nosso estudo. Luria julgava que uma ciência desse tipo seria mais bem introduzida por uma história, um pormenorizado relato de caso de um homem com um intenso distúrbio do hemisfério direito, um relato de caso que seria ao mesmo tempo o complemento e o oposto de "The man with a shattered world". Em uma das últimas cartas que me enviou, ele escreveu: "Publique essas histórias, mesmo que sejam apenas esboços. É um reino de imenso assombro". Devo confessar que me sinto especialmente intrigado por esses distúrbios, pois eles dão acesso a reinos, ou prometem reinos, quase nunca antes imaginados, apontando para uma neurologia e psicologia abertas e mais abrangentes, excitantemente diversas da neurologia demasiado rígida e mecânica do passado.

Assim, o que me despertou o interesse não foram tanto os déficits na acepção tradicional, e sim os distúrbios neurológicos que afetam o eu. Esses distúrbios podem ser de vários tipos — e podem ter origem tanto em excessos como em deteriorações da função —, e parece acertado considerar separadamente essas duas categorias. Mas deve ficar claro desde o início que uma doença nunca é uma simples perda ou excesso; que existe sempre uma reação, por parte do organismo ou indivíduo afetado, para restaurar, substituir, compensar e preservar sua identidade, por mais estranhos que possam ser os meios; e estudar ou influenciar esses meios, tanto quanto o dano primário ao sistema nervoso, é uma parte essencial de nosso papel como médicos. Isso foi convincentemente exposto por Ivy McKenzie:

> Pois o que é que constitui uma "entidade patológica" ou uma "nova doença"? O médico não se ocupa, diferentemente do naturalista, de uma ampla série de organismos diversos teoricamente adaptados de um modo médio a um ambiente médio, e sim com um único organismo, o sujeito humano, em luta para preservar sua identidade em circunstâncias adversas.

Essa dinâmica, essa "luta para preservar a identidade", por mais estranhos os meios ou efeitos dessa luta, foi reconhecida pela psiquiatria há muito tempo e, como tantas outras coisas, é especialmente associada ao trabalho de Freud. Os delírios da paranoia, por exemplo, eram vistos por ele não como primários, mas como tentativas (ainda que mal orientadas) de restituição, de reconstituição de um mundo dominado pelo caos total. Exatamente na mesma linha, Ivy McKenzie escreveu:

> A fisiologia patológica da síndrome parkinsoniana é o estudo de um caos organizado, um caos induzido antes de mais nada pela destruição de importantes integrações e reorganizado em uma base instável no processo de reabilitação.

Assim como *Tempo de despertar* foi o estudo de um "caos organizado" produzido por uma única doença multiforme, o que apresento a seguir é uma série de estudos semelhantes de caos organizados produzidos por uma grande variedade de doenças.

Na primeira seção, "Perdas", o caso mais importante, a meu ver, é o de uma forma especial de agnosia visual: "O homem que confundiu sua mulher com um chapéu". Em minha opinião, sua importância é fundamental. Casos assim impõem um desafio radical a um dos mais arraigados axiomas ou suposições da neurologia clássica: em especial, a concepção de que um dano cerebral, *qualquer* dano cerebral, reduz ou remove a "atitude abstrata e categórica" (no termo de Kurt Goldstein), reduzindo o indivíduo ao emocional e concreto. (Hughlings Jackson defendeu uma ideia muito semelhante na década de 1860.) Aqui, no caso do dr. P., vemos exatamente o *oposto* disso: um homem que perdeu totalmente (embora apenas na esfera do visual) o emocional, o concreto, o pessoal, o "real"... e foi reduzido, por assim dizer, ao abstrato e categórico, com consequências de um tipo particularmente estapafúrdio. O que Hughlings Jackson e Goldstein teriam achado *disso*? Muitas vezes, na imaginação, eu lhes pedi que examinassem o dr. P., indagando então: "Cavalheiros! E *agora*, o que me dizem?".

1

O HOMEM QUE CONFUNDIU SUA MULHER COM UM CHAPÉU

O dr. P. era um músico excelente, fora célebre como cantor durante muitos anos e depois, na faculdade de música de sua região, como professor. Foi ali, no relacionamento com seus alunos, que certos problemas foram observados pela primeira vez. Às vezes um aluno se apresentava e o dr. P. não o reconhecia ou, especificamente, não reconhecia seu rosto. No momento em que o aluno falava, o dr. P. reconhecia-o pela voz. Incidentes como esse multiplicaram-se, causando embaraço, perplexidade, medo e, às vezes, situações cômicas. Pois não só o dr. P. cada vez mais deixava de reconhecer rostos, mas ainda por cima via rostos onde eles não existiam: na rua, jovialmente, *à la* mr. Magoo, ele afagava o topo de hidrantes e parquímetros pensando que eram cabeças de crianças; dirigia-se cordialmente aos puxadores esculpidos dos móveis e se espantava quando eles não respondiam. A princípio, as pessoas, e até mesmo o dr. P., riam dessas confusões esquisitas, julgando que eram gracejos. Pois ele não tivera sempre um senso de humor peculiar, dado a chistes e paradoxos em estilo zen? Suas capacidades musicais continuavam deslumbrantes como sempre; ele não se sentia doente — jamais se sentira melhor na vida —, e os enganos eram tão risíveis, e tão originais, que não poderiam ser sérios ou significar algo grave. A ideia de que havia "algo errado" só foi surgir uns três anos depois, quando o diabetes se manifestou. Ciente de que o diabetes poderia afetar-lhe a visão, o dr. P. consultou um oftalmologista, que fez um histórico minucioso e lhe examinou atentamente os olhos. "Com seus olhos não há nada de errado", concluiu o médico. "Mas há problema nas partes visuais de seu cérebro. O senhor não precisa de meus serviços, precisa consultar um neurologista." E assim, em consequência desse parecer, o dr. P. me procurou.

Assim que o vi, em poucos segundos ficou evidente que não havia traço algum de demência na acepção comum do termo. Ele era um homem muito culto e simpático, falava bem, com fluência, imaginação e humor. Eu não podia imaginar por que ele teria sido encaminhado à nossa clínica.

E no entanto *havia* alguma coisa meio estranha. Ele ficava de frente para mim quando falava, estava orientado para mim, porém existia algum problema — era difícil dizer. Ele me encarava com os *ouvidos*, acabei por constatar, mas não com os olhos. Estes, em vez de me olhar, de me fitar, de me "acolher" da maneira normal, faziam estranhas fixações súbitas — em meu nariz, minha orelha direita, desciam até meu queixo, subiam para meu olho direito — como se estivessem notando (ou até mesmo estudando) essas características individuais, porém sem enxergar o rosto inteiro, suas expressões mutáveis, "eu" como um todo. Não tenho certeza de ter percebido isso totalmente na época — havia apenas uma provocadora estranheza, alguma falha na interação normal entre olhar e expressão. Ele me via, corria os olhos por mim e, no entanto...

"Qual parece ser o seu problema?", perguntei por fim.

"Nenhum que eu saiba", ele replicou com um sorriso. "Mas as pessoas parecem achar que há algo errado em meus olhos."

"Mas *o senhor* não reconhece algum problema visual?"

"Não, não diretamente, mas de vez em quando cometo erros."

Saí da sala por alguns momentos para conversar com sua esposa. Quando retornei, o dr. P. estava sentado placidamente perto da janela, atento, ouvindo em vez de olhar para fora. "O tráfego", disse ele, "sons das ruas, trens à distância — eles compõem uma espécie de sinfonia, não acha? Conhece a *Pacific 234* de Honegger?"

Que homem mais simpático, pensei comigo. Como é que pode haver algum problema sério? Ele permitiria que eu o examinasse?

"Sim, mas claro, doutor Sacks."

Acalmei minha inquietação, e talvez também a dele, na tranquilizadora rotina de um exame neurológico — força muscular, coordenação, reflexos, tono... Foi enquanto examinava seus reflexos — ligeiramente anormais do lado esquerdo — que ocorreu a primeira experiência bizarra. Eu havia tirado seu sapato do pé esquerdo e arranhado a sola do pé com uma chave — um teste de reflexo aparentemente frívolo, porém essencial — e em seguida, pedindo licença para parafusar o oftalmoscópio, deixei-o sozinho para que ele calçasse o sapato. Para minha surpresa, um minuto depois ele não o calçara.

"Posso ajudar?", perguntei.

"A fazer o quê? Ajudar quem?"

"Ajudá-lo a calçar o sapato."

"É mesmo, eu tinha esquecido o sapato", disse ele, acrescentando *sotto voce* "O sapato? O sapato?". Ele parecia desconcertado.

"Seu sapato", repeti. "Talvez queira calçá-lo."

Ele continuou a olhar para baixo, embora não para o sapato, com uma concentração intensa mas mal dirigida. Por fim seu olhar parou sobre seu pé. "Esse é meu sapato, não?"

Eu teria ouvido mal? Ele teria visto mal?

"Meus olhos", ele explicou, levando a mão ao pé. "*Este* é meu sapato, não é?"

"Não, não é. Esse é seu pé. O sapato está *ali*."

"Ah! pensei que aquele fosse meu pé."

Ele estaria brincando? Estaria louco? Estaria cego? Se aquele era um de seus "erros estranhos", então era o erro mais estranho que eu já vira.

Ajudei-o a calçar o sapato (seu pé) para evitar mais complicações. O dr. P. parecia despreocupado, indiferente, talvez estivesse achando graça. Voltei a meu exame. Sua acuidade visual era boa: ele não tinha dificuldade para enxergar um alfinete no chão, embora às vezes não o visse quando era posto à sua esquerda.

Ele enxergava bem, mas o que via? Abri uma revista *National Geographic* e lhe pedi que descrevesse algumas ilustrações.

Suas respostas foram muito curiosas. Seus olhos dardejavam de uma coisa para outra, captando características minúsculas, características individuais, como haviam feito com meu rosto. Um brilho marcante, uma cor, uma forma prendiam-lhe a atenção e suscitavam comentários — mas em nenhum caso ele captou a cena como um todo. Ele não conseguia ver o todo, apenas detalhes, que localizava como os bips de uma tela de radar. Ele não estabelecia uma relação com a figura como um todo — não encarava, por assim dizer, a *fisionomia* da figura. Não tinha a menor noção de paisagem ou cena.

Mostrei-lhe a capa, uma extensão ininterrupta das dunas do Saara.

"O que vê aqui?", perguntei.

"Vejo um rio", ele respondeu. "E uma pequena hospedaria com um terraço à beira d'água. As pessoas estão almoçando no terraço. Vejo guarda-sóis coloridos aqui e ali." Ele estava olhando, se é que aquilo era "olhar", direto para fora da revista e fabulando características inexistentes, como se a ausência de características na figura real o tivesse levado a imaginar o rio, o terraço e os guarda-sóis coloridos.

Eu devo ter feito uma cara de espanto, mas ele parecia pensar que se saíra otimamente. Havia um esboço de sorriso em seu rosto. Ele também parecia ter decidido que o exame terminara, e começou a olhar em volta à procura de seu chapéu. Estendeu a mão e agarrou a cabeça de sua mulher, tentou erguê-la e tirá-la para pôr em sua cabeça. Parecia que ele tinha confundido sua mulher com um chapéu! Ela olhava como se estivesse acostumada com coisas assim.

Eu não conseguia entender o que ocorrera em termos de neurologia (ou neuropsicologia) convencional. Em alguns aspectos, ele parecia perfeitamente preservado e, em outros, absolutamente, incompreensivelmente, arruinado. Como é que ele podia, por um lado, confundir sua mulher com um chapéu e, por outro, como aparentemente ainda fazia, lecionar na faculdade de música?

Eu precisava refletir, vê-lo de novo — e vê-lo em seu hábitat familiar, em sua casa.

Poucos dias depois, fui à casa do dr. P. e esposa, levando na pasta uma partitura do *Dichterliebe* (eu sabia que ele gostava de Schumann) e uma variedade de objetos para o teste de percepção. A sra. P. recebeu-me em um apartamento suntuoso, que lembrava a Berlim do *fin de siècle*. Um magnífico Bösendorfer antigo dominava, imponente, o centro da sala e, por toda parte, havia estantes de música, instrumentos, partituras... Havia livros, havia quadros, mas a música era central. O dr. P. entrou, um tanto curvado e, perturbado, avançou com a mão estendida para o relógio de pêndulo mas, ouvindo minha voz, corrigiu-se e veio apertar minha mão. Trocamos cumprimentos e conversamos um pouco sobre os concertos e apresentações em cartaz. Timidamente, perguntei-lhe se gostaria de cantar.

"O *Dichterliebe*!", exclamou. "Mas eu já não consigo ler partituras. O senhor poderia tocar?"

Eu disse que tentaria. Naquele esplêndido piano antigo, até o que eu tocava parecia bom, e o dr. P. era um Fischer-Dieskau, idoso mas infinitamente harmonioso, combinando ouvido e voz perfeitos com a mais penetrante inteligência musical. Era evidente que a faculdade de música não o mantinha por caridade.

Os lobos temporais do dr. P. estavam obviamente intactos: ele possuía um excelente córtex musical. Fiquei imaginando o que poderia estar ocorrendo em seus lobos parietal e occipital, especialmente nas áreas responsáveis pelo processamento visual. Eu trazia poliedros regulares em meu kit neurológico e decidi começar com eles.

"O que é isto?", perguntei, retirando o primeiro.

"Um cubo, é claro."

"E este?", indaguei, mostrando outro.

Ele perguntou se podia examiná-lo, o que fez de um modo rápido e sistemático. "Um dodecaedro, naturalmente. E não perca tempo com os outros — eu reconhecerei o icosaedro também."

Estava claro que as formas abstratas não eram problema. E quanto aos rostos? Peguei um baralho. Ele identificou todas as cartas instantaneamente, inclusive valetes, rainhas, reis e coringa. Estes, porém, eram desenhos estilizados, não se podendo afirmar se ele via rostos ou meros padrões. Decidi mostrar-lhe um livro de caricaturas que eu tinha na pasta. Com estas, de um modo geral, ele saiu-se bem: o charuto de Churchill, o nariz de Schnozzle — assim que percebia uma característica importante, ele era capaz de identificar o rosto. Mas também as caricaturas são formais e esquemáticas. Restava saber o que ele faria com rostos reais, representados realisticamente.

Liguei o televisor, mantendo-o sem som, e encontrei um dos primeiros filmes de Bette Davis. Era uma cena de amor. O dr. P. não conseguiu identificar a atriz — porém isso poderia dever-se ao fato de ela nunca ter entrado em seu mundo. O mais espantoso era ele não conseguir identificar as expressões no rosto da atriz ou de seu parceiro, embora no decorrer de uma cena tórrida os dois passassem da ânsia ardente à paixão, surpresa, indignação, fúria e, por fim, uma reconciliação comovente. O dr. P. não conseguia perceber nada disso. Não indicou com clareza o que estava se passando, quem era quem ou mesmo de que sexo eram. Seus comentários sobre a cena eram decididamente marcianos.

Havia a possibilidade de que algumas de suas dificuldades

estivessem associadas à irrealidade de um mundo hollywoodiano de celuloide; ocorreu-me que ele talvez se saísse melhor identificando rostos de sua própria vida. Nas paredes do apartamento havia fotografias de sua família, colegas, alunos, dele próprio. Reuni uma pilha delas e, meio apreensivo, mostrei-as ao dr. P. O que fora engraçado ou grotesco com relação ao filme revelou-se trágico com relação à sua vida. De um modo geral, ele não reconheceu pessoa alguma: nem parentes, nem colegas, nem alunos, nem a si próprio. Reconheceu um retrato de Einstein porque percebeu o cabelo e o bigode característicos, e o mesmo aconteceu com uma ou duas outras pessoas. "Ah, Paul!", disse ele ao ver um retrato do irmão. "Esse queixo quadrado, esses dentões — eu reconheceria Paul em qualquer lugar!" Mas era Paul que ele reconhecia ou uma ou duas de suas características, com base nas quais ele conseguia fazer uma boa suposição quanto à identidade do sujeito? Na ausência de "marcadores" óbvios, ele se perdia por completo. Mas não era apenas uma deficiência da cognição, da *gnose*; havia alguma coisa radicalmente errada em todo o modo como ele procedia. Pois ele lidava com aqueles rostos — mesmo os das pessoas mais chegadas — como se fossem quebra-cabeças ou testes abstratos. Não se relacionava com eles, não os contemplava. Nenhum rosto lhe era familiar, visto como um "você"; era apenas identificado como um conjunto de características, uma "coisa". Assim, havia gnose formal, mas nenhum traço de gnose pessoal. E isso vinha acompanhado de sua indiferença, ou cegueira, para as expressões. Um rosto, para nós, é uma pessoa olhando para fora — vemos, por assim dizer, a pessoa por intermédio de sua *persona*, de seu rosto. Mas para o dr. P. não havia *persona* neste sentido — nenhuma *persona* exterior, e nenhuma pessoa interior.

No caminho para o apartamento do dr. P., eu havia entrado em uma floricultura e comprado uma vistosa rosa vermelha para pôr na lapela. Tirei-a dali e a passei para o dr. P. Ele a pegou como um botânico ou morfologista pegaria um espécime, e não como alguém que recebe uma flor.

"Uns quinze centímetros de comprimento", comentou. "Uma forma vermelha em espiral, com um anexo linear verde."

"Sim", falei, encorajador, "e o que o senhor acha que *é* isso, doutor P.?"

"Não é fácil dizer." Ele parecia perplexo. "Não tem a simetria simples dos poliedros regulares, embora talvez possua uma simetria própria, superior... Acho que poderia ser uma inflorescência ou flor."

"Poderia?", insisti.

"Poderia", ele confirmou.

"Cheire", sugeri, e ele outra vez pareceu um tanto desconcertado, como se eu lhe pedisse para cheirar uma simetria superior. Mas cortesmente fez como pedi e levou a flor ao nariz. Então, de repente, ele ganhou vida.

"Lindo!", exclamou. "Uma rosa temporã. Que aroma divino!" E começou a cantarolar *"Die Rose, die Lillie..."*. Aparentemente, a realidade podia ser transmitida pelo olfato, não pela visão.

Fiz um último teste. Era um dia ainda frio, no começo da primavera, e eu deixara meu casaco e as luvas no sofá.

"O que é isto?", perguntei, segurando uma luva.

"Posso examinar?", ele pediu e, pegando-a, passou a examiná-la como fizera com as formas geométricas.

"Uma superfície contínua", declarou por fim, "envolta em si mesma. Parece ter" — hesitou — "cinco bolsinhas protuberantes, por assim dizer."

"Sim", eu disse, com cautela. "O senhor me fez uma descrição. Agora me diga o que é."

"Algum tipo de recipiente?"

"Sim", respondi. "E o que ele guarda?"

"Guarda seus conteúdos!", replicou o dr. P., rindo. "Há muitas possibilidades. Poderia ser um porta-moedas, por exemplo, para cinco tamanhos de moedas. Poderia..."

Interrompi a torrente de ideias amalucadas. "Não lhe parece familiar? Não acha que isso poderia conter, poderia servir em uma parte de seu corpo?"

Nenhuma luz de reconhecimento despontou em seu rosto.[1]

Uma criança nunca teria a capacidade de falar em uma "superfície contínua... envolta em si mesma", mas qualquer criança, qualquer bebê reconheceria imediatamente uma luva como tal, como

---

[1] Posteriormente, por acidente, ele a calçou, exclamando: "Meu Deus, é uma luva!". Isso lembra o paciente Lanuti, de Kurt Goldstein, que só conseguia reconhecer os objetos dinamicamente tentando usá-los.

algo familiar, algo que dizia respeito à mão. O dr. P., não. Ele não via coisa alguma como familiar. Visualmente, ele estava perdido em um mundo de abstrações sem vida. De fato, ele não possuía um verdadeiro mundo visual, assim como não possuía um verdadeiro eu visual. Era capaz de falar sobre as coisas, mas não as via face a face. Hughlings Jackson, discorrendo sobre pacientes com afasia e lesões no hemisfério esquerdo, afirma que eles perderam o pensamento "abstrato" e "proposicional" — e os compara a cães (ou melhor, compara os cães aos pacientes com afasia). O dr. P., por sua vez, funcionava exatamente como uma máquina. Não só apresentando a mesma indiferença ao mundo visual existente em um computador, mas — ainda mais espantoso — construindo o mundo como um computador o constrói, por meio de características essenciais e relações esquemáticas. O esquema podia ser identificado — como que por um "kit de identidade" — sem que a realidade fosse percebida.

Os testes que eu fizera até então nada me revelaram sobre o mundo interior do dr. P. Seria possível que sua memória e imaginação visual ainda estivessem intactas? Pedi-lhe que se imaginasse entrando em uma de nossas praças pelo lado norte, que a atravessasse na imaginação ou memória e me dissesse as construções por que ele poderia passar enquanto andava. Ele mencionou as construções do lado direito, mas nenhuma do lado esquerdo. Pedi então que ele se imaginasse entrando na praça pelo lado sul. Novamente, ele mencionou os edifícios que ficavam do lado direito, embora fossem exatamente os que ele omitira antes. Os que ele "vira" internamente antes não foram mencionados dessa vez; podia-se presumir que não eram mais "vistos". Estava evidente que seu problema com o lado esquerdo, seus déficits no campo visual, eram tanto internos quanto externos, dividindo ao meio sua memória e imaginação visual.

E quanto à sua visualização interna em um nível superior? Pensando na intensidade quase alucinatória com que Tolstoi visualiza e anima seus personagens, fiz ao dr. P. perguntas sobre *Anna Kariênina*. Ele conseguiu recordar incidentes sem dificuldade, sua compreensão da trama estava intacta, mas ele omitiu por completo características visuais, narrativas visuais e cenas. Lembrava-se das palavras dos personagens, mas não de seus rostos; e, embora quando solicitado ele pudesse citar as descrições visuais originais, com sua memória notável e quase textual, ficou patente que elas eram absolutamente vazias para ele, destituídas de realidade dos sentidos, da imaginação ou da emoção. Portanto, havia também uma agnosia interna.[2] Ficou claro, porém, que isso apenas ocorria com certos tipos de visualização. A visualização de rostos e cenas, de narrativa ou drama visual encontrava-se profundamente prejudicada, era quase ausente. Mas a visualização de *esquemas* estava preservada, e talvez mais aguçada. Assim, quando comecei com ele um jogo mental de xadrez, ele não teve dificuldade para visualizar o tabuleiro ou os movimentos — de fato, nenhuma dificuldade para me derrotar estrondosamente.

Luria afirmou que Zazetsky perdera por completo sua capacidade de jogar, mas que sua "imaginação vívida" estava intacta. Zazetsky e o dr. P. viviam em mundos que eram reflexos no espelho um do outro. Mas a diferença mais triste entre eles estava em que Zazetsky, como explicou Luria, "lutava para recuperar suas faculdades perdidas com a tenacidade indômita dos desgraçados", ao passo que o dr. P. não estava lutando, não sabia o que fora perdido e, de fato, não sabia que alguma coisa se perdera. Mas o que era mais trágico, ou quem era mais desgraçado: o homem que sabia ou o que não sabia?

Quando o exame terminou, a sra. P. nos chamou para a mesa, onde havia café e uma deliciosa profusão de pedaços de bolo. Faminto, cantarolando, o dr. P. atirou-se aos bolos. Com rapidez e fluência, sem pensar, melodiosamente, ele puxava os pratos para si e se servia deste e daquele numa grande torrente gorgolejante, uma canção comestível, até que, subitamente, houve uma interrupção: um alto e peremptório toc-toc-toc à porta. Sobressaltado, confuso, paralisado pela interrupção, o dr. P. parou de comer e quedou-se hirto, imóvel na cadeira, com uma perplexidade indiferente e cega no rosto. Ele enxergava, mas já não via a mesa; já não a percebia como

---

[2] Muitas vezes refleti a respeito das descrições visuais de Helen Keller; a despeito de toda a sua eloquência, seriam elas também, de alguma forma, vazias? Ou será que, pela transferência de imagens do táctil para o visual ou, ainda mais extraordinariamente, do verbal e metafórico para o sensorial e visual, ela *realmente* conseguia a capacidade de ter imagens visuais, muito embora seu córtex visual jamais houvesse sido estimulado diretamente pelos olhos? Mas, no caso do dr. P., era precisamente o córtex que fora danificado, o pré-requisito orgânico para todas as imagens pictóricas. É interessante e típico o fato de ele não ter mais sonhos pictóricos — a "mensagem" do sonho era transmitida em termos não visuais.

uma mesa abarrotada de bolos. A esposa pôs café em sua xícara: o cheiro excitou-lhe o olfato e o trouxe de volta à realidade. A melodia do comer recomeçou.

Pensei comigo: como é que ele faz as coisas? O que acontece quando ele está se vestindo, lavando as mãos, tomando banho? Segui sua esposa até a cozinha e perguntei como, por exemplo, ele conseguia vestir-se. "Do mesmo modo como ele come", ela explicou. "Eu deixo fora suas roupas de costume, em todos os lugares de costume, e ele se veste sem dificuldade, cantando para si mesmo. Faz tudo cantando para si mesmo. Mas, se for interrompido, ele perde o fio da meada, para completamente, não reconhece suas roupas — nem seu corpo. Ele canta o tempo todo — canções de comer, canções de vestir, canções de banho, de tudo. Não consegue fazer uma coisa se não a transformar em uma canção."

Enquanto conversávamos, minha atenção foi atraída pelos quadros nas paredes.

"Sim", disse a sra. P., "ele era um pintor talentoso além de cantor. A faculdade expunha seus quadros todo ano."

Examinei-os, curioso — estavam em ordem cronológica. Todas as suas obras iniciais eram naturalistas e realistas, vívidas em espírito e atmosfera, mas finamente detalhadas e concretas. Anos depois, tornaram-se menos vívidas, menos concretas, menos realistas e naturalistas e muito mais abstratas, até mesmo geométricas e cubistas. Por fim, nas últimas pinturas, as telas eram absurdas, ou absurdas para mim: meras linhas caóticas e manchas de tinta. Comentei isso com a sra. P.

"Ora, vocês médicos são uns filisteus!", ela exclamou. "Não consegue ver o *desenvolvimento artístico* — como ele renunciou ao realismo de sua juventude e avançou para a arte abstrata, não representativa?"

"Não, não é isso", eu disse a mim mesmo (mas evitei mencioná-lo à pobre sra. P.). Ele de fato passara do realismo à não representação e ao abstrato, porém não se tratava do avanço do artista, e sim da patologia — avanço em direção à profunda agnosia visual, na qual todas as capacidades de representação e imaginação, todo o senso do concreto, todo o senso da realidade estavam sendo destruídos. Aquela parede de quadros era uma trágica exposição patológica, que pertencia à neurologia e não à arte.

E, contudo, refleti, ela não estaria em parte correta? Pois com frequência existe uma luta, e, por vezes, o que é até mais interessante, uma combinação entre os poderes da patologia e os da criação. Talvez, no período cubista do dr. P., tenha havido o desenvolvimento artístico tanto quanto o patológico, combinando-se para engendrar uma forma original; pois, à medida que ele foi perdendo o concreto, talvez também tivesse ganho o abstrato, desenvolvendo uma sensibilidade maior para todos os elementos estruturais de linhas, limites, contornos — um poder quase como o de Picasso para ver, e igualmente representar, as organizações abstratas embutidas, e normalmente perdidas, no concreto. Embora eu receasse que nas últimas pinturas houvesse apenas caos e agnosia.

Voltamos à grande sala de música, com o Bösendorfer no centro e o dr. P. cantarolando a última torta.

"Bem, doutor Sacks", disse ele, "o senhor me julga um caso interessante, posso perceber. Pode dizer-me o que vê de errado, fazer recomendações?"

"Não posso dizer o que vejo de errado", respondi, "mas lhe direi o que a meu ver está certo. O senhor é um músico magnífico, e a música é sua vida. O que eu prescreveria em um caso como o seu é uma vida que consista inteiramente em música. A música tem sido o centro, agora faça dela toda a sua vida."

Isso foi há quatro anos. Nunca mais o vi, mas com frequência perguntei a mim mesmo como ele percebia o mundo, considerando aquela estranha perda da imagem, da visualidade e a perfeita preservação de uma grande musicalidade. Creio que a música, para ele, tomara o lugar da imagem. Ele não possuía imagem corporal, e sim música corporal; eis por que ele era capaz de mover-se e agir com fluência, mas parava todo confuso se a "música interior" fosse interrompida. E o mesmo acontecia com o exterior, com o mundo...[3]

Em *O mundo como vontade e representação*, Schopenhauer afirma que a música é "vontade pura". Como ele se teria fascinado pelo

---

[3] Por exemplo, como depois me contou sua esposa, embora ele não conseguisse reconhecer seus alunos se eles se mantivessem sentados e quietos, se fossem meras "imagens", era capaz de reconhecê-los subitamente se eles se *movessem*. "Aquele é Karl", bradava. "Conheço seus movimentos, sua música corporal."

dr. P., um homem que perdera por completo o mundo como representação mas o preservava inteiramente como música ou vontade!

E isso, misericordiosamente, manteve-se até o fim — pois, apesar do avanço gradual de sua doença (um grande tumor ou processo degenerativo nas partes visuais do cérebro), o dr. P. viveu e lecionou música até os últimos dias de sua vida.

PÓS-ESCRITO

Como explicar a singular incapacidade do dr. P. para interpretar, para avaliar uma luva como uma luva? Manifestamente neste caso ele não conseguia fazer um julgamento cognitivo, embora fosse fértil na produção de hipóteses cognitivas. Um julgamento é intuitivo, pessoal, abrangente e concreto — nós "vemos" como as coisas são em relação umas às outras e a si mesmas. Era precisamente essa disposição, esse estabelecimento de relações que faltava ao dr. P. (embora sua capacidade de julgamento, em todas as outras esferas, fosse imediata e normal). Seria isso devido à ausência de informações visuais ou a um processamento deficiente das informações visuais? (Esta teria sido a explicação dada por uma neurologia clássica, esquemática.) Ou haveria algo errado na atitude do dr. P., de modo que ele não conseguia relacionar consigo mesmo o que via?

Essas explicações, ou modos de explicação, não são mutuamente excludentes — estando em modos diferentes, elas podem coexistir e ser ambas verdadeiras. E isso é reconhecido, implícita ou explicitamente, pela neurologia clássica: implicitamente por Macrae, quando ele julga inadequada a explicação dos esquemas deficientes, ou processamento e integração visual deficientes; explicitamente por Goldstein, quando fala em "atitude abstrata". Mas a atitude abstrata, que permite a "categorização", também não se aplica ao caso do dr. P. e, talvez, ao conceito de "julgamento" de um modo geral. Pois o dr. P. *tinha* uma atitude abstrata — de fato, nada além dela. E era exatamente essa sua absurda abstração de atitudes — absurda porque não temperada por qualquer outra coisa — que o tornava incapaz de perceber a identidade ou as especificidades, que o tornava incapaz de julgamento.

Curiosamente, a neurologia e a psicologia, embora tratem de tudo o mais, quase nunca versam sobre o "julgamento", a capacidade de discernir. No entanto, é precisamente a derrocada da capacidade de discernir (seja em esferas específicas, como no caso do dr. P., seja de um modo mais geral, como no caso de pacientes com a psicose de Korsakov ou com síndromes do lobo frontal — ver capítulos 12 e 13 deste livro) que constitui a essência de numerosos distúrbios neuropsicológicos. A capacidade de discernir e a identidade podem ser prejudicadas — mas a neuropsicologia não se ocupa delas.

E, no entanto, seja no sentido filosófico (o de Kant) ou no sentido empírico e evolucionista, o discernimento é a faculdade mais importante que possuímos. Um animal, ou um homem, pode sair-se bem sem "atitude abstrata", mas perecerá sem demora se privado do discernimento. Esta deve ser a *primeira* faculdade da vida superior ou mente, mas é menosprezada, ou mal interpretada, pela neurologia clássica (computista). E se tentarmos descobrir como pode dar-se um absurdo desses, encontramos a resposta nas suposições, ou na evolução, da própria neurologia. Pois a neurologia clássica (como a física clássica) sempre foi mecânica — das analogias mecânicas de Hughlings Jackson às analogias atuais com os computadores.

Naturalmente, o cérebro *é* uma máquina e um computador — tudo o que afirma a neurologia clássica é correto. Mas nossos processos mentais, que constituem nosso ser e vida, não são apenas abstratos e mecânicos, mas também pessoais, e nisto envolvem não só classificar e categorizar, mas também continuamente julgar e sentir. Se estes dois últimos estão ausentes, nos tornamos semelhantes aos computadores, como era o dr. P. E, analogamente, se apagamos o sentimento e o discernimento, o pessoal, das ciências cognitivas, nós as reduzimos a algo tão defectivo quanto o dr. P. — e reduzimos igualmente *nossa* apreensão do concreto e real.

Por uma espécie de analogia cômica e pavorosa, a neurologia e a psicologia cognitivas atuais lembram nada mais nada menos que o pobre dr. P.! Necessitamos do concreto e do real, como ele necessitava; e não conseguimos perceber isso, como ele também não percebia. Nossas ciências cognitivas estão, elas próprias, sofrendo de uma agnosia essencialmente semelhante à do dr. P. Este, portanto, pode servir como um aviso e uma parábola do que acontece com uma ciência que se esquiva do apreciativo, do específico, do pessoal e se torna inteiramente abstrata e computista.

Sempre lamentei muito que circunstâncias fora de meu controle não me tenham permitido continuar a acompanhar o caso do dr. P., tanto no tipo de observações e investigações mencionadas como na apuração da verdadeira patologia da doença.

Existe sempre o receio de que um caso seja "único", especialmente quando apresenta características tão extraordinárias quanto as do dr. P. Por isso, foi com grande interesse e satisfação, e não sem alívio, que descobri, por mero acaso — folheando o periódico *Brain* de 1956 —, uma descrição pormenorizada de um caso quase comicamente semelhante (de fato, idêntico) em termos neuropsicológicos e fenomenológicos, embora a patologia básica (uma lesão aguda na cabeça) e todas as circunstâncias pessoais fossem totalmente diversas. Os autores mencionam seu caso como "único na história documentada deste distúrbio" e evidentemente ficaram, como eu, espantados com suas próprias descobertas.[4] O leitor interessado pode consultar o artigo original, Macrae e Trolle [1956], do qual acrescento aqui uma breve paráfrase, com citações do original.

Seu paciente, um homem de 32 anos, depois de um grave acidente de automóvel que o manteve inconsciente por três semanas, "[...] queixava-se, exclusivamente, da incapacidade de reconhecer rostos, inclusive os da esposa e filhos". Nenhum rosto lhe era "familiar", mas ele conseguia identificar os de três colegas de trabalho:

---

[4] Só depois de ter concluído este livro, descobri que na verdade existe uma vasta literatura sobre agnosia visual em geral e prosopagnosia em particular. Recentemente, em especial, tive o grande prazer de conhecer o dr. Andrew Kertesz, que publicou alguns estudos pormenorizados sobre pacientes com agnosias desse tipo (ver, por exemplo, seu artigo sobre agnosia visual: Kertesz, 1979). O dr. Kertesz falou-me de um caso de que teve notícia: um fazendeiro que manifestou prosopagnosia e, em consequência, não pôde mais distinguir (as feições de) suas vacas; outro caso que me descreveu foi o de um assistente do Museu de História Natural que confundiu seu próprio reflexo com o diorama de um macaco. Assim como ocorria com o dr. P. e com o paciente de Macrae e Trolle, é especialmente o animado que o paciente percebe de maneira tão absurda. Os estudos mais importantes sobre agnosias desse tipo e sobre processamento visual em geral estão sendo empreendidos por A. R. e H. Damasio (ver artigo em Mesulam [1985], pp. 259-88, ou p. 95 deste livro).

um deles tinha um tique de piscar um olho, outro, uma grande verruga na bochecha, e o terceiro "porque era tão alto e magro que ninguém se parecia com ele". Cada um desses três homens, afirmam Macrae e Trolle, eram "reconhecidos unicamente pela característica singular que os destacava". Em geral (como o dr. P.), esse paciente só reconhecia os parentes pela voz.

Ele tinha dificuldade até para reconhecer a si mesmo no espelho, como descrevem em detalhes Macrae e Trolle: "No início da fase de convalescença, ele com frequência, em especial quando se barbeava, ficava em dúvida sobre se o rosto que o fitava era o seu próprio e, embora soubesse que fisicamente não podia ser nenhum outro, em várias ocasiões ele fez caretas ou botou a língua para fora, 'só para ter certeza'. Estudando atentamente seu rosto no espelho, ele pouco a pouco passou a reconhecê-lo, mas não 'de relance', como antes — ele tomava por base os cabelos e o contorno facial, além de duas pequenas verrugas na face esquerda".

De um modo geral, ele não conseguia reconhecer os objetos "de relance"; precisava procurar uma ou duas características e fazer suposições com base nelas; às vezes, as suposições eram absurdamente equivocadas. Em particular, observaram os autores, ele tinha dificuldade com o que era *animado*.

Por outro lado, objetos esquemáticos simples — tesouras, relógio, chave etc. — não representavam dificuldades. Macrae e Trolle observam ainda que "sua *memória topográfica* era estranha: havia o aparente paradoxo de que ele era capaz de encontrar o caminho de casa para o hospital e localizar-se nas proximidades deste, mas mesmo assim não conseguia saber o nome das ruas do caminho percorrido [diferentemente do dr. P., este paciente também apresentava uma certa afasia], nem parecia visualizar a topografia".

Também se evidenciou que suas recordações visuais de pessoas, mesmo as de muito tempo antes do acidente, foram seriamente prejudicadas: havia a lembrança da conduta, ou talvez de um maneirismo, mas não da aparência visual ou rosto. Analogamente, como se depreendeu quando ele foi minuciosamente questionado, ele não tinha mais imagens visuais em seus *sonhos*. Assim, como no caso do dr. P., não apenas a percepção visual, mas a imaginação e a memória visual, as capacidades fundamentais de representação visual foram essencialmente danificadas neste paciente — pelo menos aquelas capacidades relacionadas ao pessoal, ao familiar, ao concreto.

Uma cômica observação final: enquanto o dr. P. confundiu sua mulher com um chapéu, o paciente de Macrae, também incapaz de reconhecer a esposa, precisava que ela se identificasse com um *marcador* individual, que, neste caso, era "[...] um artigo bem destacado de vestuário, como, por exemplo, um grande chapéu".

2
O MARINHEIRO PERDIDO[1]

É preciso começar a perder a memória, mesmo que a das pequenas coisas, para percebermos que é a memória que faz nossa vida. Vida sem memória não é vida [...] Nossa memória é nossa coerência, nossa razão, nosso sentimento, até mesmo nossa ação. Sem ela, somos nada [...] (Só posso esperar pela amnésia final, a que pode apagar toda uma vida, como fez com a de minha mãe [...])

Luis Buñuel

Esse trecho comovente e assustador das memórias recém-traduzidas de Buñuel suscita questões fundamentais — clínicas, práticas, existenciais, filosóficas. Que tipo de vida (se tanto), que tipo de mundo, que tipo de eu podem ser preservados em um homem que

---

[1] Depois de ter escrito e publicado esta história, iniciei, juntamente com o dr. Elkhonon Goldberg — aluno de Luria e responsável pela edição russa original de *The neuropsychology of memory* —, um estudo neuropsicológico rigoroso e sistemático desse paciente. O dr. Goldberg apresentou algumas das comprovações preliminares em conferências; esperamos vir a publicar um relato completo no momento oportuno.

Um filme imensamente tocante e extraordinário sobre um paciente com amnésia profunda (*Prisoner of consciousness*) feito pelo dr. Jonathan Miller foi exibido na Inglaterra em setembro de 1986. Também foi feito um filme (por Hilary Lawson) com um paciente que sofre de prosopagnosia (apresentando diversas semelhanças com o caso do dr. P.). Filmes desse tipo são cruciais para auxiliar a imaginação: "O que *pode* ser mostrado *não pode* ser dito".

perdeu a maior parte de sua memória e, com ela, seu passado e seu ancoradouro no tempo?

Isso me faz pensar imediatamente em um paciente meu para quem essas questões se aplicam com precisão: o simpático, inteligente e desmemoriado Jimmie G., que foi internado no início de 1975 em nosso Lar de Idosos, nos arredores de Nova York, com uma enigmática carta de transferência informando: "incapaz, demente, confuso e desorientado".

Jimmie era um homem vistoso, com uma basta cabeleira grisalha encaracolada, um homem saudável e bem-apessoado de 49 anos. Era alegre, cordial e generoso.

"Olá, doutor", ele dizia. "Que bela manhã! Posso me sentar nesta cadeira?" Era um sujeito jovial, ávido por conversar e responder às perguntas que eu lhe fazia. Informou seu nome e data de nascimento, o nome da cidadezinha em Connecticut onde nascera. Descreveu-a detalhadamente com carinho, chegando até a desenhar um mapa. Falou sobre as casas onde seus parentes tinham morado — ele ainda lembrava os números de seus telefones. Falou da escola e dos tempos de estudante, dos amigos que teve e da predileção por matemática e ciências. Discorreu com entusiasmo sobre seus tempos na Marinha — estava com dezessete anos, acabara de concluir o curso secundário quando foi convocado em 1943. Com sua hábil mente de engenheiro, ele era "talhado" para o rádio e a eletrônica e, depois de um curso intensivo no Texas, foi parar em um submarino, como operador-assistente de rádio. Ele se lembrava dos nomes dos vários submarinos onde servira, as missões de cada um, suas posições, os nomes dos colegas de bordo. Recordava-se do código morse e ainda era fluente na transmissão e recepção em morse e em datilografia sem olhar o teclado.

Uma vida rica e interessante, lembrada vividamente e em detalhes, com carinho. Mas nesse ponto, por algum motivo, suas reminiscências cessavam. Ele recordava, e quase revivia, o tempo da guerra e do serviço militar, o fim da guerra e seus planos para o futuro. Acabara por gostar da Marinha, pensava em continuar como marinheiro. Mas com o GI Bill, a lei de incentivo educacional e outros benefícios aos americanos que serviram nas forças armadas, ele julgou que seria mais vantajoso cursar a faculdade. Seu irmão mais velho estava estudando contabilidade e era noivo de uma "verdadeira beldade" do Oregon.

Ao recordar, reviver, Jimmie animava-se; não parecia estar falando do passado, mas do presente, e surpreendi-me com a mudança de tempo verbal em suas reminiscências quando ele passou de seus tempos de escola para a época em que esteve na Marinha. Usara primeiro o pretérito, passando depois a falar no presente e (pareceu-me) não só o presente formal ou fictício do relembrar, mas o tempo presente real, da experiência imediata.

Uma suspeita repentina e improvável apoderou-se de mim. "Em que ano estamos, senhor G.?", perguntei, disfarçando minha perplexidade com um ar despreocupado.

"Quarenta e cinco, ora bolas. O que está querendo dizer?" E prosseguiu: "Ganhamos a guerra, a Alemanha está morta, Truman está no comando. O futuro será brilhante".

"E você, Jimmie, quantos anos tem?"

De um jeito esquisito, incerto, ele hesitou por um momento, como se estivesse calculando.

"Bem, acho que tenho dezenove, doutor. Vou fazer vinte no próximo aniversário."

Olhando o homem grisalho à minha frente, tive um impulso pelo qual nunca me perdoei. Foi, ou teria sido, o cúmulo da crueldade se houvesse qualquer possibilidade de Jimmie lembrar-se do que sucedeu.

"Tome", eu disse, e mostrei a ele um espelho. "Olhe-se no espelho e me diga o que vê. É um rapaz de dezenove anos que está olhando no espelho?"

Ele empalideceu subitamente e agarrou os braços da poltrona. "Meu Deus!", murmurou. "Meu Deus, o que está acontecendo? O que houve comigo? Será um pesadelo? Estou louco? Isto é uma brincadeira" — e se descontrolou, entrou em pânico.

"Está tudo bem, Jimmie", eu disse, tranquilizador. "É só um equívoco. Nada para se preocupar." Conduzi-o até a janela. "Olhe só! Não é um lindo dia de primavera? Está vendo os meninos jogando beisebol?" Ele recobrou a cor e começou a sorrir, e eu me esgueirei dali, levando comigo o espelho odioso.

Dois minutos depois voltei à sala. Jimmie continuava olhando pela janela, observando com prazer os meninos jogando beisebol lá embaixo. Virou-se quando abri a porta, e seu rosto assumiu uma expressão alegre.

"Olá, doutor!", disse ele. "Que bela manhã! O senhor queria falar comigo — posso me sentar nesta poltrona?" Não havia sinal algum de reconhecimento em seu rosto franco, sincero.

"Já não nos vimos antes, senhor G.?", perguntei displicentemente.

"Não, acho que não. O senhor tem uma barba e tanto. Eu não me esqueceria *do senhor*, doutor!"

"Por que me chama de 'doutor'?"

"Ora, o senhor é médico, não é?"

"Sim, mas você não me conhecia, como sabe quem sou?"

"O senhor *fala* como médico. Posso *ver* que é médico."

"Pois tem razão, sou mesmo. Sou o neurologista daqui."

"Neurologista? Ei, há algo errado com meus nervos? E 'aqui' — onde é 'aqui'? Que lugar é este, afinal?"

"Eu ia justamente perguntar isso a você — onde você pensa que está?"

"Vejo camas, e pacientes por toda parte. Parece uma espécie de hospital. Mas que diabos, o que é que eu estaria fazendo em um hospital — e com todos esses velhos, muito mais velhos do que eu? Eu me sinto bem, sou forte como um touro. Talvez eu *trabalhe* aqui... Eu trabalho? Qual é meu serviço?... Não, está balançando a cabeça, posso ver em seus olhos que não trabalho aqui. Se não trabalho aqui, fui *posto* aqui. Sou um paciente, estou doente e não sei, doutor? É estranho, dá medo... É algum tipo de brincadeira?"

"Você não sabe qual é o problema? Não sabe mesmo? Você se lembra de ter me contado sobre sua infância, que cresceu em Connecticut, foi operador de rádio em submarinos? E que seu irmão está noivo de uma moça do Oregon?"

"Ei, o senhor está certo. Mas eu não lhe contei isso, nunca o vi antes na vida. Deve ter lido a meu respeito na minha ficha."

"Está bem", eu disse. "Vou contar uma história. Um homem foi ao médico queixando-se de lapsos de memória. O médico fez a ele algumas questões de rotina e depois perguntou: 'E quanto aos lapsos?'. 'Que lapsos?', replicou o paciente."

"Então esse é o meu problema", Jimmie riu. "Eu mais ou menos achei que era. É verdade que ando esquecendo as coisas de vez em quando — coisas que acabaram de acontecer. Mas o passado está claro."

"Você permite que eu o examine, faça alguns testes?"
"Claro!", ele respondeu jovialmente. "O que quiser."

Nos testes de inteligência, ele demonstrou grande capacidade. Era perspicaz, observador e lógico, resolvendo sem dificuldades problemas complexos e quebra-cabeças — isto é, se eles pudessem ser resolvidos com rapidez. Quando demandavam muito tempo, ele esquecia o que estava fazendo. Ele era rápido e habilidoso no jogo da velha e no de damas, astucioso e agressivo — venceu-me com facilidade. Mas ficou perdido no xadrez — os movimentos eram demasiado lentos.

Testando sua memória, constatei uma perda severa e extraordinária da memória recente, pois tudo o que lhe era dito ou mostrado tendia a ser esquecido em poucos segundos. Por exemplo, coloquei meu relógio, gravata e óculos na mesa, cobri-os e lhe pedi que se lembrasse desses objetos. Depois de alguns minutos de conversa, perguntei-lhe o que pusera debaixo da coberta. Ele não se lembrava de nenhum — e nem mesmo de que eu lhe pedira para lembrar-se. Repeti o teste, dessa vez pedindo a ele que escrevesse os nomes dos três objetos; novamente ele se esqueceu e, quando lhe mostrei o papel com sua caligrafia, ele se espantou, dizendo que não se lembrava de ter escrito coisa alguma, embora reconhecesse sua letra, percebendo então um débil "eco" do fato de ter escrito aquilo.

Às vezes, ele retinha débeis lembranças, algum eco ou senso de familiaridade muito vago. Por exemplo, cinco minutos depois de termos jogado o jogo da velha, ele recordou que algum "doutor" jogara isso com ele "algum tempo atrás": se "algum tempo atrás" eram minutos ou meses, ele não tinha ideia. Então ele fez uma pausa, depois disse "Será que foi o senhor?". Quando respondi que fora eu, ele pareceu achar graça. Divertir-se com o fato e mostrar-se indiferente eram muito característicos, tanto quanto as cogitações a que ele era impelido por estar tão desorientado e perdido no tempo. Quando eu perguntava a Jimmie em que época do ano estávamos, ele imediatamente olhava em volta à procura de alguma pista — eu tivera o cuidado de tirar o calendário da mesa — e calculava aproximadamente a época do ano olhando pela janela.

Ao que parecia, ele não deixava de registrar na memória, mas os traços de memória eram fugidios ao extremo e tendiam a apagar-se em um minuto, com frequência em menos do que isso, especialmente na presença de estímulos concorrentes que o distraíam, ao passo que suas capacidades intelectuais e perceptivas estavam preservadas e eram muito evoluídas.

Os conhecimentos científicos de Jimmie eram os de um brilhante secundarista recém-formado com queda para matemática e ciências. Ele era excelente em cálculos aritméticos (e também algébricos), mas apenas se pudessem ser feitos em velocidade relâmpago. Se houvesse muitas etapas, tempo demais no processo, ele esquecia onde estava e até mesmo qual fora a questão. Ele conhecia os elementos, comparava-os e desenhava a tabela periódica — mas omitia os elementos transurânicos.

"Está completa?", perguntei quando ele terminou.

"Completa e atualizada, sim senhor, pelo que eu saiba."

"Você não conhece nenhum elemento depois do urânio?"

"Está brincando? Existem 92 elementos, e o urânio é o último."

Fiz uma pausa e folheei um exemplar da *National Geographic* que estava sobre a mesa. "Diga-me os nomes dos planetas e alguma coisa sobre cada um", pedi. Sem hesitar, confiantemente, ele falou sobre os planetas — seus nomes, a descoberta de cada um, a distância com relação ao Sol, massa estimada, características e gravidade.

"O que é isto?", perguntei, mostrando uma fotografia na revista.

"É a Lua", ele respondeu.

"Não, não é. É uma fotografia da Terra tirada da Lua."

"Doutor, está brincando! Alguém teria de ter levado uma câmera até lá!"

"Naturalmente."

"Mas que diabos! Está brincando — como é que alguém faria isso?"

A menos que ele fosse um ator muitíssimo talentoso, um embusteiro simulando um espanto que não sentia, aquela era uma demonstração absolutamente convincente de que ele ainda vivia no passado. Suas palavras, sentimentos, seu assombro inocente, sua luta para entender o que via, eram precisamente os de um jovem inteligente dos anos 1940 diante do futuro, do que ainda não acontecera e era quase inimaginável. "Isso, mais do que qualquer outra coisa, persuadiu-me de que sua parada no tempo por volta de 1945 é genuína", escrevi em meus registros. "[...] O que lhe mos-

trei e o que disse a ele produziram o espanto autêntico que teriam
produzido em um jovem inteligente da era pré-Sputinik."
Encontrei outra foto na revista e mostrei a ele.
"É um porta-aviões", ele disse. "Desenho realmente ultramo-
derno. Nunca vi nada parecido."
"Como se chama?", perguntei.
Ele olhou embaixo, pareceu desconcertado, exclamando
"Nimitz!".
"Algo errado?"
"Mas é claro!", ele replicou com irritação. "Sei o nome de cada
um deles, e *não conheço nenhum* Nimitz... É claro que existe um
almirante Nimitz, mas pelo que eu saiba nunca batizaram um porta-
-aviões com o nome dele."
Zangado, ele jogou a revista na mesa.

Jimmie estava ficando cansado, um tanto irritadiço e ansioso
sob a pressão contínua da anomalia e contradição, bem como de
suas temíveis implicações, as quais ele não podia ignorar por completo. Eu já tinha, inadvertidamente, feito com que ele entrasse em
pânico, por isso achei que era hora de encerrar a sessão. Andamos
outra vez até a janela e contemplamos o campo de beisebol ensolarado; enquanto ele olhava, seu rosto descontraiu-se, ele esqueceu
o *Nimitz*, a foto do satélite, os demais horrores e insinuações, e se
deixou absorver pelo jogo lá embaixo. Logo, um aroma apetitoso
subiu do refeitório, e ele, estalando os lábios, comentou "Almoço!"
e se despediu sorrindo.

Eu, de minha parte, estava dilacerado pela emoção — era con-
frangedor, era absurdo, era imensamente desconcertante pensar
naquela vida perdida no limbo, dissolvendo-se.

"Ele está, por assim dizer, isolado em um único momento da
existência", anotei em meus registros, "com um fosso ou lacuna de
esquecimento em toda a sua volta [...] É um homem sem passado
(ou futuro), preso em um momento que não tem sentido e muda
constantemente." E a seguir, mais prosaicamente: "O restante do
exame neurológico revela absoluta normalidade. Impressão: provavelmente síndrome de Korsakov, causada por degeneração alcoólica dos corpos mamilares". Minhas anotações compunham uma
estranha mistura de fatos e observações, cuidadosamente arrolados
e classificados, com meditações irreprimíveis sobre o que tais pro-

blemas poderiam "significar" em relação a quem e ao que era aquele pobre homem e onde ele estava — se, de fato, se poderia falar em uma "existência" dada uma privação tão absoluta de memória ou continuidade.

Continuei refletindo, nessas anotações e em outras posteriores — de maneira nada científica —, a respeito de uma "alma perdida" e como se poderia estabelecer alguma continuidade, raízes, pois ele era um homem sem raízes, ou arraigado apenas em um passado remoto.

"É só conectar" — mas como ele poderia estabelecer uma conexão, e como nós poderíamos ajudar nisso? O que era a vida sem conexão? Hume escreveu: "Posso arriscar-me a afirmar que não passamos de um feixe ou coleção de diferentes sensações que sucedem umas às outras com rapidez inconcebível e se encontram em perpétuo fluxo e movimento". Em certo sentido, Jimmie fora reduzido a um ser "humiano" — foi inevitável para mim imaginar o quanto Hume ficaria fascinado vendo em Jimmie sua própria "quimera" filosófica personificada, uma horrível redução de um homem a meros fluxo e mudança desconexos, incoerentes.

Talvez eu pudesse encontrar sugestões ou ajuda na literatura médica — que, por alguma razão, era predominantemente russa: da tese original de Korsakov (Moscou, 1887), versando sobre casos semelhantes de perda de memória que ainda hoje são designados por "síndrome de Korsakov", até a *Neuropsychology of memory*, de Luria (cuja tradução para o inglês só foi publicada um ano depois de eu examinar Jimmie pela primeira vez). Korsakov escreveu em 1887:

> A perturbação ocorre quase exclusivamente na memória dos eventos recentes; as impressões recentes, ao que parece, extinguem-se mais rápido, enquanto as impressões de muito tempo atrás são relembradas adequadamente, de modo que a engenhosidade do paciente, sua perspicácia e habilidade permanecem em grande medida intactas.

Às brilhantes mas escassas observações de Korsakov somou-se quase um século de estudos adicionais, destacando-se os empreendidos por Luria como os mais ricos e aprofundados. E nos escritos de Luria a ciência torna-se poesia, evocando o patético do esquecimento radical. "Graves perturbações da organização das impressões dos eventos e da sequência destes no tempo sempre podem ser observadas em tais pacientes", ele escreveu. "Em consequência, eles perdem sua vivência integral do tempo e passam a viver em um mundo de impressões isoladas." Além disso, como apontou Luria, a erradicação das impressões (e a perturbação destas) pode alastrar--se para o passado distante — "nos casos mais graves, até mesmo a eventos relativamente remotos".

A maioria dos pacientes de Luria, segundo ele os descreveu em seu livro, apresentava grandes e graves tumores cerebrais que tinham os mesmos efeitos da síndrome de Korsakov mas posteriormente se disseminavam e eram, com frequência, fatais. Luria não incluiu casos da "simples" síndrome de Korsakov baseados na destruição autolimitadora descrita por Korsakov — a destruição de neurônios produzida pelo álcool nos minúsculos porém cruciais corpos mamilares, ficando o restante do cérebro perfeitamente preservado. Portanto, não houve um acompanhamento de longo prazo para os casos de Luria.

A princípio, eu ficara muito intrigado, incerto e até mesmo desconfiado com relação ao corte aparentemente abrupto em 1945, um ponto, uma data que simbolicamente também era abrupta. Escrevi em uma anotação subsequente:

> Há uma grande lacuna. Não sabemos o que aconteceu na época ou subsequentemente [...] Precisamos preencher esses anos "perdidos" com a ajuda de seu irmão, ou da Marinha, ou dos hospitais onde ele esteve internado [...] Seria possível que ele tivesse sofrido algum grande trauma na época, algum trauma cerebral ou emocional grave em combate, na guerra, e que isso possa tê-lo afetado desde então? [...] terá sido a guerra o "ponto alto", a última vez em que ele esteve realmente vivo, sendo a existência desde então um longo anticlímax?[2]

---

[2] Em seu fascinante relato oral *The good war* (1985), Studs Terkel transcreve inúmeras histórias de homens e mulheres, especialmente de homens combatentes, para quem a Segunda Guerra Mundial fora intensamente real — de longe a época mais real e significativa de suas vidas —, sendo tudo o que veio depois comparativamente muito pobre. Esses homens tendem a fixar-se na guerra e reviver as batalhas, o companheirismo, as certezas e a intensidade morais. Mas essa fixação no passado e relativo deslustre do presente — esse embotamento emocional dos sentimentos e memória correntes — em nada se assemelham à amnésia orgânica de Jimmie. Recentemente tive a oportunidade de discutir a questão com Terkel, que me afirmou: "Conheci milhares de homens que julgam estar apenas 'marcando passo' desde 1945, mas nunca encontrei alguém para quem o tempo houvesse terminado, como o seu Jimmie amnésico".

Fizemos vários exames em Jimmie (eletroencefalograma, tomografia do cérebro), sem encontrar sinais de dano cerebral grave, embora a atrofia dos minúsculos corpos mamilares não se evidencie em exames desse tipo. Recebemos informações da Marinha indicando que ele permanecera em serviço até 1965, sendo perfeitamente competente até então.

Recebemos em seguida um informe breve e desagradável do Hospital Bellevue, com data de 1971, dizendo que ele se encontrava "totalmente desorientado [...] com uma síndrome cerebral orgânica avançada provocada pelo álcool" (a cirrose também já se manifestara na época). Do Hospital Bellevue ele fora mandado para uma espelunca miserável no Village a que chamavam "sanatório", de onde foi resgatado — imundo e faminto — por nosso asilo em 1975.

Localizamos o irmão, a quem Jimmie sempre se referia dizendo que estava estudando contabilidade e era noivo de uma moça do Oregon. De fato, ele desposara a moça do Oregon, tornara-se pai e avô e trabalhava como contador havia trinta anos.

Embora esperássemos uma profusão de informações e sentimentos do irmão, recebemos uma carta polida mas um tanto exígua. Evidenciava-se na leitura — em especial nas entrelinhas — que os irmãos se haviam encontrado muito pouco desde 1943, seguindo caminhos separados, em parte devido às vicissitudes da localização e profissão e em parte devido a diferenças de temperamento muito grandes (embora não insuperáveis). Ao que parecia, Jimmie nunca "tomara juízo", era "cabeça de vento" e sempre "beberrão". A Marinha, na opinião de seu irmão, proporcionava a Jimmie uma estrutura, uma vida, e os verdadeiros problemas começaram quando ele saiu, em 1965. Sem a estrutura e âncora habituais, Jimmie parou de trabalhar, "descontrolou-se" e passou a beber demais. Tinha havido uma certa perda de memória, do tipo encontrado na síndrome de Korsakov, em meados e especialmente no final dos anos 1960, mas não tão grave que Jimmie não fosse capaz de "seguir em frente" no seu jeito despreocupado. Mas ele se pôs a beber ainda mais em 1970.

Por volta do Natal daquele ano, pensava seu irmão, Jimmie subitamente "perdera a cabeça", tornando-se delirantemente excitado e confuso; foi quando o mandaram para o Hospital Bellevue. Ao longo do mês seguinte, a excitação e o delírio desapareceram gradualmente, mas restaram-lhe lapsos de memória profundos e bizarros, ou "déficits", para usar o jargão médico. Seu irmão fora visitá-lo nessa época — não se viam fazia vinte anos — e, para seu horror, além de não o reconhecer, Jimmie ainda por cima bradou: "Pare com essa brincadeira! Você tem idade para ser meu pai. Meu irmão é moço, acabou de entrar na faculdade de contabilidade".

Quando recebi essas informações, fiquei ainda mais perplexo: por que Jimmie não se recordava de seus anos mais recentes na Marinha, por que não recuperava e organizava suas lembranças até 1970? Eu não sabia, na época, que esses pacientes podem sofrer de amnésia retrógrada (ver o pós-escrito). Escrevi então: "Cada vez mais fico imaginando se não haveria um elemento de amnésia histérica ou de fuga, se ele não poderia estar fugindo de algo pavoroso demais para recordar"; e sugeri que ele fosse examinado por nossa psiquiatra. O relatório feito por ela foi rigoroso e detalhado — o exame incluíra um teste com amital de sódio, destinado a "liberar" as lembranças que pudessem estar reprimidas. Ela também tentou hipnotizar Jimmie, procurando trazer à tona lembranças reprimidas pela histeria — isso tende a dar bons resultados em casos de amnésia histérica. Mas não surtiu efeito porque Jimmie não podia ser hipnotizado; não em razão de alguma "resistência", mas devido à sua amnésia extrema, que não lhe permitia acompanhar o que a hipnotizadora estava dizendo. (O dr. M. Homonoff, que trabalhou na ala dos amnésicos no Hospital da Administração dos Veteranos em Boston, relatou-me experiências semelhantes e afirmou julgar que isso é absolutamente característico dos pacientes com síndrome de Korsakov, em contraste com os pacientes que sofrem de amnésia histérica.)

"Não creio e nem tenho provas de que haja algum déficit por histeria ou fingimento. Ele não possui recursos nem motivo para usar uma fachada. Seus déficits de memória são orgânicos, permanentes e incorrigíveis, embora surpreenda o fato de irem tão longe no tempo." Como em sua opinião o paciente estava "despreocupado [...] sem manifestar ansiedade específica [...] não oferecendo problemas de controle", não havia coisa alguma que ela pudesse sugerir, tampouco uma "entrada" ou "alavanca" terapêutica que ela pudesse conceber.

Àquela altura, convencido de que se tratava realmente da síndrome de Korsakov "pura", não complicada por outros fatores, emocionais ou orgânicos, escrevi a Luria e pedi sua opinião. Na resposta ele mencionou seu paciente Bel,[3] cuja amnésia erradica-ra retroativamente dez anos. Afirmava não ver motivos para que uma amnésia retrógrada desse tipo não pudesse apagar da memória décadas ou quase toda uma vida. "Só posso esperar pela amnésia final", escreve Buñuel, "a que pode apagar toda uma vida." Mas a amnésia de Jimmie, por alguma razão, tinha apagado a memória e o tempo do presente até 1945, aproximadamente, e depois parado. De vez em quando ele recordava algo acontecido muito depois, porém a lembrança era fragmentária e deslocada no tempo. Certa vez, vendo a palavra "satélite" em uma manchete de jornal, ele comen-tou casualmente que participara de um projeto de localização por satélite quando estava no navio *Chesapeake Bay*, uma recordação fragmentária de meados dos anos 1960. Mas, para todos os efeitos práticos, seu momento de "corte" foi em meados (ou na segunda metade) dos anos 1940, e tudo o que era lembrado de épocas poste-riores era fragmentário, isolado. Isso ocorria em 1975 e continua a ocorrer hoje em dia, nove anos depois.

O que poderíamos fazer? O que deveríamos fazer? "Não há prescrições para um caso como esse", escreveu Luria. "Faça o que sua perspicácia e seu coração sugerirem. Há pouca ou nenhuma esperança de recuperar sua memória. Mas um homem não consiste apenas em memória. Ele tem sentimento, vontade, sensibilidades, existência moral — aspectos sobre os quais a neuropsicologia não pode pronunciar-se. E é ali, além da esfera de uma psicologia impes-soal, que você poderá encontrar modos de atingi-lo e mudá-lo. E as circunstâncias de seu trabalho permitem isso especialmente, pois você trabalha em um asilo, que é como um pequeno mundo, muito diferente das clínicas e instituições onde trabalhamos. Em termos neuropsicológicos, há pouco ou nada que você possa fazer; mas no que respeita ao indivíduo talvez você possa fazer muito."

Luria mencionou que seu paciente Kur manifestava uma rara consciência de si mesmo, na qual a desesperança misturava-se a uma singular serenidade. "Não tenho recordação do presente", ele dizia. "Não sei o que acabei de fazer ou de onde acabo de vir [...] Posso lembrar meu passado muito bem, mas não tenho lembrança do presente." Quando lhe foi perguntado se ele já vira a pessoa que

---

[3] Ver A. R. Luria, *The neuropsychology of memory* (1976), pp. 250-2.

lhe aplicava os testes, ele respondeu: "Não posso dizer que sim ou que não, não posso afirmar nem negar já ter visto você". Isso acontecia às vezes com Jimmie; e, como Kur, que permaneceu vários meses no mesmo hospital, Jimmie começou a desenvolver um "senso de familiaridade"; lentamente, aprendeu a deslocar-se pelo asilo — a localização do refeitório, de seu quarto, dos elevadores, escadas — e, em certo sentido, reconhecia alguns funcionários, embora os confundisse, e talvez tivesse de fazê-lo, com pessoas do passado. Logo ele se afeiçoou à freira encarregada da enfermagem no asilo; reconhecia de imediato sua voz, o som de seus passos, mas sempre dizia que ela fora sua colega de escola no curso secundário e se surpreendia quando eu me dirigia a ela tratando-a por "irmã".

"Puxa vida!", exclamava, "acontecem as coisas mais estranhas. Eu nunca iria adivinhar que você se tornaria uma religiosa, irmã!"

Desde que está em nosso asilo — ou seja, desde o início de 1975 —, Jimmie nunca foi capaz de identificar pessoa alguma de um modo consistente. A única pessoa que ele verdadeiramente reconhece é seu irmão, sempre que este vem do Oregon para visitá-lo. Observar esses encontros é muito comovente e patético — os únicos encontros verdadeiramente emocionais vividos por Jimmie. Ele ama o irmão, reconhece-o, mas não consegue entender por que ele parece tão velho: "Acho que algumas pessoas envelhecem rápido", diz ele. Na realidade, seu irmão aparenta bem menos idade do que tem e possui o tipo de rosto e constituição física que mudam pouco com os anos. Esses são verdadeiros encontros, a única ligação de passado e presente para Jimmie, e, no entanto, não proporcionam um senso de história ou continuidade. No máximo, ressaltam — ao menos para seu irmão e para quem os vê juntos — que Jimmie ainda vive, embora fossilizado, no passado.

Todos, a princípio, tínhamos grandes esperanças de ajudar Jimmie — ele era tão bem-apessoado, tão simpático, tão vivo e inteligente que era difícil acreditar ser impossível ajudá-lo. Mas nenhum de nós jamais tinha encontrado, nem mesmo imaginado, uma amnésia tão possante, a possibilidade de um abismo onde tudo, todas as experiências, todos os eventos, caía insondavelmente, um buraco sem fundo da memória que engoliria o mundo inteiro.

Quando o vi pela primeira vez, sugeri que ele tivesse um diário e fosse incentivado a fazer anotações diárias de suas experiências, sentimentos, pensamentos, lembranças, reflexões. Essas tentativas foram frustradas, de início, porque ele perdia sempre o diário; era preciso fixá--lo nele de alguma forma. Isto, porém, também não funcionou; ele obedientemente anotava todos os dias em um caderno, mas não conseguia reconhecer o que escrevera ali. Ele reconhece sua caligrafia e estilo e sempre se espanta ao descobrir que escreveu algo no dia anterior. Espanta-se — e fica indiferente — pois ele é um homem que, efetivamente, não tem "ontem". As anotações permaneciam sem ligação com o passado e sem possibilidade de ligação com o futuro, sem o poder de proporcionar um senso de tempo ou continuidade. Além disso, eram triviais — "Ovos no café da manhã", "Assisti ao jogo na TV" — e nunca atingiam seu íntimo. Mas haveria um íntimo naquele homem desmemoriado, um íntimo de sentimento e pensamento duradouros, ou teria ele sido reduzido a uma espécie de parvo humiano, a mera sucessão de impressões e eventos desconexos?

Jimmie, ao mesmo tempo, estava e não estava consciente dessa perda imensa e trágica em si mesmo, perda *de* si mesmo. (Quando um homem perde uma perna ou um olho, sabe que perdeu a perna ou o olho; mas se ele perdeu o eu — se perdeu a si mesmo — não é capaz de saber disso, pois já não está mais ali para sabê-lo.) Por esse motivo, eu não podia questioná-lo intelectualmente com respeito a esses assuntos.

De início, ele demonstrara perplexidade por ver-se em meio a pacientes quando, segundo afirmava, não se sentia doente. Mas pensávamos: como ele se sentia? Ele era forte e sadio, tinha uma espécie de força e energia animal, mas também uma estranha inércia, passividade e (como todos notavam) "despreocupação"; dava a todos nós uma acentuada impressão de "faltar alguma coisa", embora isso, se é que ele o percebia, era aceito por ele com uma singular "despreocupação". Certo dia, perguntei-lhe não sobre sua memória, mas sobre o mais simples e elementar de todos os sentimentos:

"Como se sente?"

"Como me sinto", ele repetiu, coçando a cabeça. "Não posso dizer que me sinto doente. Mas não posso dizer que me sinto bem. Não posso dizer que sinto coisa alguma."

"Você é infeliz?", continuei.

"Não posso dizer que sou."

"Sente prazer em viver?"

"Não posso dizer que sinto..."

Hesitei, receando estar indo longe demais, desnudando um homem até revelar algum desespero oculto, inconfessável, insuportável. "Você não sente prazer na vida", repeti, meio vacilante. "Então *como* se sente em relação à vida?" "Não posso dizer que sinto alguma coisa." "Mas você se sente vivo?" "Me sentir vivo? Não realmente. Não me sinto vivo já faz muito tempo." Seu rosto mostrava uma expressão de infinita tristeza e resignação.

Posteriormente, notando sua aptidão nos jogos rápidos e quebra-cabeças, o prazer que eles lhe davam e o poder que tinham de "prendê-lo" enquanto duravam, e também para proporcionar por alguns momentos um senso de companheirismo e competição — Jimmie não se queixara de solidão, mas parecia muito solitário; nunca expressava tristeza, mas parecia imensamente triste —, sugeri que ele fosse levado para nossos programas de recreação no asilo. Isto funcionou melhor — melhor do que o diário. Ele se absorvia brevemente nos jogos, mas logo estes deixavam de oferecer-lhe desafios; ele resolvia todos os quebra-cabeças, e com facilidade, e era muito mais habilidoso e esperto do que qualquer adversário nos jogos. Quando descobriu isso, ele voltou a mostrar-se irritadiço e inquieto, perambulando pelos corredores, incomodado e entediado, com um sentimento de indignação — jogos e quebra-cabeças eram para crianças, uma diversão. Evidentemente, ele ansiava por alguma coisa para fazer: queria fazer, ser, sentir — e não podia; queria sentido, queria propósito — nas palavras de Freud, "amor e trabalho".

Ele seria capaz de fazer um "trabalho comum"? Quando parou de trabalhar, em 1965, ele "se descontrolou", comentara seu irmão. Jimmie era muito habilidoso em duas coisas: código morse e datilografia. Para o morse não tínhamos aplicação, a não ser que inventássemos uma; mas um bom datilógrafo seria útil, se ele conseguisse recuperar sua habilidade de outrora — e seria um trabalho de verdade, não apenas um jogo. Jimmie de fato recobrou logo sua perícia e com o tempo se tornou um datilógrafo muito veloz — não era capaz de escrever devagar —, encontrando nisso um pouco do desafio e satisfação de um trabalho. Porém, mesmo este era só uma questão de toques e caracteres; era superficial, trivial, não atingia seu íntimo.

E, o que ele datilografava, fazia-o mecanicamente — não conseguia reter a ideia —, com as sentenças breves sucedendo umas às outras em uma ordem sem significado.

A tendência era, instintivamente, falarmos dele como uma perda espiritual — uma "alma perdida"; seria possível que sua alma realmente houvesse sido "destruída" por uma doença? "Acham que ele tem alma?", perguntei certa vez às irmãs. Elas ficaram indignadas com a pergunta, mas entenderam por que eu a fizera. "Observe Jimmie na capela e tire suas conclusões", disseram.

Segui a sugestão e fiquei comovido, profundamente comovido e impressionado, pois vi ali uma intensidade e constância de atenção e concentração que nunca tinha visto nele antes, de que nem sequer o julgava capaz. Observei-o ajoelhar e receber a hóstia na língua, e não pude duvidar da plenitude e totalidade da comunhão, do perfeito alinhamento de seu espírito com o espírito da missa. De um modo integral, intenso, sereno, na quietude da concentração e atenção absoluta, ele entrou e compartilhou da Santa Comunhão. Estava completamente tomado, absorvido por um sentimento. Não havia esquecimento, nem síndrome de Korsakov naquele momento, nem parecia possível ou imaginável que pudesse haver, pois ele não estava mais à mercê de um mecanismo falho e falível — o das sequências e registros de memória sem sentido — e sim absorto em um ato, um ato de todo o seu ser, que continha sentimento e significado em uma continuidade e unidade orgânica, uma continuidade e unidade tão coesa que não permitia nenhuma ruptura.

Claramente, Jimmie encontrava a si mesmo, encontrava continuidade e realidade na natureza absoluta da atenção e ato espiritual. As irmãs tinham razão — ele de fato encontrava sua alma ali. E Luria também estava certo; suas palavras voltaram-me à mente: "Um homem não consiste apenas em memória. Ele tem sentimento, vontade, sensibilidade, existência moral [...] É ali [...] que você poderá atingi-lo e observar uma profunda mudança". A memória, a atividade mental, a mente isoladamente não podiam retê-lo; mas a atenção e ação moral eram capazes de absorvê-lo por completo.

Mas talvez "moral" fosse uma palavra muito restrita, pois o estético e o dramático também estavam envolvidos. Ver Jim na capela abriu-me os olhos para outros reinos onde a alma é chamada e mantida, e apaziguada, na atenção e comunhão. A mesma intensidade de absorção e atenção seria encontrada em relação à música e à arte: notei que Jimmie não tinha dificuldade para "acompanhar" a música ou dramas simples, pois cada momento na música e na arte refere-se a outros momentos e os contém. Ele gostava de jardinagem, e passara a fazer uma parte do trabalho em nosso jardim. A princípio, ele todo dia contemplava o jardim como se o visse pela primeira vez, mas por algum motivo aquele lugar se tornou mais familiar para ele do que o interior do asilo. Já quase nunca se perdia ou se desorientava no jardim; ele o moldou, acredito, nos jardins amados e lembrados de sua juventude em Connecticut.

Jimmie, tão perdido no tempo extensivo, "espacial", era perfeitamente organizado no tempo "intencional", bergsoniano; o que era fugidio, insustentável como estrutura formal era perfeitamente estável, perfeitamente retido como arte ou vontade. Ademais, havia algo que perdurava e sobrevivia. Embora Jimmie fosse brevemente "retido" por uma tarefa, quebra-cabeça, jogo ou cálculo, retido pelo puro desafio mental dessas atividades, ele se desintegrava assim que as concluía, mergulhando no abismo de seu nada, de sua amnésia. Mas, se fosse retido pela atenção emocional e espiritual — na contemplação da natureza ou da arte, ouvindo música, participando da missa na capela —, a atenção, o "estado de espírito" e a quietude desta persistiam por algum tempo, e viam-se nele um ar pensativo e uma paz que raramente, ou nunca, eram observados durante o resto do tempo que ele passava no asilo.

Faz agora nove anos que conheço Jimmie e, neuropsicologicamente, não ocorreu nele mudança alguma. Continua sofrendo a mais grave, a mais devastadora síndrome de Korsakov; não consegue lembrar coisas isoladas por mais de alguns segundos e apresenta uma intensa amnésia que remonta a 1945. Mas, humana e espiritualmente, ele às vezes é um homem muito diferente — não mais irrequieto, agitado, entediado e perdido, mas profundamente atento à beleza e alma do mundo, rico em todas as categorias kierkegaardianas e estéticas: o moral, o religioso, o dramático. Quando o vi pela primeira vez, imaginei se ele não estaria condenado a ser uma espécie de "frivolidade" humana, uma ondulação sem sentido na superfície da vida, e se haveria algum modo de transcender a incoerência dessa doença humana. A ciência empírica disse-me que não havia; mas a ciência empírica, o empirismo, não leva em consideração a alma, não trata do que constitui e determina a existência pessoal. Talvez haja nisso uma lição filosófica além de clínica: na síndrome de Korsakov, ou na demência e outras catástrofes semelhantes, por maior que seja o dano orgânico e a dissolução humiana, permanece intacta uma possibilidade de reintegração pela arte, pela comunhão, pelo contato com o espírito humano: e isso pode ser preservado no que a princípio parece ser um estado irremediável de devastação neurológica.

PÓS-ESCRITO

Sei agora que a amnésia retrógrada, em certo grau, é muito comum, se não universal, nos casos de síndrome de Korsakov. A síndrome de Korsakov clássica — uma devastação da memória grave e permanente, mas "pura", causada pela destruição alcoólica dos corpos mamilares — é rara, mesmo entre pessoas que bebem muito. Evidentemente, podemos encontrar a síndrome de Korsakov associada a outras patologias, como nos pacientes com tumor estudados por Luria. Um caso particularmente fascinante de síndrome de Korsakov aguda (e felizmente transitória) foi descrito apenas recentemente com relação a casos da chamada Amnésia Global Transitória [Transient Global Amnesia, TGA], que pode ocorrer em enxaquecas, lesões na cabeça ou insuficiência de fluxo sanguíneo no cérebro. Nestes casos, durante alguns minutos ou horas, pode ocorrer uma amnésia singular, muito embora o paciente possa continuar, de um modo mecânico, a dirigir um carro ou talvez a realizar suas tarefas de médico ou redator. Porém, sob essa fluência jaz uma profunda amnésia — cada sentença proferida é esquecida no mesmo instante, tudo o que é visto é esquecido depois de poucos minutos, embora lembranças e rotinas estabelecidas há muito tempo possam estar perfeitamente preservadas. (Algumas filmagens notáveis de pacientes *durante* acessos de TGA foram feitas recentemente [1986] pelo dr. John Hodges, de Oxford.)

Pode ocorrer, adicionalmente, uma intensa amnésia retrógrada em tais casos. O dr. Leon Protass, meu colega, falou-me sobre um caso, que encontrou recentemente, no qual um homem muito inteligente tornou-se incapaz, por algumas horas, de se lembrar da esposa ou dos filhos, ou de lembrar que tinha esposa e filhos. Com efeito, ele perdeu trinta anos de sua vida, embora, felizmente, por apenas algumas horas. A recuperação desses acessos é imediata e completa; eles são, em certo sentido, os mais pavorosos dos "pequenos ataques" em seu poder de anular ou obliterar, de modo absoluto, décadas de uma vida ricamente vivida, conquistada, repleta de lembranças. O horror, tipicamente, só é sentido pelos outros; o paciente, sem perceber, sem se dar conta de sua amnésia, pode continuar o que está fazendo, totalmente despreocupado, só mais tarde descobrindo que perdeu não só um dia (como ocorre com frequência nos "blecautes" alcoólicos comuns), mas metade de uma vida sem saber. O fato de se poder perder a maior parte da vida encerra um horror singular, sinistro.

Na idade adulta, a vida, a vida superior, pode ser levada a um fim prematuro por ataques, senilidade, danos cerebrais etc., mas em geral permanece a consciência da vida que se levou, do passado. Isso quase sempre é sentido como uma espécie de compensação: "Pelo menos vivi plenamente, aproveitando a vida ao máximo antes de sofrer o dano cerebral, o ataque etc.". Esse senso da "vida já vivida", que pode ser tanto uma consolação como um tormento, é precisamente o que é tirado da pessoa na amnésia retrógrada. A "amnésia final, a que pode apagar toda uma vida", de que fala Buñuel, pode ocorrer, talvez, em uma demência terminal, mas, pela minha experiência, não subitamente, em consequência de um ataque. Mas existe um tipo de amnésia diferente, porém comparável, que pode ocorrer de maneira súbita — diferente por não ser "global", mas "de modalidade específica".

Por exemplo, em um paciente sob meus cuidados, uma trombose repentina na circulação posterior do cérebro causou a morte imediata das partes visuais do cérebro. Dali por diante, esse paciente tornou-se totalmente cego, porém sem o saber. Ele parecia cego, mas não se queixava. Perguntas e exames mostraram, sem sombra de dúvida, que não só ele estava central ou "corticalmente" cego, mas também que perdera todas as suas imagens e memórias visuais, que as perdera totalmente, embora não tivesse ideia de perda alguma. De fato, ele perdera a própria ideia de visão e não só era incapaz de descrever algo visualmente, como, também ficava confuso quando eu usava palavras como "enxergar" e "luz". Em essência, ele se tornara um ser não visual. Todo seu tempo de vida como pessoa que enxergava, seu tempo de visualidade, fora efetivamente roubado. De fato, toda a sua vida visual fora apagada — e apagada permanentemente — no instante do ataque. Essa amnésia visual e (por assim dizer) cegueira para a cegueira, amnésia para a amnésia, constitui efetivamente uma síndrome de Korsakov "total" restrita à visualidade. Uma amnésia ainda mais limitada, mas ainda assim total, pode ocorrer em relação a determinadas formas de percepção, como descrito no capítulo anterior, "O homem que confundiu sua mulher com um chapéu". Havia ali uma prosopagnosia absoluta, ou seja, uma agnosia para rostos. O paciente não só era incapaz de reconhecer, mas também de imaginar ou lembrar rostos — de fato, ele perdera a própria ideia de "rosto", assim como meu paciente mais afetado perdera as ideias de "ver" e "luz". Tais síndromes foram descritas por Anton na década de 1890. Mas a implicação dessas síndromes — a de Korsakov e a de Anton —, o que elas acarretam e devem acarretar para o mundo, a vida, a identidade dos pacientes afetados, foi pouco estudada, mesmo até o presente.

No caso de Jimmie, às vezes ficávamos pensando em como ele poderia reagir se fosse levado de volta à sua cidade natal — efetivamente, à sua época pré-amnésia —, mas a cidadezinha de Connecticut crescera e se desenvolvera muito com o passar dos anos. Posteriormente, tive a oportunidade de descobrir o que poderia acontecer em circunstâncias assim, embora graças a outro paciente com a síndrome de Korsakov, Stephen R., que sofreu uma doença aguda em 1980 e teve uma amnésia retrógrada que remontava a apenas um ou dois anos. Com esse paciente, que também apresentava graves convulsões, hipertonia e outros problemas que requeriam internação, raras visitas de fim de semana à sua casa revelavam uma situação dolorosa. No hospital ele não conseguia reconhecer pessoa nem coisa alguma e se mantinha em um frenesi de desorientação quase incessante. Mas quando a esposa o levava para casa, para sua casa que era, efetivamente, uma "cápsula do tempo" de seus dias pré-amnésia, ele se sentia imediatamente à vontade. Reconhecia tudo, ajustava o barômetro, verificava o termostato, sentava-se em sua poltrona favorita, como costumava fazer. Falava sobre os vizinhos, as lojas, o bar local, o cinema próximo, como se estivessem em meados dos anos 1970. Ficava perturbado e intrigado se fossem feitas mudanças na casa, ainda que mínimas. ("Você trocou as cortinas hoje!", ele se queixou certa vez à esposa. "Como é possível? Tão depressa! Eram verdes hoje de manhã." Mas as cortinas já não eram verdes desde 1978.) Ele reconhecia a maioria das casas e lojas do bairro — haviam mudado pouco entre 1978 e 1983 —, mas ficava perplexo com a "substituição" do cinema ("Como é que eles conseguiram derrubá-lo e construir um supermercado *da noite para o dia*?") Ele reconhecia amigos e vizinhos, mas os achava estranhamente mais velhos do que ele esperava ("O velho fulano de tal! Ele está mostrando a idade que tem. Eu não tinha reparado nisso antes. Por que hoje todo mundo está mostrando a idade que tem?"). Mas o verdadeiramente doloroso, o horror, acontecia quando a esposa o trazia de volta — trazia-o, de um modo inexplicável e fantástico (assim ele sentia), para um lugar estranho que ele nunca vira, cheio de desconhecidos, e o abandonava. "O que você está fazendo?", gritava ele, aterrorizado e confuso. "Que diabo de lugar é este? Que diabo está acontecendo?" Eram cenas quase insuportáveis de presenciar, e devem ter parecido loucura, ou pesadelo, para o paciente. Felizmente, talvez, ele as esqueceria dali a poucos minutos.

Tais pacientes, fossilizados no passado, somente no passado podem estar à vontade, orientados. O tempo parou para eles. Ouço Stephen R. gritar de terror e perplexidade quando retorna — ele grita por um passado que já não existe. Mas o que podemos fazer? Podemos criar uma cápsula do tempo, uma ficção? Eu nunca vi um paciente defrontar-se de tal modo com o anacronismo, ser por este tão atormentado, à exceção de Rose R., de *Tempo de despertar* (ver "Nostalgia incontinente", capítulo 16).

Jimmie alcançou uma espécie de calma; William (capítulo 12) fabula continuamente; mas Stephen tem uma enorme ferida de tempo, uma agonia que jamais irá curar-se.

3
A MULHER DESENCARNADA

> *Os aspectos das coisas que são mais importantes para nós ficam ocultos devido à sua simplicidade e familiaridade. (Somos incapazes de notar alguma coisa porque ela está sempre diante de nossos olhos.) Os verdadeiros fundamentos de sua investigação não ocorrem absolutamente a um homem.*
>
> Wittgenstein

O que Wittgenstein escreve aqui sobre a epistemologia pode aplicar-se a aspectos da fisiologia e psicologia de uma pessoa — especialmente no tocante ao que Sherrington denominou "nosso sentido secreto, nosso sexto sentido" —, o contínuo mas inconsciente fluxo sensorial das partes móveis do nosso corpo (músculos, tendões, articulações) por meio do qual a posição e tono destas são continuamente monitorados e ajustados, porém de um modo que se mantém oculto de nós por ser automático e inconsciente.

Nossos outros sentidos — os cinco sentidos — são manifestos, óbvios; mas esse nosso sentido oculto precisou ser descoberto, como foi, por Sherrington, na década de 1890. Ele o batizou de "propriocepção" para distingui-lo da "exterocepção" e da "interocepção" e, adicionalmente, em razão de ele ser indispensável para nosso senso de *nós mesmos*; pois é apenas graças à propriocepção, por assim dizer, que sentimos que nosso corpo é caracteristicamente nosso, nossa "propriedade", algo nosso. (Sherrington, 1906, 1940.)

O que é mais importante para nós, em um nível elementar, do que o controle, a posse e a operação de nosso ser físico? E no entanto isso é tão automático, tão familiar, que nunca pensamos nele.

Jonathan Miller produziu uma bela série para a televisão, *The body in question* [O corpo em questão], mas o corpo, normalmente, nunca está em questão: nosso corpo está fora de questão, ou, talvez, abaixo da questão. Ele simplesmente, inquestionavelmente, existe. Esse caráter não questionável do corpo, a certeza do mesmo, é para Wittgenstein o princípio e a base de todo conhecimento e certeza. Assim, em seu último livro (*Sobre a certeza*), ele começa afirmando: "Se você verdadeiramente sabe que *aqui está uma mão*, nós admitiremos tudo o mais". Porém, no mesmo raciocínio, na mesma página inicial, ele diz: "O que podemos indagar é se pode ter sentido duvidar disso [...]" e, um pouco adiante: "Posso duvidar disso? Faltam razões para a *dúvida*!".

De fato, seu livro poderia ser intitulado *Sobre a dúvida*, pois é marcado pelas dúvidas tanto quanto pelas afirmações. Especificamente, ele reflete — e podemos, por nosso lado, pensar se essas ideias talvez não teriam sido incitadas pelo fato de ele trabalhar com pacientes, em um hospital, durante a guerra — na possibilidade de existirem situações ou condições que extinguem a certeza quanto ao corpo, que de fato dão motivos para que a pessoa duvide de seu corpo, talvez até perca seu corpo inteiro na dúvida total. Essa ideia parece dominar seu último livro como um pesadelo.

Christina era uma moça robusta de 27 anos, aficionada do hóquei e da equitação, segura e forte de corpo e mente. Tinha dois filhos pequenos e trabalhava em casa como programadora de computadores. Era inteligente e culta, apreciadora de balé e dos poetas de Lakeland (porém não, a meu ver, de Wittgenstein). Levava uma vida ativa e movimentada — quase nunca passara um dia doente. Surpreendeu-se um pouco quando, depois de um acesso de dor abdominal, verificou-se que ela estava com cálculos biliares, sendo aconselhável a remoção da vesícula biliar.

Foi internada no hospital três dias antes da cirurgia, e passou a tomar antibióticos para a profilaxia microbiana. Tratava-se de pura rotina, de uma precaução, não sendo esperada qualquer complicação. Christina compreendeu isso e, sendo uma pessoa sensata, não se preocupou.

No dia anterior ao da cirurgia, ela, que normalmente não era dada a fantasias ou sonhos, teve um sonho perturbador de uma intensidade singular. No sonho ela oscilava fortemente, estava insegura das pernas, mal sentia o chão sob seus pés, quase não conseguia sentir as coisas nas mãos, que ficavam sacudindo a esmo em todas as direções, deixando cair tudo o que ela tentava segurar. O sonho a deixou aflita. ("Nunca tive um assim", comentou. "Não consigo tirá-lo da cabeça.") Tão aflita que pedimos a opinião do psiquiatra. "Ansiedade pré-operatória", declarou ele. "É natural, vemos casos assim com muita frequência."

Porém, mais tarde, naquele dia, *o sonho tornou-se realidade*. Christina de fato descobriu que estava insegura das pernas, com movimentos desastrados para todo lado, deixando cair o que tinha nas mãos.

O psiquiatra foi outra vez convocado — pareceu irritado com o chamado, mas também, momentaneamente, incerto e confuso. "Ansiedade histérica", decretou dessa vez, com rispidez e sumariamente. "Típicos sintomas de conversão — vemos isso o tempo todo."

Mas no dia da cirurgia Christina estava ainda pior. Ficar em pé era impossível — a menos que ela olhasse para os pés. Ela não conseguia segurar nada nas mãos, que "vagueavam", a menos que mantivesse os olhos fixos nelas. Quando tentava estender as mãos para pegar alguma coisa ou para se alimentar, as mãos erravam grotescamente o alvo, como se algum controle ou coordenação essencial houvesse desaparecido.

Ela quase não podia sentar-se — seu corpo "cedia". Tinha o rosto estranhamente sem expressão, frouxo, a mandíbula caída; até mesmo a postura vocal desaparecera.

"Alguma coisa terrível aconteceu", falou com a voz arrastada, fantasmagoricamente monótona. "Não consigo sentir meu corpo. Eu me sinto esquisita — desencarnada."

Era espantoso ouvir aquilo, horrível, perturbador. "Desencarnada" — ela teria enlouquecido? Mas então como explicar seu estado físico? O colapso do tono e postura muscular, da cabeça aos pés, o desgoverno das mãos, que ela parecia não sentir, as sacudidelas dos membros e a incapacidade de alcançar com as mãos o que mirava, como se ela não estivesse recebendo informações da periferia, como se os arcos de controle do tono e movimento se houvessem rompido catastroficamente.

"É uma afirmação estranha", falei para os residentes. "É quase impossível imaginar o que poderia provocar uma afirmação como essa."

"Mas é histeria, doutor Sacks — o psiquiatra não disse?"

"Sim, ele disse. Mas vocês já viram alguma histeria como essa? Pensem fenomenologicamente, considerem o que veem como um fenômeno genuíno, no qual o estado do corpo e o estado de espírito da paciente não são ficções, mas um todo psicofisiológico. Poderia alguma coisa gerar um quadro de corpo e mente assim abalados?

"Não estou testando vocês", acrescentei. "Estou tão perplexo quanto vocês estão. Nunca vi nem imaginei uma coisa como essa..."

Pensei, eles pensaram, pensamos juntos.

"Poderia ser uma síndrome biparietal?", perguntou um deles.

"É 'como se'", respondi. "*Como se* os lobos parietais não estivessem obtendo suas informações sensoriais de costume. Façamos alguns testes sensoriais — e testemos também a função do lobo parietal."

Assim fizemos, e um quadro começou a evidenciar-se. Parecia haver um déficit proprioceptivo muito grande, quase total, que ia dos dedos dos pés à cabeça — os lobos parietais estavam funcionando, *mas não tinham nada com que trabalhar*. Talvez Christina tivesse histeria, mas tinha muita coisa mais, de um tipo que nenhum de nós jamais vira ou concebera. Fizemos um chamado de emergência, dessa vez não para o psiquiatra, mas para o fisiatra, o especialista em medicina física.

Ele chegou rápido, respondendo à urgência do chamado. Arregalou os olhos ao ver Christina, examinou-a com presteza e minuciosamente, depois realizou testes elétricos dos nervos e função muscular. "É extraordinário", disse ele. "Nunca vi nada parecido com isto antes, pessoalmente ou na literatura. Ela perdeu por completo a propriocepção — você tem razão — da cabeça aos pés. Não tem sensações nos músculos, tendões ou articulações. Há uma ligeira perda de outras modalidades sensoriais — para o toque leve, a temperatura e a dor, e um pequeno envolvimento das fibras motoras também. Mas é predominantemente o senso de posição — a propriocepção — que fundamenta esse dano."

"Qual a causa?", perguntamos.

"Os neurologistas são vocês. Descubram."

À tarde, Christina estava ainda pior. Jazia imóvel e sem tonicidade; até sua respiração era superficial. Seu estado era grave — cogitamos em usar um respirador — além de estranho.

O quadro revelado pela punção espinhal era o de uma polineurite aguda, mas uma polineurite de um tipo excepcional: não semelhante à síndrome de Guillain-Barré, com seu preponderante envolvimento motor, mas uma neurite puramente (ou quase puramente) sensorial, afetando as raízes sensoriais dos nervos espinhais e cranianos por todo o neuroeixo.[1]

A cirurgia foi adiada; seria loucura fazê-la naquele momento. Muito mais prementes eram as questões: "Ela sobreviverá? O que podemos fazer?".

"Qual o veredito?", perguntou Christina, com a voz débil e sorriso ainda mais débil, depois de examinarmos seu líquido espinhal.

"Você tem uma inflamação, uma neurite...", começamos a explicar, e informamos a ela tudo o que sabíamos. Quando esquecíamos alguma coisa ou tergiversávamos, suas perguntas claras nos punham na linha novamente.

"Eu vou melhorar?", inquiriu ela. Nos entreolhamos, olhamos para ela: "Não sabemos".

O senso do corpo, expliquei-lhe, é dado por três coisas: a visão, os órgãos do equilíbrio (sistema vestibular) e a propriocepção — a qual ela perdera. Normalmente, os três trabalham juntos. Se um falhar, os outros poderão compensar ou substituir — em certa medida. Em particular, contei sobre meu paciente, sr. MacGregor, que, incapaz de usar seus órgãos do equilíbrio, usava os olhos (ver capítulo 7). E sobre pacientes com neurossífilis, *tabes dorsalis*, que apresentavam sintomas semelhantes, porém restritos às pernas, e como eles precisavam compensar isso usando os olhos (ver "Fantasmas", capítulo 6). E mencionei que, quando se pedia a um paciente desses para mover as pernas, sua tendência era responder: "Está bem, doutor, assim que eu as encontrar".

---

[1] Polineuropatias sensoriais como essa podem ocorrer, mas são raras. O que era singular no caso de Christina, considerando os conhecimentos que tínhamos na época (1977), era a extraordinária seletividade apresentada, de modo que as fibras proprioceptivas, e somente estas, sofreram o dano. Ver, porém, Sterman (1979).

Christina ouviu atentamente, com uma espécie de atenção desesperada.

"Então o que devo fazer", disse, devagar, "é usar a visão, usar meus olhos, em toda situação na qual antes eu usava — como é mesmo o nome? — a propriocepção. Já notei que posso 'perder' meus braços", acrescentou, pensativa. "Acho que estão em um lugar e descubro que estão em outro. A tal da 'propriocepção' é como os olhos do corpo, o modo como o corpo se vê. E quando ela desaparece, como desapareceu para mim, *é como se o corpo estivesse cego*. Meu corpo não consegue 'enxergar' a si mesmo se perdeu seus olhos, certo? Por isso, preciso olhar para ele — ser os olhos de meu corpo. Certo?"

"Certo", respondi. "Certo. Você poderia ser fisiologista."

"Eu *terei* de ser uma espécie de fisiologista", ela replicou, "porque minha fisiologia desandou, e talvez nunca mais ande certo *naturalmente*..."

Foi muito bom Christina demonstrar tamanha força de caráter desde o princípio, pois, embora a inflamação aguda diminuísse e seu líquido espinhal voltasse ao normal, o dano causado a suas fibras proprioceptivas persistiu, não havendo recuperação neurológica depois de uma semana, ou de um ano. De fato, a recuperação foi nula nos oito anos que já decorreram, embora Christina venha conseguindo levar uma vida — uma espécie de vida — por meio de adaptações e ajustes de todo tipo, emocionais e morais tanto quanto neurológicos.

Na primeira semana, Christina nada fez, permaneceu deitada passivamente, quase sem comer. Seu estado era de choque, horror e desespero absoluto. Que espécie de vida haveria se não acontecesse a recuperação natural? Que espécie de vida, com cada movimento sendo feito por artifícios? Que espécie de vida, sobretudo, se ela se sentia desencarnada?

Mas depois a vida reafirmou-se, como sempre faz, e Christina começou a mover-se. De início, ela não conseguia fazer coisa alguma sem a ajuda dos olhos, e desabava como um saco vazio no instante em que os fechava. Precisava, primeiro, monitorar a si mesma usando a visão, olhando atentamente para cada parte do corpo quando esta se movia, com uma consciência e cuidado quase dolorosos. Seus movimentos, monitorados e regulados conscientemente, foram a princípio desajeitados e extremamente artificiais.

Mas depois — e foi quando nós dois nos surpreendemos, satisfeitos —, pelo poder de um automatismo sempre crescente, diariamente crescente, seus movimentos começaram a parecer mais delicadamente modulados, mais graciosos, mais naturais (embora ainda totalmente dependentes do uso dos olhos).

Cada vez mais, semana a semana, o feedback normal, inconsciente, da propriocepção foi sendo substituído por um feedback igualmente inconsciente dado pela visão, pelo automatismo visual e reflexos cada vez mais integrados e fluentes. Seria possível, também, que algo mais fundamental estivesse acontecendo? Que o modelo visual que o cérebro tem do corpo, ou imagem corporal — em geral bastante tênue (e, evidentemente, inexistente nos cegos) e em geral secundário no modelo corporal proprioceptivo —, seria possível que *esse*, agora que o modelo corporal proprioceptivo desaparecera, estivesse ganhando, por compensação ou substituição, uma força intensificada, excepcional, extraordinária? E a isto podia acrescentar-se, ainda, uma intensificação compensatória do modelo ou imagem corporal vestibular... ambos em um grau que era maior do que calculávamos ou esperávamos.[2]

Quer tenha ou não havido um aumento no uso do feedback vestibular, sem dúvida ocorreu uma intensificação do uso dos ouvidos — feedback auditivo. Este, normalmente, é secundário e tem pouquíssima importância para a fala — nossa fala permanece normal quando ficamos surdos devido à coriza de um resfriado, e alguns surdos congênitos podem adquirir uma fala praticamente perfeita. Pois a modulação da fala normalmente é proprioceptiva, governada por impulsos recebidos de todos os nossos órgãos vocais. Christina perdera esse fluxo normal de impulsos, esse fluxo aferente, e perdera seu tono e postura vocais proprioceptivos normais; por isso, no lugar deles, precisava usar seus ouvidos, o feedback auditivo.

---

[2] Contrastemos o caso fascinante descrito pelo saudoso Purdon Martin em *The basal ganglia and posture* (1967), p. 32: "Esse paciente, apesar de anos de fisioterapia e treinamento, nunca recuperou a capacidade de andar da maneira normal. Sua maior dificuldade é começar a andar e impelir-se para a frente [...] Ele também é incapaz de erguer-se de uma cadeira. Não consegue rastejar ou colocar-se de quatro. Quando em pé ou andando, ele depende inteiramente da visão e cai se fechar os olhos. A princípio ele era incapaz de manter sua posição em uma cadeira comum quando fechava os olhos, mas adquiriu gradualmente a capacidade de fazê-lo".

Além dessas formas novas, compensatórias de feedback, Christina também começou a desenvolver — isso ocorreu de maneira deliberada e consciente a princípio, mas gradualmente tornou-se inconsciente e automático — várias formas novas e compensatórias de *feed-forward*: um controle antecipado da voz e postura (para tudo isso ela contou com a ajuda de uma equipe de reabilitação imensamente compreensiva e hábil).

Assim, na época de sua catástrofe, e durante aproximadamente mais um mês, Christina permaneceu frouxa como uma boneca de pano, incapaz até mesmo de sentar-se. Mas três meses depois surpreendi-me ao vê-la elegantemente sentada — elegantemente demais, estatuesca, como uma bailarina fazendo pose. E logo percebi que seu modo de sentar era realmente uma pose, adotada e mantida de maneira consciente ou automática, uma espécie de postura forçada, deliberada ou teatral, para compensar a contínua ausência de uma postura genuína, natural. Como a natureza falhara, ela recorrera ao "artifício", mas o artifício era sugerido pela natureza e logo se tornara uma "segunda natureza".

Algo semelhante ocorreu com sua voz — Christina de início ficara quase muda. Também a voz era projetada, como de um palco para uma plateia. Era uma voz estudada, teatral — não devido a algum histrionismo ou alteração da força vocal, mas porque não existia ainda uma postura natural da voz. E o mesmo acontecia com seu rosto — que ainda tendia a permanecer um tanto flácido e inexpressivo (embora suas emoções íntimas fossem de intensidade plena e normal), devido à ausência de tono e postura facial proprioceptivos,[3] a menos que ela empregasse um realce artificial de expressão (como os pacientes com afasia, que podem adotar ênfases e inflexões exagerados).

Na melhor das hipóteses, porém, todos esses expedientes eram parciais. Tornavam a vida possível — mas não normal. Christina aprendeu a andar, usar o transporte público, realizar as atividades cotidianas — mas só sob o poder de uma enorme vigilância, com

---

[3] Purdon Martin, quase isoladamente entre os neurologistas contemporâneos, falava com frequência em "postura" facial e vocal e na base destas, em última análise, para a integridade proprioceptiva. Ele se interessou muito quando lhe falei sobre Christina e mostrei alguns filmes e fitas gravadas sobre ela. Muitas das sugestões e formulações aqui apresentadas, na verdade, provêm dele.

maneiras estranhas de fazer as coisas, maneiras que podiam desandar se sua atenção fosse desviada. Por exemplo, se ela estivesse comendo enquanto conversava, ou se sua atenção estivesse em outra parte, ela agarrava o garfo e a faca com uma força tremenda — suas unhas e pontas dos dedos ficavam sem sangue com a pressão; mas, se houvesse uma atenuação daquela pressão dolorosa, ela podia derrubá-los de imediato por falta de energia ao segurar — não havia um meio-termo, não havia modulação alguma.

Assim, mesmo não havendo um só indício de recuperação neurológica (recuperação do dano anatômico às fibras nervosas), houve, com o auxílio de uma terapia diversificada e intensiva — ela permaneceu no hospital, na ala de reabilitação, por quase um ano —, uma recuperação funcional bastante significativa, ou seja, a capacidade de funcionar usando várias substituições e outros expedientes. Finalmente Christina pôde deixar o hospital, ir para casa, reunir-se aos filhos. Pôde retornar a seu terminal de computador doméstico, que ela aprendeu a operar com habilidade e eficiência extraordinárias, considerando que tudo tinha de ser feito com o uso da visão e não do tato. Ela aprendera a funcionar — mas como se sentia? Teriam as substituições dissipado a sensação de desencarnar que ela mencionara inicialmente?

A resposta é: nem um pouco. Ela ainda sente, com a persistência da perda da propriocepção, que seu corpo está morto, que ele não é real, que não é dela — ela não pode apropriar-se dele. Christina não consegue encontrar palavras para descrever esse estado, e só pode usar analogias derivadas de outros sentidos: "Sinto que meu corpo está cego e surdo para si mesmo... ele não tem o senso de si mesmo" — declaração dela. Christina não dispõe de palavras, palavras diretas, para descrever essa privação, essa escuridão (ou silêncio) sensorial, aparentada com a cegueira ou a surdez. Ela não tem palavras, e nós também não. E a sociedade carece de palavras e de compreensão para estados como esse. Os cegos, pelo menos, são tratados com solicitude — somos capazes de imaginar sua condição, e os tratamos de acordo. Mas quando Christina sobe a duras penas em um ônibus, toda desajeitada, depara apenas com rosnadelas irritadas e incompreensivas: "Qual é o problema, dona? É cega, ou está bêbada como um gambá?". E o que ela pode responder: "Não tenho propriocepção"? A ausência de apoio e compreensão da sociedade é uma provação adicional. Deficiente, mas não sendo clara a natureza de sua deficiência — afinal, ela não é manifestamente cega ou paralítica, não é manifestamente coisa alguma —, ela tende a ser tratada como uma embusteira ou uma tola. É isso o que acontece às pessoas que sofrem distúrbios dos sentidos ocultos (e também aos pacientes com dano vestibular ou que se submeteram à labirintectomia).

Christina está condenada a viver em um reino indescritível, inimaginável — muito embora, talvez, os termos "não reino", "nada" fossem mais adequados. De vez em quando, ela se deixa abater — não em público, mas quando está comigo: "Eu queria tanto poder *sentir!*", grita. "Mas esqueci como é... Eu *era* normal, não era? Eu realmente me movia como todo mundo?"

"Sim, é claro."

"Não existe 'é claro'. Não consigo acreditar. Quero provas."

Mostrei-lhe um filme feito em casa com ela e os filhos, apenas algumas semanas antes da polineurite.

"Sim, é claro, sou eu!", Christina sorri, depois chora. "Mas não consigo mais me identificar com essa moça graciosa! Ela se foi, não consigo me lembrar dela, *não consigo nem sequer imaginá-la*. É como se alguma coisa tivesse sido escavada e retirada de mim, bem no centro... é o que fazem com as rãs, não é? Escavam bem no centro, tiram o cordão espinhal, *desmedulam*... É isso que eu sou, *desmedulada*, como uma rã. Entrem, venham ver Chris, o primeiro ser humano desmedulado. Ela não tem propriocepção, não tem senso de si mesma — a desencarnada Chris, a moça desmedulada!" Ela dá uma gargalhada frenética, com um quê de histeria. Eu a tranquilizo — "Calma" — enquanto penso: "Será que ela tem razão?".

Pois, em certo sentido, ela é "desmedulada", desencarnada, uma espécie de alma penada. Perdeu, junto com o senso de propriocepção, o ancoradouro orgânico, fundamental da identidade — pelo menos da identidade corporal, ou "ego corporal" que Freud considera a base do eu: "O ego é, antes de mais nada, um ego corporal". Deve ocorrer alguma despersonalização ou "desrealização" semelhante na presença de graves distúrbios da percepção ou imagem corporal. Weir Mitchell verificou isso, e descreveu de maneira incomparável, ao trabalhar com pacientes que haviam sofrido amputação ou dano nervoso na Guerra Civil Americana. E, em um relato célebre, quase com características de ficção, mas ainda o melhor e fenomenologicamente mais preciso relato de que dispomos, afirmou (por intermédio de seu paciente-médico, George Dedlow):

> Descobri, para meu horror, que às vezes eu ficava menos cônscio de mim mesmo, de minha existência, do que costumava ser. Essa sensação era tão inusitada que a princípio me deixava perplexo. Eu tinha vontade de perguntar constantemente às pessoas se eu era mesmo George Dedlow ou não; mas, sabendo muito bem como eu pareceria absurdo depois de uma pergunta assim, abstinha-me de falar de meu problema e me empenhava mais em analisar meus sentimentos. Às vezes a convicção de não ser eu mesmo era avassaladora e incrivelmente dolorosa. Era, na melhor descrição que consigo fazer, uma deficiência no sentimento egoísta da individualidade.

Para Christina existe esse sentimento geral — essa "deficiência no sentimento egoísta da individualidade" — que se atenuou com a adaptação, com o passar do tempo. E existe a sensação específica, de base orgânica, de estar desencarnada, que permanece tão intensa e fantástica quanto no primeiro dia em que ela a sentiu. Essa sensação também ocorre, por exemplo, nas pessoas que sofreram transecções superiores no cordão espinhal — mas elas, obviamente, estão paralíticas, ao passo que Christina, embora "sem corpo", está em plena atividade.

Ocorrem breves suspensões parciais de sua condição, quando sua pele é estimulada. Christina sai para o ar livre quando pode, adora carros conversíveis, onde pode sentir o vento no corpo e rosto (foi pequena a redução da sensação superficial, do toque leve). "É maravilhoso", diz ela. "Sinto o vento nos braços e no rosto e percebo, debilmente, que *tenho* braços e rosto. Não é a sensação verdadeira, mas já é alguma coisa — tira de mim esse horrível véu da morte por alguns momentos."

Mas sua situação é, e permanece, "wittgensteiniana". Ela não sabe que "aqui está uma mão" — a perda da propriocepção, a desaferenciação, privou-a de sua base existencial, epistêmica — e nada do que ela possa fazer, ou pensar, irá alterar esse fato. Ela não pode ter certeza de seu corpo — o que Wittgenstein teria dito se estivesse no lugar dela?

De um modo extraordinário, ela ao mesmo tempo teve êxito e fracassou. Teve êxito em funcionar, mas não em ser. Foi bem-sucedida, em um grau quase inacreditável, em todas as adaptações que a vontade, coragem, tenacidade, independência e flexibilidade dos sentidos e do sistema nervoso permitem. Ela deparou, e depara, com uma situação sem precedentes, lutou contra dificuldades e revezes inimagináveis e sobreviveu como um ser humano indômito, impressionante. Ela é um dos não celebrados heróis, ou heroínas, da doença neurológica.

Mas ainda, e para sempre, ela continua deficiente e derrotada. Nem toda a energia e engenho deste mundo, nem todas as substituições ou compensações permitidas pelo sistema nervoso podem alterar minimamente sua perda permanente e absoluta da propriocepção — este sexto sentido vital sem o qual um corpo inevitavelmente permanece irreal, despossuído.

A desafortunada Christina continua "desmedulada" em 1985 tanto quanto estava oito anos antes, e assim permanecerá enquanto viver. É uma vida sem precedentes. Ela é, pelo que eu saiba, a primeira de sua espécie, o primeiro ser humano "desencarnado".

PÓS-ESCRITO

Agora Christina tem uma espécie de companhia. Com base em informações do dr. H. H. Schaumburg, que foi o primeiro a descrever a síndrome, percebo que hoje em dia estão surgindo por toda parte numerosos pacientes com graves neuropatias sensoriais. Os mais intensamente afetados apresentam perturbações da imagem corporal como Christina. A maioria deles compõe-se de seguidores das modas que surgem no culto à saúde ou contraíram a febre das megavitaminas e andaram ingerindo quantidades colossais de vitamina B6 (piridoxina). Por isso, existem hoje algumas centenas de homens e mulheres "desencarnados"; embora a maioria, ao contrário de Christina, possa ter esperanças de melhorar tão logo pare de se envenenar com piridoxina.

4

O HOMEM QUE CAÍA DA CAMA

Muitos anos atrás, quando eu era estudante de medicina, uma das enfermeiras telefonou-me, atarantada, e me fez o seguinte relato singular: estavam com um novo paciente, um jovem, que fora internado naquela manhã. Ele parecera muito simpático, muito normal o dia todo — de fato, até poucos minutos antes, quando acordou de uma soneca. Pareceu então excitado e estranho — muito diferente do que tinha mostrado ser. De algum modo, ele dera um jeito de cair da cama, e agora estava sentado no chão, fazendo um escarcéu, recusando-se aos berros a voltar para a cama. Será que eu poderia ir até lá, por favor, e descobrir o que estava acontecendo?

Lá chegando, encontrei o paciente deitado no chão ao lado da cama, fitando uma das pernas. Sua expressão traduzia raiva, inquietação, perplexidade e divertimento — sobretudo perplexidade, com uma ponta de consternação. Perguntei-lhe se queria voltar para a cama ou se precisava de ajuda, mas ele pareceu aborrecido com essas sugestões e meneou a cabeça em negativa. Agachei-me ao seu lado e ouvi a história no chão. Ele chegara naquela manhã para fazer alguns exames, contou. Não tinha queixas, mas os neurologistas, julgando que ele estava com a perna esquerda "preguiçosa" — essas foram exatamente as palavras que haviam empregado —, acharam que seria bom ele vir. Durante o dia todo ele se sentira bem e adormecera no começo da noite. Ao acordar ele também se sentia bem, até que se mexeu. Descobriu então — em suas palavras — "a perna de alguém" na cama, *uma perna humana amputada*, uma coisa horrível! De início ele ficou atordoado, de espanto e nojo — nunca passara por uma coisa tão incrível, nunca imaginara. Apalpou a perna com cautela. Parecia perfeitamente formada, mas "esquisita" e fria. Naquele momento, ele teve uma ideia luminosa. Agora percebia o que tinha acontecido: *era uma brincadeira!* Uma brincadeira extremamente monstruosa e de mau gosto, mas muito original! Era véspera de ano-novo, todo mundo estava comemorando. Metade do pessoal do hospital estava bêbada, as piadas e truques imperavam: um cenário de carnaval. Obviamente uma das enfermeiras com senso de humor macabro entrara furtivamente na sala de dissecação e surrupiara uma perna, depois viera ao seu quarto e a colocara discretamente debaixo das cobertas, por brincadeira, enquanto ele ainda dormia a sono solto. Ele ficou muito aliviado com a explicação; mas, achando que brincadeira tinha limite, ele jogou aquela coisa horrorosa para fora da cama. Mas — e nesse ponto o tom de conversa o abandonou e ele subitamente empalideceu e se pôs a tremer —, *quando ele a jogou para fora da cama, de algum modo ele foi junto — e agora ela estava grudada nele.*

"Olhe só para isto!", ele bradou, com expressão de asco. "Já viu uma coisa tão horripilante, pavorosa? Pensei que um cadáver era apenas algo morto. Mas isto é sinistro! E de alguma forma — coisa medonha! — ela parece grudada em mim!" Ele agarrou a perna com as duas mãos, com uma violência extraordinária, e tentou arrancá-la de seu corpo; não conseguindo, socou-a em um acesso de raiva.

"Devagar!", falei. "Tenha calma. Não esmurre a perna desse jeito."

"E por que não?", ele perguntou irritado, beligerante.

"Porque é *sua* perna", respondi. "Não reconhece sua própria perna?"

Ele me fitou com um misto de estupefação, incredulidade, terror e divertimento, não sem uma pontinha de desconfiança jocosa. "Ah, doutor!", falou, "está brincando comigo! Está mancomunado com aquela enfermeira — não devia pregar peças nos pacientes dessa maneira!"

"Eu não estou brincando", falei. "Essa é sua perna."

Ele viu em meu rosto que eu falava a sério, e uma expressão de terror o dominou. "Está dizendo que é minha perna, doutor? Não diria que um homem deveria conhecer a própria perna?"

"Sem dúvida", respondi. "Ele *deveria* conhecer a própria perna. Não consigo imaginá-lo *não* conhecendo a própria perna. Talvez *você* esteja brincando todo esse tempo?"

"Juro por Deus que não estou... Um homem *deveria* conhecer

seu próprio corpo, o que é seu e o que não é; mas esta perna, esta *coisa*" — outro arrepio de repulsa — "não parece certa, não parece real — e não *parece* ser parte de mim."

"Com *o que* ela parece?", perguntei perplexo, estando àquela altura tão confuso quanto ele.

"Com o que ela parece?", ele repetiu minhas palavras lentamente. "Vou lhe dizer com o que parece. *Ela não parece com coisa nenhuma deste mundo.* Como é que uma coisa dessas pode me pertencer? Não sei *a que* pertence uma coisa dessas..." Sua voz foi sumindo. Ele parecia aterrorizado e chocado.

"Escute", falei. "Acho que você não está bem. Por favor, permita que o ponhamos de novo na cama. Mas quero fazer uma última pergunta. Se esta — esta coisa — *não* é sua perna esquerda" (ele a chamara de "imitação" em certo momento de nossa conversa e expressou espanto pelo fato de alguém se dar tanto trabalho para "fabricar" um "fac-símile") "então *onde* está sua perna esquerda?"

Novamente ele empalideceu — ficou tão pálido que pensei que ele fosse desmaiar. "Não sei", respondeu. "Não tenho ideia. Ela desapareceu, sumiu. Não se encontra em lugar algum..."

PÓS-ESCRITO

Depois da publicação deste relato (*Com uma perna só*, 1984), recebi uma carta do eminente neurologista dr. Michael Kremer, que escreveu:

Pediram-me que examinasse um paciente intrigante na ala da cardiologia. Ele tinha fibrilação atrial, e um grande êmbolo deixara-o com hemiplegia; fui chamado para examiná-lo porque ele caía constantemente da cama à noite, e os cardiologistas não atinavam com a razão disso.

Quando lhe perguntei o que acontecia à noite, ele declarou com toda franqueza que quando acordava durante a noite sempre descobria que havia uma perna cabeluda, morta e fria na cama com ele, o que ele não conseguia entender mas não podia tolerar; por isso, com o braço e a perna que não estavam paralíticos ele a empurrava para fora da cama e, naturalmente, obviamente, o resto dele ia atrás.

Ele era um exemplo excelente da perda completa da consciência de seu membro hemiplégico, mas, o que era interessante, não consegui levá-lo a dizer se sua perna daquele lado estava na cama com ele, tão obcecado ele se mostrava com a desagradável perna estranha que estava ali.

5
MÃOS

Madeleine J. foi internada no Hospital St. Benedict, próximo a Nova York, em 1980, quando estava com sessenta anos; tinha cegueira congênita e paralisia cerebral, e vivera sob os cuidados de sua família toda a vida. Considerando essa história e sua condição lamentável — com hipertonia e atetose, ou seja, movimentos involuntários das mãos, aos quais se acrescentava o não desenvolvimento dos olhos — eu esperava encontrar uma mulher com retardo mental e regressão.

Ela não tinha nem um nem outro. Muito ao contrário: falava livremente e, na verdade, com eloquência (sua fala, felizmente, não fora afetada pela hipertonia), revelando-se uma mulher decidida, excepcionalmente inteligente e culta.

"A senhora leu muito", comentei. "Deve ter muita facilidade com o braile."

"Não, não tenho", ela replicou. "Todas as minhas leituras foram feitas para mim — por livros gravados ou por outras pessoas. Não posso ler em braile, nem uma palavra. Não posso fazer *coisa alguma* com minhas mãos — elas são completamente inúteis."

Ela as ergueu, zombeteira. "Montes de massa imprestáveis e esquecidos — elas nem parecem fazer parte de mim."

Isso para mim era muito surpreendente. As mãos em geral não são afetadas pela paralisia cerebral — ou, pelo menos, não afetadas essencialmente: podem mostrar-se ligeiramente espásticas, fracas ou deformadas, mas quase sempre são em grande medida utilizáveis (ao contrário das pernas, que podem ficar totalmente paralisadas na variação denominada doença de Little ou diplegia cerebral).

As mãos da srta. J. apresentavam hipertonia e atetose *brandas*, mas suas capacidades sensoriais — como logo verifiquei — estavam completamente intactas: ela identificava de modo imediato e correto o toque leve, a dor, as temperaturas, os movimentos passivos dos dedos. Não havia dano às sensações elementares propriamente ditas mas, em marcante contraste, havia o mais grave dano à percepção. Ela não era capaz de reconhecer ou identificar coisa alguma — coloquei todo tipo de objetos em suas mãos, inclusive minha mão. Ela não conseguia identificar — e não explorava, não havia movimentos "interrogativos" ativos em suas mãos; elas eram, de fato, tão inativas, inertes, inúteis quanto "montes de massa".

Isso é muito estranho, pensei comigo. Como se pode explicar tudo isso? Não existe um "déficit" sensorial acentuado. Suas mãos dão a impressão de ter potencial para ser mãos perfeitamente úteis e, no entanto, não são. Poderiam não funcionar, ser "inúteis" porque ela nunca as usou? Será que ter sido "protegida", "vigiada", "pajeada" desde o nascimento impediu-a de fazer o uso exploratório normal das mãos que todos os bebês aprendem nos primeiros meses de vida? Será que ela foi carregada de um lado para outro, com tudo sendo feito para ela, de um modo que a impediu de desenvolver mãos normais? E se isso fosse verdade — parecia muito improvável, mas era a única hipótese que eu conseguia conceber — será que ela poderia agora, com sessenta anos, adquirir o que deveria ter adquirido nas primeiras semanas e meses de vida?

Haveria algum precedente? Algo assim já teria sido descrito — ou tentado? Eu não sabia, mas pensei de imediato em um possível paralelo — o que foi descrito por Leont'ev e Zaporozhets em seu livro *Rehabilitation of hand function* (tradução inglesa de 1960). O problema que eles estavam descrevendo tinha uma origem muito diferente: eles descreviam uma "alienação" semelhante das mãos em cerca de duzentos soldados após dano grave e cirurgia — as mãos feridas pareciam "estranhas", "sem vida", "inúteis", "grudadas", apesar de em termos neurológicos e sensoriais estarem basicamente intactas. Leont'ev e Zaporozhets afirmavam que os "sistemas gnósticos", que permitiam a ocorrência da "gnose" ou uso perceptivo das mãos, podiam ser "dissociados" em casos assim em consequência de lesão, cirurgia e dos hiatos de semanas ou meses que se seguiam. No caso de Madeleine, embora o fenômeno fosse idêntico: "inutilidade", "falta de vida", "alienação", ele tinha a duração de toda uma vida. Ela precisava não apenas recuperar suas mãos, mas descobri-las — adquiri-las, obtê-las — pela primeira vez; não só recobrar um sistema gnóstico dissociado, mas construir um sistema gnóstico que nunca possuíra. Seria isso possível? Os soldados feridos descritos por Leont'ev e Zaporozhets tinham mãos normais antes da lesão. Tudo o que precisavam fazer era "lembrar" o que tinham esquecido, "dissociado" ou "desativado" devido à lesão grave. Madeleine, em contraste, não contava com um repertório de memória, pois jamais usara as mãos — e sentia que *não tinha* mãos — nem braços, tampouco. Ela jamais se alimentara sozinha, usara o vaso sanitário sozinha ou estendera o braço para pegar alguma coisa, sempre deixando que outros fizessem por ela. Comportara-se, por sessenta anos, como se fosse uma criatura sem mãos.

Esse, então, era o desafio que tínhamos pela frente: uma paciente com sensações elementares perfeitas nas mãos mas, aparentemente, sem o poder de integrar essas sensações ao nível das percepções que se relacionavam com o mundo e consigo mesma, sem o poder de dizer "percebo, reconheço, quero, atuo" no que dizia respeito às suas mãos "inúteis". Mas, de um modo ou de outro (como descobriram Leont'ev e Zaporozhets com seus pacientes), tínhamos de fazê-la agir e usar suas mãos de forma ativa e, esperávamos, ao fazê-lo, conseguir a integração: "A integração está na ação", disse Roy Campbell.

Madeleine foi receptiva a tudo isso; de fato, ficou fascinada, porém intrigada e sem esperança: "Como é que vou *poder* fazer alguma coisa com minhas mãos se elas não passam de montes de massa?".

"No princípio está a ação", escreveu Goethe. Isso pode ser verdade quando estamos diante de dilemas morais ou existenciais, mas não onde o movimento e a percepção têm sua origem. Contudo, também aqui existe sempre algo súbito: um primeiro passo (ou uma primeira palavra, como quando Helen Keller disse "água"), um primeiro movimento, uma primeira percepção, um primeiro impulso — total, inopinado, onde nada havia, ou nada havia com sentido antes. "No princípio está o impulso." Não um ato, não um reflexo, mas um "impulso", que é ao mesmo tempo mais óbvio e mais misterioso do que aqueles... Não podíamos dizer a Madeleine: "Faça", mas podíamos esperar por um impulso; podíamos esperar, induzir, podíamos até mesmo provocar um...

Pensei no recém-nascido ao procurar o seio materno. "Deixem a comida de Madeleine um pouquinho fora do alcance de vez em quando, como que por distração", sugeri às enfermeiras. "Não a deixem morrer de fome, não a provoquem, mas não se mostrem tão pressurosas para alimentá-la, como de costume." E um dia aconteceu — o que nunca havia acontecido antes: impaciente, faminta, em vez de esperar passiva e pacientemente, ela estendeu o braço, tateou, encontrou um *bagel*, tipo de pão judeu, e o levou à boca. Esse foi seu primeiro uso das mãos, seu primeiro ato manual, em sessenta anos, e marcou seu nascimento como um "indivíduo motor" (o termo de Sherrington para a pessoa que emerge por meio de atos). Marcou também sua primeira percepção manual e, assim, seu nascimento como um "indivíduo perceptivo" completo. Sua primeira percepção, seu primeiro reconhecimento, foi o de um *bagel*, ou "qualidade do *bagel*" — como o primeiro reconhecimento de Helen Keller, a primeira declaração, foi da água ("qualidade da água").

Depois desse primeiro ato, dessa primeira percepção, o progresso foi extremamente rápido. Assim como estendera a mão para explorar ou tocar um *bagel*, ela passou então, em sua nova fome, a estendê-la para explorar ou tocar o mundo inteiro. Comer abriu o caminho — para sentir, explorar diferentes alimentos, recipientes, utensílios etc. O "reconhecimento" precisou, de algum modo, ser alcançado por um tipo curiosamente indireto de inferências ou suposições, pois, tendo sido cega e "sem mãos" desde o nascimento, ela não dispunha das imagens internas mais simples (enquanto Helen Keller pelo menos contava com imagens tácteis). Se ela não fosse dotada de uma inteligência excepcional e de grande cultura, com uma imaginação alimentada e sustentada, por assim dizer, pelas imagens de outros, imagens transmitidas pela linguagem, pela *palavra*, ela poderia ter permanecido quase tão incapaz quanto um bebê.

Um *bagel* era reconhecido como um pão redondo com um buraco no meio; um garfo era um objeto achatado e alongado com vários dentes afiados. Mas essa análise preliminar deu lugar a uma intuição imediata, e os objetos passaram a ser reconhecidos instantaneamente pelo que eram, imediatamente familiares em caráter e "fisionomia", imediatamente reconhecidos como únicos, como "velhos amigos". E esse tipo de reconhecimento, não analítico mas sintético e imediato, foi acompanhado de um vívido prazer, da sensação de que ela estava descobrindo um mundo cheio de encanto, mistério e beleza.

Os objetos mais comuns a fascinavam — fascinavam e estimulavam o desejo de reproduzi-los. Ela pediu argila e começou a fazer modelos; seu primeiro modelo, sua primeira escultura, foi o de uma calçadeira, e mesmo esta estava, de alguma forma, imbuída de um peculiar poder e humor, com curvas graciosas, acentuadas, graúdas, lembrando os primeiros trabalhos de Henry Moore.

E em seguida — e isto aconteceu em menos de um mês depois de seus primeiros reconhecimentos — sua atenção, sua apreciação, passou dos objetos às pessoas. Afinal, havia limites para o interesse e as possibilidades expressivas das coisas, mesmo quando transfiguradas por uma espécie de gênio inocente, habilidoso e muitas vezes cômico. Ela precisava agora explorar a face e a figura humana, em repouso e em movimento. Ser "sentido" por Madeleine era uma experiência marcante. Suas mãos, pouco tempo antes inertes, pastosas, pareciam agora impregnadas de animação e sensibilidade sobrenaturais. A pessoa não era meramente reconhecida, esquadrinhada, de uma maneira mais intensa e perscrutadora do que um minucioso exame visual, mas "provada" e apreciada com meditação, imaginação e estética por uma artista nata (recém-nascida). Eram, tinha-se a impressão, não apenas as mãos de uma cega explorando, mas de uma artista cega, uma mente meditativa e criativa, que acabara de abrir-se para a plena realidade sensível e espiritual do mundo. Essas explorações também demandavam representação e reprodução como uma realidade externa.

Ela passou a modelar cabeças e figuras e, em menos de um ano, tornou-se localmente famosa como a Escultora Cega do St. Benedict. Suas esculturas tendiam a ter três quartos ou metade do tamanho natural, com características simples mas reconhecíveis e com uma notável energia expressiva. Para mim, para ela, para nós todos, era uma experiência imensamente comovente, espantosa, quase milagrosa. Quem teria sonhado que capacidades básicas de percepção, que não haviam sido adquiridas nos primeiros meses de vida como ocorria normalmente, pudessem ser alcançadas no sexagésimo ano de vida? Que maravilhosas possibilidades de aprendizado tardio, de aprendizado para os incapacitados, isso abria! E quem teria sonhado que naquela mulher cega e paralítica, escondida, desativada, superprotegida toda a sua vida, vivia o germe de uma espantosa sensibilidade artística (ignorada por ela e pelos outros) que germinaria e floresceria em uma rara e bela realidade, depois de permanecer adormecido, definhando por sessenta anos?

PÓS-ESCRITO

Mas o caso de Madeleine J. não era único, como eu viria a descobrir. Antes de decorrido um ano, encontrei outro paciente (Simon K.) que também sofria de paralisia cerebral combinada a grave deficiência visual. Embora o sr. K. tivesse força e sensibilidade normais nas mãos, quase nunca as usava e era extraordinariamente inepto para manusear, explorar ou reconhecer as coisas. Depois de alertados por Madeleine J., ocorreu-nos a possibilidade de ele ter uma "agnosia de desenvolvimento" semelhante à dela — e, portanto, "tratável" da mesma maneira. De fato, logo descobrimos que aquilo que fora conseguido com Madeleine podia ser conseguido também com Simon. Em menos de um ano, ele se tornou muito "habilidoso" sob todos os aspectos e, particularmente, gostava de trabalhos simples de carpintaria, serrando madeira compensada e blocos de madeira para montar singelos brinquedos. Ele não tinha o impulso de esculpir, de fazer reproduções — não era um artista nato como Madeleine. Ainda assim, depois de ter passado meio século praticamente sem mãos, encontrava prazer em usá-las de todos os modos.

Isto é ainda mais notável, talvez, porque ele é ligeiramente retardado, um simplório afável, em contraste com a arrebatada e talentosíssima Madeleine J. Poderíamos dizer que ela é extraordinária, uma Helen Keller, uma mulher em 1 milhão — mas nada parecido poderia ser dito com respeito ao simplório Simon. E, no entanto, a conquista essencial — a conquista das mãos — revelou-se tão plenamente possível para ele quanto para ela. Parece claro que a inteligência, em si mesma, não influi neste caso; que o aspecto único e essencial é o *uso*.

Casos de agnosia de desenvolvimento como esses podem ser raros, mas é comum encontrar casos de agnosia adquirida que ilustram o mesmo princípio fundamental do uso. Por exemplo, encontro com frequência pacientes com uma grave neuropatia em decorrência de diabetes, que se designa por neuropatia "de luvas e meias". Quando essa neuropatia é suficientemente grave, os pacientes passam da insensibilidade (a sensação de estar de "luvas e meias") à sensação de total nada ou "desrealização". Eles podem sentir-se "aleijados" (como descreveu um paciente), como se tivessem "perdido" completamente as mãos e os pés. Às vezes eles têm a sensação de que seus braços e pernas terminam em cotos, com montes de "massa" ou "gesso" de algum modo "grudados" em seu corpo. Tipicamente, esse sentimento de "desrealização", quando ocorre, é de um modo totalmente súbito... e o retorno da realidade, quando acontece, também é súbito. Existe, por assim dizer, um limiar crítico (funcional e ontológico). É crucial fazer com que esses pacientes *usem* as mãos e os pés — se necessário, até mesmo recorrer a "truques" para levá-los a isso. Assim, tende a ocorrer uma súbita "rrerealização" — um súbito mergulho de volta à realidade e "vida" subjetiva... contanto que exista um potencial fisiológico suficiente (se a neuropatia for total, se as partes distais dos nervos estiverem totalmente mortas, é impossível essa "rrerealização").

Para os pacientes com neuropatia grave mas subtotal, um pouco de uso é absolutamente vital e decisivo para que a pessoa venha a sentir-se funcionando razoavelmente, e não um "aleijado" (com uso excessivo, pode ocorrer a fadiga da função nervosa limitada e novamente a súbita "desrealização"). Cabe acrescentar que essas sensações subjetivas têm correlações objetivas precisas: comprovamos o "silêncio elétrico" localmente, nos músculos das mãos e dos pés, e, no aspecto sensorial, uma total ausência de "potenciais evocados" em qualquer nível até o córtex sensitivo. Assim que mãos e pés são "rrerealizados" com o uso, ocorre uma reversão total do quadro fisiológico.

Uma sensação semelhante de morte e irrealidade é descrita no capítulo 3, "A mulher desencarnada".

6

FANTASMAS

O termo "fantasma", no sentido empregado pelos neurologistas, designa a imagem ou lembrança de uma parte perdida do corpo, normalmente um membro, que persiste durante meses ou anos depois da perda. Conhecidos na Antiguidade, os fantasmas foram minuciosamente descritos e estudados pelo grande neurologista americano Silas Weir Mitchell na época da Guerra Civil e posteriormente.

Weir Mitchell descreveu vários *tipos* de fantasmas — alguns estranhamente fantasmagóricos e irreais (que ele denominava "fantasmas sensoriais"), outros com uma semelhança imperiosa, e até mesmo perigosa, com o vivo e o real, outros muito dolorosos, outros ainda (em sua maioria) indolores, ou fotograficamente exatos, como réplicas ou fac-símiles do membro perdido, ou grotescamente escorçados ou distorcidos... além de "fantasmas negativos", ou "fantasmas de ausência". Esse autor também deixou claro que esses distúrbios da "imagem corporal" — o termo só seria introduzido (por Henry Head) cinquenta anos mais tarde — podiam ser influenciados por fatores centrais (estimulação ou dano do córtex sensitivo, especialmente dos lobos parietais) ou periféricos (condição do coto do nervo ou neuromas, dano do nervo, bloqueio ou estimulação do nervo, distúrbios nas raízes espinhais nervosas ou tratos sensitivos no cordão). Pessoalmente, tenho um interesse especial por esses determinantes periféricos.

Os casos descritos a seguir com extrema brevidade, quase anedotas, foram extraídos da seção de "Curiosidades clínicas" do *British Medical Journal*.

DEDO FANTASMA

Um marinheiro acidentalmente teve o dedo indicador direito decepado. Depois disso, durante quase quarenta anos ele foi perseguido por um intruso fantasma do dedo, estendido rigidamente como estava na ocasião em que fora decepado. Sempre que ele aproximava a mão do rosto — por exemplo, para comer ou coçar o nariz — temia que o dedo fantasma lhe furasse o olho. (Ele sabia que isso era impossível, mas a sensação era irresistível.) Ao contrair uma grave neuropatia sensitiva diabética, ele perdeu por completo a sensação de ter dedos. O dedo fantasma também desapareceu.

Sabe-se que um distúrbio patológico central, como um ataque sensorial, pode "curar" um fantasma. Com que frequência um distúrbio patológico periférico tem o mesmo efeito?

MEMBROS FANTASMAS QUE DESAPARECEM

Todas as pessoas que sofreram amputação, e todos os que trabalham com elas, sabem que um membro fantasma é essencial para o uso de um membro mecânico. O dr. Michael Kremer escreveu: "Seu valor para o amputado é enorme. Tenho certeza de que nenhum amputado com um membro inferior mecânico consegue andar satisfatoriamente com este enquanto a imagem corporal, em outras palavras, o fantasma, não lhe for incorporada".

Portanto, o desaparecimento de um fantasma pode ser desastroso, e sua recuperação, sua reanimação, um problema urgente. Isto pode ser conseguido de várias maneiras: Weir Mitchell descreveu como uma mão fantasma, perdida durante 25 anos, foi subitamente "ressuscitada" pela faradização do plexo braquial. Um paciente meu com esse problema descreveu como precisava "acordar" seu fantasma pela manhã: primeiro flexionava o coto da coxa na direção do corpo e depois dava-lhe vários tapas rápidos — "como no traseiro de um bebê". No quinto ou sexto tapa, o fantasma de repente se projetava da coxa, reacendido, *fulgurante*, pelo estímulo periférico. Só então o paciente podia colocar sua prótese e andar. Que outros métodos singulares (fico imaginando) seriam usados pelos amputados?

FANTASMAS DE POSIÇÃO

Um paciente, Charles D., nos foi encaminhado por apresentar vertigens, quedas e tropeções — havia a suspeita, infundada, de distúrbios labirínticos. Depois de questioná-lo mais cuidadosamente, ficou evidente para nós que seu problema não era vertigem, e sim uma variação rápida de ilusões de posição em constante mudança: o chão de repente parecia ficar mais distante, depois subitamente mais próximo, despencava, sacudia, inclinava-se; nas palavras do paciente, "como um navio em mar revolto". Em consequência disso, ele acabava cambaleando e despencando, *a menos que olhasse para os pés*. A visão era necessária para mostrar-lhe a verdadeira posição de seus pés e do chão — as sensações tinham se tornado fortemente instáveis e errôneas —, mas às vezes até mesmo a visão era suplantada pelas sensações, de modo que o chão e os pés lhe *pareciam* assustadores e mutáveis.

Logo comprovamos que ele estava sofrendo de um ataque súbito de *tabe* e (em consequência de dano à raiz dorsal) de uma espécie de delírio sensorial de "ilusões proprioceptivas" rapidamente variáveis. Todos conhecem o clássico estágio final da *tabe*, no qual pode ocorrer praticamente a "cegueira" proprioceptiva das pernas. Os leitores já teriam encontrado esse estágio intermediário — de fantasmas ou ilusões de posição — devido a um delírio tabético agudo (e reversível)?

A experiência relatada por esse paciente faz-me lembrar uma outra singular, que eu mesmo tive quando me *recuperava* de um escotoma proprioceptivo. Foi descrita (em *Com uma perna só*) como a seguir:

> Eu estava infinitamente instável e precisava manter o olhar fixo para baixo. Foi quando percebi a origem da comoção. A origem estava em minha perna — ou melhor, naquela coisa, naquele cilindro disforme de giz que funcionava como minha perna —, naquela abstração de uma perna, branca como giz. Ora o cilindro estava com quinhentos metros de comprimento, e não com dois milímetros, ora ficava grosso, ora fino, às vezes inclinado para um lado, às vezes para o outro. Mudava constantemente de tamanho e forma, de posição e ângulo,

com as mudanças ocorrendo quatro ou cinco vezes por segundo. O grau da transformação e mudança era enorme — podia ocorrer uma alteração de magnitude milenária entre "quadros" sucessivos [...]

FANTASMAS — VIVOS OU MORTOS?

Com frequência existe uma certa confusão quanto aos fantasmas — se deveriam ou não ocorrer, se são ou não patológicos, se "reais" ou não. A literatura é confusa, mas os pacientes, não — e eles esclarecem o assunto descrevendo diferentes *tipos* de fantasmas.

Por exemplo, um homem perspicaz que sofreu uma amputação acima do joelho fez-me a seguinte descrição:

Há uma *coisa*, um pé fantasma, que às vezes dói como o diabo, e os dedos se dobram para cima ou têm espasmos. Piora durante a noite ou quando estou sem prótese, ou ainda quando não estou fazendo nada. Some quando coloco a prótese e ando. Então sinto a perna, vividamente, mas é um fantasma *bom*, diferente — ele anima a prótese e me permite andar.

Para este paciente, para todos os pacientes, não seria o *uso* da maior importância para dispersar um fantasma "mau" (ou passivo, ou patológico), se ele existir, e para manter o fantasma "bom" — ou seja, a persistente lembrança ou imagem pessoal do membro perdido — vivo, ativo e bem, como eles necessitam?

PÓS-ESCRITO

Muitos dos pacientes com fantasmas (mas não todos) sentem "dor no fantasma". Essa dor às vezes tem um caráter bizarro, mas com frequência é uma dor muito "comum", a persistência de uma dor previamente presente no membro ou o acesso de uma dor que poderia ser esperado caso o membro realmente estivesse presente. Desde a primeira publicação deste livro, tenho recebido muitas cartas fascinantes de pacientes sobre esse assunto; um deles relata o incômodo de uma unha encravada que não fora "tratada" antes da amputação, persistindo por anos após a retirada do membro; mas descreve também uma dor muito diferente — uma excruciante dor na raiz do nervo, ou "ciática", no fantasma — em seguida a um "deslocamento de disco", e o desaparecimento da dor com a remoção do disco e a fusão espinhal. Tais problemas, que não são nada raros, em nenhum sentido são "imaginários", e podem de fato ser investigados por métodos neurofisiológicos.

Por exemplo, o dr. Jonathan Cole, meu ex-aluno e atualmente um neurofisiologista da coluna, relatou que, em uma mulher que sofria com uma persistente dor na perna fantasma, a anestesia do ligamento espinhoso com lignocaína fazia com que o fantasma ficasse anestesiado (de fato, desaparecesse) por breves momentos, mas a estimulação elétrica das raízes espinhais produzia uma dor aguda e ardida no fantasma, muito diferente da dor vaga que geralmente era sentida, enquanto a estimulação do cordão espinhal mais para cima reduzia a dor no fantasma (*comunicação pessoal*). O dr. Cole também apresentou estudos eletrofisiológicos minuciosos de um paciente com uma polineuropatia sensitiva com duração de catorze anos, bem semelhante, em muitos aspectos, à de Christina, a "mulher desencarnada" (ver *Proceedings of the Physiological Society*, fevereiro de 1986, p. 51P).

7

NIVELADO

Faz nove anos que conheci o sr. MacGregor, na clínica de neurologia do St. Dunstan's, um asilo para idosos onde trabalhei, mas me lembro dele — vejo-o — como se fosse ontem.

"Qual é o problema?", perguntei quando ele entrou todo inclinado.

"Problema? Não há problema — não que eu saiba... Mas os outros vivem dizendo que eu me inclino para um lado: 'Você é como a torre inclinada de Pisa', dizem. 'Se inclinar mais um pouco, vai desabar.'"

"Mas *o senhor* não sente nenhuma inclinação?"

"Eu me sinto bem. Não sei o que eles querem dizer. Como é que eu *poderia* estar inclinado sem saber?"

"Parece muito estranho", concordei. "Vamos dar uma olhada. Eu gostaria de vê-lo ficar em pé e andar um pouquinho — apenas ir daqui até aquela parede e voltar. Quero ver por mim mesmo e *quero que o senhor também veja*. Vamos filmar o senhor andando e ver o filme agora mesmo."

"Para mim está ótimo, doutor", disse ele e, depois de uma ou duas investidas, levantou-se. Que velho admirável, pensei. Noventa e três anos — e não parece ter mais de setenta. Alerta, vivo como só ele. Pode passar dos cem. E forte como um estivador, mesmo tendo doença de Parkinson. Ele andou, confiante, célere, mas incrivelmente inclinado, uns bons vinte graus, com seu centro de gravidade muito deslocado para a esquerda, mantendo o equilíbrio por uma margem mínima.

"Pronto!", disse ele, sorrindo satisfeito. "Está vendo? Sem problemas — andei perfeitamente a prumo."

"Andou mesmo, senhor MacGregor?", perguntei. "Quero que julgue por si próprio."

Voltei a fita e assistimos ao que fora filmado. Ele ficou muito chocado ao ver-se na tela. Os olhos esbugalharam, o queixo caiu e ele murmurou: "Caramba!". E depois: "Eles têm razão, eu *estou* inclinado para um lado. *Vejo* isso claramente, mas não tenho essa sensação, não *sinto* isso".

"Aí é que está", falei. "*Essa* é a raiz do problema."

Possuímos cinco sentidos que desfrutamos e que reconhecemos e celebramos, sentidos que constituem o mundo sensível para nós. Mas existem outros sentidos — sentidos secretos, sextos sentidos, se preferir — igualmente vitais, mas não reconhecidos, não enaltecidos. Esses sentidos, inconscientes, automáticos, tiveram de ser descobertos. Historicamente, de fato, sua descoberta foi tardia: o que os vitorianos denominavam vagamente "sentido dos músculos" — a percepção da posição relativa do tronco e membros, derivada dos receptores nas articulações e tendões — só foi realmente definido (e batizado de "propriocepção") na década de 1890. E os complexos mecanismos e controles pelos quais nosso corpo se mantém adequadamente alinhado e equilibrado no espaço — estes só foram definidos em nosso século e ainda encerram muitos mistérios. Talvez apenas nesta era espacial, com a liberdade e perigos paradoxais da vida sem gravidade, é que verdadeiramente iremos apreciar nossos ouvidos internos, nossos vestíbulos e todos os demais receptores e reflexos obscuros que governam nossa orientação corporal. Para o homem normal, em situações normais, eles simplesmente não existem.

No entanto, sua ausência pode ser muito marcante. Se existe uma sensação deficiente (ou distorcida) em nossos sentidos secretos menosprezados, o que sentimos é imensamente estranho, um equivalente quase incomunicável de ser cego ou surdo. Se a propriocepção for totalmente danificada, o corpo torna-se, por assim dizer, cego e surdo para si mesmo — e (como indica o significado da raiz latina *proprius*) deixa de "possuir" a si mesmo, de sentir-se como ele próprio (ver o capítulo 3, "A mulher desencarnada").

O velho subitamente ficou atento, cerrou o cenho, apertou os lábios. Quedou-se imóvel, refletindo profundamente, exibindo o quadro que adoro presenciar: um paciente no verdadeiro momento de descoberta — meio espantado, meio divertido — percebendo pela primeira vez exatamente o que está errado e, no mesmo momento, exatamente o que deve ser feito. Esse *é* o momento terapêutico.

"Deixe-me pensar, deixe-me pensar", murmurou para si mesmo, fechando as sobrancelhas brancas desgrenhadas sobre os olhos e marcando cada argumento com as fortes mãos nodosas. "Deixe--me pensar. Pense comigo — tem de haver uma resposta! Eu me inclino para um lado e não consigo perceber, certo? *Deveria* haver alguma sensação, um sinal claro, mas não há, certo?" Fez uma pausa. "Eu era carpinteiro", disse ele, e seu rosto iluminou-se. "Sempre podemos usar um nível de bolha para saber se uma superfície está ou não nivelada ou se está ou não inclinada com relação à vertical. Existe algum tipo de nível de bolha no cérebro?"

Assenti com a cabeça.

"Ele pode ser danificado pela doença de Parkinson?"

Assenti novamente.

"Foi *isso* que aconteceu comigo?"

Assenti pela terceira vez e respondi: "Sim. Sim. Sim".

Ao mencionar o nível de bolha, o sr. MacGregor encontrara uma analogia fundamental, uma metáfora para um sistema essencial de controle no cérebro. Partes do ouvido interno são de fato fisicamente como níveis — na acepção exata do termo; o labirinto consiste em canais semicirculares contendo líquidos cujo movimento é continuamente monitorado. Mas não eram esses, em si mesmos, que estavam essencialmente com problema; era, antes, a capacidade do paciente para *usar* seus órgãos de equilíbrio, juntamente com o senso corporal de si mesmo e da imagem visual que ele tinha do mundo. O símbolo simples do sr. MacGregor aplica-se não apenas ao labirinto mas também à complexa *integração* dos três sentidos secretos: o labiríntico, o proprioceptivo e o visual. É essa síntese que fica prejudicada no parkinsonismo.

Os estudos mais aprofundados (e mais práticos) sobre tais integrações — e suas singulares *des*integrações no parkinsonismo — foram empreendidos pelo grande e saudoso Purdon Martin e registrados em seu notável livro *The basal ganglia and posture* (publicado pela primeira vez em 1967, mas continuamente revisto e ampliado nos anos subsequentes; ele estava concluindo uma nova edição quando morreu, recentemente). Discorrendo sobre essa integração, esse integrador no cérebro, Purdon Martin escreveu: "Deve existir algum centro ou 'autoridade superior' no cérebro [...] algum 'controlador', por assim dizer. Esse controlador ou autoridade superior precisa ser informado sobre o estado da estabilidade ou instabilidade do corpo".

Na seção sobre "reações de inclinação", Purdon Martin salienta a tripla contribuição para a manutenção de uma postura estável e ereta e observa que é muito comum esse delicado equilíbrio ser perturbado no parkinsonismo — em particular, que "é comum o elemento labiríntico ser perdido antes do proprioceptivo e do visual". Esse sistema triplo de controle, indica o autor, funciona de tal modo que *um* sentido, *um* controle pode compensar os outros — não totalmente (pois os sentidos diferem em suas capacidades), mas pelo menos em parte e em um grau aproveitável. Os reflexos e controles visuais são talvez os menos importantes — normalmente. Contanto que nossos sistemas vestibular e proprioceptivo estejam intactos, ficamos perfeitamente estáveis de olhos fechados. Não nos inclinamos ou curvamos no momento em que fechamos os olhos. Mas isso pode ocorrer com o parkinsoniano, que tem o equilíbrio precário. (Com frequência vemos pacientes parkinsonianos sentados em posições muito inclinadas sem se darem conta disso. Mas se for trazido um espelho para que eles possam *ver* a posição em que se encontram, endireitam-se de imediato.)

A propriocepção pode compensar em um grau considerável as deficiências do ouvido interno. Por exemplo, os pacientes que tiveram os labirintos removidos cirurgicamente (como às vezes se faz para aliviar as intoleráveis, incapacitantes vertigens da doença de Menière), embora de início sejam incapazes de se manter em pé eretos ou de dar um único passo, podem aprender a empregar e *intensificar* sua propriocepção de um modo fascinante; em particular, aprendem a usar os sensores dos músculos grandes dorsais — a maior e mais móvel extensão muscular do corpo — como um novo órgão de equilíbrio auxiliar, um par de grandes proprioceptores em forma de asa. À medida que os pacientes vão adquirindo prática e isso se torna uma segunda natureza, eles passam a ser capazes de ficar em pé e andar — não com perfeição, mas com segurança, confiança e facilidade.

Extraordinários foram a solicitude e o engenho de Purdon Martin na criação de diversos mecanismos e métodos para possibilitar, até mesmo aos parkinsonianos mais gravemente incapacitados, adquirir uma normalidade artificial no andar e na postura: linhas pintadas no chão, contrapesos no cinto, marcapasso com som alto para marcar a cadência do andar. Para isso, ele sempre aprendeu com seus pacientes (a quem, de fato, seu grande livro foi dedicado). Ele foi um pioneiro profundamente humano e, em sua medicina, a compreensão e a colaboração eram fundamentais: paciente e médico eram coiguais, estavam no mesmo nível, cada um aprendendo com o outro, ajudando o outro e *entre eles* chegando a novas percepções e tratamentos. Mas, que eu soubesse, ele não concebera uma prótese para corrigir a inclinação e os reflexos vestibulares superiores prejudicados, o problema que afligia o sr. MacGregor. "Então é isso, não é?", perguntou o sr. MacGregor. "Não posso usar o nível de bolha que tenho na cabeça. Não posso usar os ouvidos, mas *posso* usar os olhos." Curioso, para experimentar, ele inclinou a cabeça para um lado: "As coisas parecem iguais agora — o mundo não se inclina". Pediu então um espelho, e mandei que trouxessem um, bem longo, e o colocassem diante dele. "*Agora* eu me vejo inclinado", ele disse. "*Agora* posso me endireitar — talvez pudesse me manter ereto... Mas não posso viver entre espelhos ou ficar carregando um comigo para todo lado."

Voltou a pensar, de sobrancelhas franzidas com a concentração — e, de repente, seu rosto se descontraiu e se iluminou com um sorriso. "Já sei!", exclamou. "Sim, doutor, eu já sei! Não preciso de espelho — só preciso de um nível. Não posso usar os níveis de bolha *dentro* da cabeça, mas por que não posso usar níveis *fora* da cabeça — níveis que eu possa *ver*, que eu possa usar com os olhos?" Tirou os óculos, passou neles os dedos, pensativo, com um sorriso que se abria pouco a pouco.

"Aqui, por exemplo, no aro dos óculos... Isto poderia me dizer, dizer a meus olhos, se estou inclinado. Eu olharia para ele primeiro; seria um grande esforço. Mas depois poderia tornar-se uma coisa automática, uma segunda natureza. E então, doutor, o que acha?"

"Acho uma ideia brilhante, sr. MacGregor. Vamos tentar."

O princípio era claro, a mecânica, um pouco complicada. Experimentamos primeiro com uma espécie de pêndulo, um fio com um peso pendurado nos aros, mas ele ficava demasiado perto dos olhos e quase não podia ser visto. Então, com a ajuda de nosso optometrista e da oficina, fizemos um prendedor que saía do cavalete dos óculos e se estendia à frente a uma distância igual ao dobro do comprimento do nariz, tendo em cada lado um nível horizontal em miniatura. Experimentamos vários modelos, todos testados e modificados pelo sr. MacGregor. Em duas semanas, tínhamos terminado um protótipo de óculos de nível, uma peça que lembrava um pouco as invenções bizarras das caricaturas de Heath Robinsonish: "O primeiro do mundo!", disse o sr. MacGregor, todo satisfeito e triunfante. Ele pôs os óculos. Pareciam um tanto desajeitados e esquisitos, mas só um pouco mais do que os volumosos óculos para auxiliar a audição que estavam entrando em voga na época. E então uma cena estranha passou a ser vista em nosso asilo: o sr. MacGregor com os óculos de nível que ele tinha inventado e fabricado, o olhar intensamente fixo, como um timoneiro olhando a bitácula do navio. Isso funcionou, de certo modo — pelo menos ele parou de se inclinar; mas era um exercício contínuo, extenuante. Depois, com o passar das semanas, foi se tornando cada vez mais fácil; ficar de olho em seus "instrumentos" tornou-se um ato inconsciente, como dar uma olhada no painel de instrumentos do carro enquanto estamos livres para pensar, conversar e fazer outras coisas.

Os óculos do sr. MacGregor viraram a coqueluche do St. Dunstan's. Tínhamos vários outros pacientes com parkinsonismo que também apresentavam problemas nas reações de inclinação e nos reflexos posturais — um problema não só perigoso mas notavelmente resistente a tratamento. Logo um segundo paciente, e depois um terceiro estavam usando os óculos de nível do sr. MacGregor e, como ele, conseguindo andar eretos, nivelados.

8
OLHAR À DIREITA!

A sra. S., uma sexagenária muito inteligente, sofreu um grave derrame que afetou as porções mais profundas e posteriores de seu hemisfério cerebral direito. Permaneceram perfeitamente preservadas sua inteligência e senso de humor. Às vezes ela reclama que as enfermeiras não puseram a sobremesa ou o café em sua bandeja. Quando elas replicam: "Mas sra. S., está bem aqui, à esquerda", ela parece não entender o que estão dizendo e não olha para a esquerda. Se sua cabeça for delicadamente virada de modo que a sobremesa fique à vista, na metade preservada de seu campo visual, ela diz: "Ah, está aqui — não estava antes". Ela perdeu por completo a ideia de "esquerda", tanto com relação ao mundo como a seu próprio corpo. Às vezes ela se queixa de que as porções que lhe servem são pequenas demais, mas isso acontece porque ela só come o que está na metade direita do prato — não lhe ocorre que existe também a metade esquerda. Há ocasiões em que ela passa batom e faz a maquiagem no lado direito do rosto, deixando o lado esquerdo totalmente às traças; é quase impossível tratar problemas assim, pois sua atenção não pode ser atraída para eles ("hemi-inatenção" — ver Battersby, 1956), e ela não pode conceber o que está errado. Ela sabe disso intelectualmente, consegue entender e acha graça; mas é impossível sabê-lo diretamente.

Sabendo intelectualmente, sabendo por inferência, ela desenvolveu estratégias para lidar com sua impercepção. Ela não pode olhar para a esquerda diretamente, não pode virar à esquerda, portanto o que faz é virar para a direita — até completar um círculo. Por isso, ela pediu, e lhe foi dada, uma cadeira de rodas giratória. E agora, se ela não consegue encontrar alguma coisa que sabe que deveria estar ali, ela vai girando para a direita, formando um círculo, até que o que ela deseja fique à vista. A sra. S. descobriu que isso tem excelentes resultados quando não consegue encontrar o café ou a sobremesa. Quando suas porções parecem pequenas demais, ela gira para a direita, mantendo os olhos à direita, até que a metade antes não encontrada fique à vista; ela a come, ou melhor, come a metade, e sua fome diminui. Mas se não estiver saciada, ou se pensar no assunto e se der conta de que talvez tenha percebido apenas a metade daquela metade que não tinha encontrado, fará uma segunda rotação até que a quarta parte restante fique à vista e, por sua vez, tornará a dividi-la ao meio. Em geral, isso basta — afinal, ela já terá comido sete oitavos da porção —, mas ela pode, se estiver se sentindo particularmente faminta ou obsedada, fazer um terceiro giro e garantir mais um dezesseis avos de sua porção (evidentemente deixando no prato o um dezesseis avos restante, o do lado esquerdo). "É absurdo", ela comenta. "Eu me sinto como a flecha de Zenão — nunca chego lá. Pode parecer engraçado, mas, dadas as circunstâncias, o que mais posso fazer?"

Pareceria muito mais simples para ela girar o prato em vez de a si mesma. Ela concorda, e já tentou fazer isso — ou pelo menos tentou fazer a tentativa. Mas é estranhamente difícil, não ocorre naturalmente, ao passo que girar na cadeira sim, porque seu olhar, sua atenção, seus movimentos espontâneos e impulsos são agora todos exclusiva e instintivamente para a direita.

Especialmente consternador para ela foi a zombaria com que a receberam no dia em que apareceu com apenas metade do rosto maquiado e o outro lado absurdamente sem batom e ruge. "Olhei no espelho e passei a maquiagem em tudo o que vi", disse ela. Ficamos imaginando se seria possível ela ter um "espelho" que lhe permitisse enxergar o lado esquerdo do rosto à direita, ou seja, como ela seria vista por alguém que estivesse diante dela. Tentamos um sistema de vídeo, com a câmera e o monitor de frente para ela, e os resultados foram espantosos e bizarros. Pois, usando a tela do vídeo como "espelho", ela via o lado esquerdo do rosto à sua direita, uma experiência desnorteante até mesmo para uma pessoa normal (como bem sabe qualquer um que tenha tentado barbear-se usando uma tela de vídeo), e duplamente desnorteante, antinatural para ela, porque o lado esquerdo de seu rosto e corpo, que ela agora via, não tinha sensações, não tinha existência para ela devido ao derrame. "Tire isso daqui!", ela gritou, aflita e perplexa, e por isso não levamos avante a tentativa. Isso é lamentável, pois, como também refletiu R. L. Gregory, poderia haver grandes promessas nessas formas de feedback por vídeo para pacientes com hemi-inatenção e extinção do hemicampo esquerdo. A questão é tão confusa fisicamente, e de fato metafisicamente, que só a experiência pode decidir.

PÓS-ESCRITO

Os computadores e jogos de computador (não disponíveis em 1976, quando a sra. S. era minha paciente) também podem ser de grande valia para os pacientes com negligência unilateral, para monitorar a metade "que falta" ou ensinar os pacientes a fazer isso por si mesmos; recentemente (1986) fiz um filme breve sobre esse tema.

Na edição original deste livro não me foi possível dar a referência de uma obra importantíssima que foi publicada quase simultaneamente: *Principles of behavioral neurology* (Filadélfia, 1985), editor M. Marsel Mesulam. Não posso deixar de citar a eloquente formulação de "negligência" enunciada por Mesulam:

> Quando a negligência é grave, o paciente pode comportar-se quase como se metade do universo houvesse abruptamente deixado de existir sob qualquer forma significativa. [...] Os pacientes com negligência unilateral comportam-se não só como se nada estivesse realmente acontecendo no hemiespaço esquerdo, mas também como se não fosse possível esperar que algo importante ocorresse ali.

9

O DISCURSO DO PRESIDENTE

Mas *o que* estava acontecendo? Uma gargalhada estrondosa explodiu na enfermaria dos pacientes com afasia, justamente na hora do discurso do Presidente, e todos eles estavam tão ansiosos para ouvir o Presidente falar...

Lá estava ele, o velho Sedutor, o Ator, com sua hábil retórica, seus histrionismos, seu apelo emocional — e todos os pacientes rebentando de rir. Bem, nem todos: alguns pareciam perplexos, outros, indignados, um ou dois, apreensivos, mas a maioria parecia achar graça. O Presidente estava, como sempre, induzindo — mas, ao que parecia, induzindo-os mais ao riso. O que eles poderiam estar pensando? Poderiam não estar compreendendo o Presidente? Ou talvez estivessem compreendendo bem demais?

Com frequência se dizia que aqueles pacientes — os quais, embora inteligentes, sofriam a mais grave afasia receptiva ou global, sendo por isso incapazes de compreender as palavras em si —, não obstante sua condição, entendiam quase tudo o que lhes era dito. Seus amigos, parentes e enfermeiras, que os conheciam bem, às vezes mal conseguiam acreditar que eles *eram mesmo* afásicos.

Isso acontecia porque, quando lhes falavam com naturalidade, eles percebiam uma parte ou quase todo o sentido. E naturalmente as pessoas falam com naturalidade.

Assim, para comprovar a afasia, o neurologista precisava fazer um esforço extraordinário para falar e comportar-se de maneira não natural, para remover todas as pistas não verbais — tom de voz, modulação, ênfase ou inflexão sugestivos — além de todas as pistas visuais (expressões, gestos, todo o repertório e postura que em grande medida são inconscientes e pessoais); era preciso suprimir tudo isso (o que podia exigir um disfarce total da pessoa e a total despersonalização da voz, chegando ao ponto de usar um sintetizador de voz computadorizado) a fim de reduzir a fala a meras palavras, uma fala inteiramente destituída do que Frege denominava "cor do tom" (*Klangenfarben*) ou "evocação". Com os pacientes mais sensíveis, era apenas mediante essa fala altamente artificial, mecânica — meio parecida com a dos computadores de *Jornada nas estrelas* — que se podia ter certeza absoluta de sua afasia. Por que tudo isso? Porque a fala — a fala natural — *não* consiste apenas em palavras, nem (como julgava Hughlings Jackson) só em "proposições". Ela consiste na expressão vocal — em exprimirmos tudo o que queremos dizer, com todo o nosso ser — e isso, para ser entendido, exige infinitamente mais do que o mero reconhecimento das palavras. Essa era a chave para a compreensão dos afásicos, mesmo quando eles não conseguiam entender coisa alguma das palavras em si. Pois, embora as palavras, as construções verbais em si mesmas possam nada transmitir, a linguagem falada normalmente é impregnada de "tom", envolta em uma expressividade que transcende o verbal; e é precisamente essa expressividade, tão profunda, variada, complexa, sutil, que é perfeitamente preservada na afasia, embora a compreensão das palavras seja destruída. Preservada — e muitas vezes mais do que isso: fantasticamente intensificada...

Também isso se evidencia — com frequência do modo mais surpreendente, ou cômico, ou dramático — para todos os que trabalham ou convivem estreitamente com afásicos: parentes, amigos, enfermeiras e médicos. A princípio, talvez, não vemos grandes problemas; e depois percebemos que houve uma grande mudança, quase uma inversão, em sua compreensão da fala. Alguma coisa perdeu-se, foi destruída, é verdade, mas algo surgiu em seu lugar, intensificou-se imensamente, de modo que — pelo menos nas expressões vocais imbuídas de emoção — o sentido pode ser totalmente percebido mesmo que todas as palavras se percam. Isto, em nossa espécie, o *Homo loquens*, parece quase uma inversão da ordem normal das coisas; uma inversão, e quem sabe também uma reversão, a algo mais primitivo e elementar. E essa talvez tenha sido a razão por que Hughlings Jackson comparou os afásicos aos cães (uma comparação que poderia indignar ambas as partes!), embora ao fazer isso ele estivesse pensando principalmente nas incapacidades linguísticas de afásicos e cães e não em sua sensibilidade notável, quase infalível ao "tom" e ao sentimento. Henry Head, mais sensível a esse respeito, usa o termo "tom do sentimento" em seu tratado sobre a afasia (1926), e ressalta que essa capacidade é preservada, e muitas vezes intensificada, nos afásicos.[1]

É por isso que às vezes tenho a sensação — todos nós que trabalhamos de perto com os afásicos a temos — de que não se pode mentir para um afásico. Ele não pode compreender nossas palavras, e portanto não pode ser enganado por elas; mas o que ele compreende, é com uma precisão infalível: a *expressão* que acompanha as palavras, a total, espontânea e involuntária expressividade que nunca pode ser simulada ou falsificada, como se pode fazer tão facilmente com as palavras...

Reconhecemos isso nos cães, e com frequência os usamos com esse objetivo — para detectar falsidade, malignidade ou más intenções, para nos dizer quem é confiável, quem é íntegro, quem diz a verdade, quando nós — tão suscetíveis às palavras — não podemos confiar em nossos próprios instintos.

E, o que os cães podem fazer nesse campo, os afásicos também podem, e em um nível humano, imensamente superior. "A pessoa pode mentir com a boca, mas com o ar afetado que vem junto ela não obstante diz a verdade", escreveu Nietzsche. Para esse ar afetado, para qualquer falsidade ou impropriedade na aparência ou postura do corpo, os afásicos têm uma sensibilidade fantástica. E quando não conseguem enxergar a pessoa — isso vale especialmente para nossos afásicos cegos — eles têm um ouvido infalível para todas as nuances vocais, para o tom, o ritmo, as cadências, a música, as mais sutis modulações, inflexões, entonações que podem dar — ou tirar — verossimilhança à voz humana.

---

[1] "Tom do sentimento" é um termo muito prezado por Head, e ele o emprega não apenas com relação à afasia mas também à qualidade afetiva das sensações, na medida em que ela pode ser alterada por distúrbios talâmicos ou periféricos. De fato, nossa impressão é que Head, um tanto inconscientemente, deixa-se atrair sempre para o estudo do "tom do sentimento" — para uma neurologia do tom do sentimento, por assim dizer, contrastando ou complementando a neurologia clássica da proposição e processo. A propósito, esse é um termo comum nos Estados Unidos, pelo menos entre os negros do Sul — um termo comum, prático e indispensável. "Sabe, existe uma coisa chamada tom do sentimento... E quem não o tem, meu caro, está frito" (citado por Studs Terkel como epígrafe à sua história oral *Division street: America*, de 1967).

É aí, portanto, que reside sua capacidade de compreensão — de perceber, sem palavras, o que é e o que não é autêntico. Assim, eram os ares afetados, os histrionismos, os gestos falsos e, sobretudo, os falsos tons e cadências da voz que pareciam falsos àqueles pacientes sem palavras mas imensamente sensíveis. Era àquelas incongruências e impropriedades extremamente flagrantes, até mesmo grotescas (para eles) que meus pacientes afásicos reagiam, não logrados e impossíveis de lograr pelas palavras. Por isso riram do discurso do Presidente.

Se não se pode mentir para um afásico em razão de sua sensibilidade especial à expressão e ao "tom", poderíamos então perguntar: o que ocorre com os pacientes — se é que existem — que são *desprovidos* do senso de expressão e "tom" mas preservam, inalterada, sua compreensão das palavras: os pacientes do tipo exatamente oposto? Temos alguns pacientes assim, também na ala dos afásicos, embora tecnicamente eles não tenham afasia e sim uma forma de *agnosia*, em especial a chamada agnosia "tonal". Para tais pacientes, tipicamente, as qualidades expressivas da voz desaparecem — tom, timbre, sentimento, todo o caráter — enquanto as palavras (e construções gramaticais) são compreendidas perfeitamente. Essas agnosias tonais (ou "aprosodias") estão associadas a distúrbios do lobo temporal *direito* do cérebro, enquanto as afasias ligam-se a distúrbios do lobo temporal *esquerdo*.

Entre os pacientes com agnosia tonal em nossa ala dos afásicos, que também ouviam o discurso do Presidente, estava Emily D., que tinha um glioma no lobo temporal direito. Ex-professora de inglês e poetisa de algum renome, com uma sensibilidade especial para a linguagem e grande poder de análise e expressão, Emily D. podia representar a situação oposta: como o discurso do Presidente soava para alguém com agnosia tonal. Emily D. não era mais capaz de distinguir se uma voz exprimia raiva, alegria, tristeza — coisa alguma. Como as vozes não tinham mais expressão, ela precisava olhar para o rosto das pessoas, suas posturas e movimentos ao falar, e fazia isso com uma atenção, uma intensidade que nunca apresentara antes. Mas acontece que isto também tinha limitações, pois, devido a um glaucoma maligno, ela estava perdendo rapidamente também a visão.

Ela verificou, então, que o que precisava fazer era prestar a máxima atenção à exatidão das palavras e do uso das mesmas, e insistir para que os que a cercavam fizessem o mesmo. Cada vez menos ela era capaz de entender a linguagem informal ou a gíria — a fala do tipo alusivo ou emocional — e precisava que seus interlocutores falassem em *prosa* — "palavras apropriadas nos lugares apropriados". Descobriu que a prosa podia compensar, em certa medida, a ausência da percepção do tom ou do sentimento. Dessa maneira ela pôde preservar, e até mesmo intensificar, o uso da fala "expressiva" — na qual o significado era dado inteiramente pela escolha e referência adequada das palavras —, apesar de ficar cada vez mais perdida quando se tratava de fala "evocativa" (na qual o significado é dado totalmente pelo uso e sentido do tom).

Emily D. também ouviu, com uma expressão petrificada no rosto, o discurso do Presidente, acolhendo-o com uma estranha mistura de percepções intensificadas e defectivas — a mistura exatamente oposta à de nossos afásicos. O discurso não a estimulou — nenhum discurso a estimulava mais — e tudo o que era evocativo, genuíno ou falso, passou-lhe despercebido. Privada da reação emocional, teria ela (como o resto de nós) se deixado arrebatar ou engolido o que fora dito? De jeito nenhum. "Ele não é convincente", ela comentou. "Não fala em prosa apropriada. Seu uso das palavras é inadequado. Ou ele tem deficiência cerebral ou alguma coisa a esconder." Portanto, o discurso do Presidente não funcionou também para Emily, em razão de seu senso intensificado do uso formal da linguagem, da prosa apropriada, assim como não funcionou para nossos afásicos, que têm surdez para as palavras mas possuem sensibilidade intensificada para o tom.

Eis, portanto, o paradoxo do discurso do Presidente. Nós, normais — ajudados, sem dúvida alguma, por nosso desejo de ser enganados —, de fato nos deixamos enredar ("*Populus vult decipi, ergo decipiatur*"). E tão astutamente foram combinados o uso enganoso da palavra com o tom enganoso, que só os que tinham dano cerebral ficaram ilesos, não foram logrados.

Parte 2
EXCESSOS

INTRODUÇÃO

"Déficit", como já dissemos, é um termo muito prezado pela neurologia — o único, de fato, para indicar qualquer distúrbio de função. Ou uma função (como um condensador ou fusível) é normal, ou é defectiva ou imperfeita: que outra possibilidade *existe* para uma neurologia mecanicista, que é essencialmente um sistema de capacidades e conexões? O que dizer, então, do oposto — um excesso ou superabundância de função? A neurologia não tem um termo para isso porque não dispõe de um conceito. Uma função, ou um sistema funcional, funciona ou não funciona: estas são as únicas possibilidades que a neurologia admite. Assim, uma doença que tem um caráter "ebuliente" ou "produtivo" contesta os conceitos mecanicistas básicos da neurologia, sendo esta, sem dúvida, uma razão por que tais distúrbios — por mais comuns, importantes e intrigantes que sejam — nunca receberam a atenção que merecem. Recebem-na da psiquiatria, onde se fala em distúrbios excitados e produtivos — excessos de fantasia, impulso... de mania. E da anatomia e patologia, onde se fala em hipertrofias, monstruosidades — teratoma. Mas a fisiologia não possui um equivalente para isso, nenhum equivalente das monstruosidades ou manias. E isso, em si mesmo, indica que nossa concepção ou visão básica do sistema nervoso — como uma espécie de máquina ou computador — é radicalmente inadequada e precisa ser suplementada por conceitos mais dinâmicos, mais vivos.

Essa inadequação radical pode não ficar patente quando consideramos apenas a perda — a privação de funções de que tratamos na parte 1. Mas se evidencia de imediato quando consideramos seus excessos — não a amnésia, mas a hipermnésia; não a agnosia, mas a hipergnosia; e todos os outros "hipers" que possamos imaginar.

A neurologia clássica, "jacksoniana", nunca leva em consideração esses distúrbios de excesso — ou seja, superabundâncias ou ampliações primárias de funções (em oposição às diminuições, aos chamados releases). É bem verdade que o próprio Hughlings Jackson fez menção a estados "hiperfisiológicos" e "superpositivos". Mas neste caso, poderíamos dizer, ele está dando asas a seu entusiasmo, gracejando ou, simplesmente, apenas sendo fiel à sua experiência clínica, embora contrariando seus próprios conceitos mecânicos de função (tais contradições eram características de seu gênio, do abismo entre seu naturalismo e seu rígido formalismo).

Temos de vir quase até os dias atuais para encontrar um neurologista que pelo menos *leve em consideração* um excesso. Por exemplo, as duas biografias clínicas de Luria são bem equilibradas: *The man with a shattered world* fala sobre perda, *The mind of a mnemonist*, sobre excesso. A meu ver, a segunda é de longe a mais interessante e original das duas, pois constitui, com efeito, uma investigação da imaginação e memória (e uma investigação assim é impossível na neurologia clássica).

Em *Tempo de despertar*, havia um equilíbrio interno, por assim dizer, entre as terríveis privações encontradas antes da levodopa — acinesia, abulia, adinamia, anergia etc. — e os quase igualmente terríveis excessos verificados depois da levodopa — hipercinesia, hiperbulia, hiperdinamia etc.

E aqui vemos o aparecimento de uma nova espécie de termos, de termos e conceitos outros que não os de função — impulso, vontade, dinamismo, energia —, termos essencialmente cinéticos e dinâmicos (ao passo que os da neurologia clássica são essencialmente estáticos). E, na mente do mnemonista, encontramos dinamismos de um nível muito superior em ação — a investida de associações e imagens mentais sempre em ampliação e quase incontroláveis, um monstruoso crescimento do pensamento, uma espécie de teratoma da mente, que o próprio mnemonista chama de "a coisa".

Mas "coisa", ou "automatismo", também são termos demasiado mecânicos. "Ampliação" transmite melhor o caráter inquietantemente vivo do processo. Vemos no mnemonista — ou em meus superenergizados, galvanizados pacientes tratados com levodopa

· 105 ·

— uma espécie de animação que se tornou excessiva, monstruosa ou louca; não meramente um excesso, mas uma proliferação orgânica, uma geração; não apenas um desequilíbrio, um distúrbio de função, mas um desequilíbrio de geração. Poderíamos imaginar, com base em um caso de amnésia ou agnosia, que existe simplesmente um dano a uma função ou competência. Comprovamos, porém, observando os pacientes com hipermnésias e hipergnosias, que memória e gnose são inerentemente ativas, e geradoras, em todos os momentos; inerentemente e — em potencial — monstruosamente também. Assim, somos forçados a passar de uma neurologia da função para uma neurologia da ação, da vida. Esse passo crucial nos é imposto pelas doenças do excesso — e sem ele não podemos começar a explorar a "vida da mente". A neurologia tradicional, por seu caráter mecânico, sua ênfase nos déficits, oculta de nós a verdadeira vida que impregna todas as funções cerebrais — pelo menos as funções superiores como imaginação, memória e percepção. Ela oculta de nós a própria vida da mente. É dessas disposições vivas (e com frequência altamente pessoais) do cérebro e da mente — especialmente em um estado de atividade intensificada e, portanto, iluminada — que trataremos agora.

A intensificação dá margem não apenas a uma saudável plenitude e exuberância, mas ao excesso, aberração, monstruosidade extremamente sinistros — o tipo de "demasia" que assomava continuamente em *Tempo de despertar* quando os pacientes, sobre-excitados, tendiam à desintegração e descontrole, a ser dominados pelo impulso, pela imagem e pela vontade, à possessão (ou desapossamento) por uma fisiologia que se descontrolou.

Esse perigo está embutido na própria natureza do crescimento e da vida. O crescimento pode transformar-se em crescimento excessivo, a vida em "hipervida". Todos os estados "hiper" podem tornar-se monstruosos, aberrações perversas, "paraestados": a hipercinesia tende à paracinesia — movimentos anormais, coreia, tiques; a hipergnosia rapidamente se transforma em paragnosia — perversões, aparições dos sentidos morbidamente intensificados; os ardores dos estados "hiper" podem tornar-se arrebatamentos violentos.

O paradoxo de uma doença que pode apresentar-se como bem--estar — como uma sensação maravilhosa de saúde e conforto, só depois revelando seus potenciais malignos — é uma das quimeras, truques e ironias da natureza. Tem fascinado vários artistas, especialmente os que equiparam a arte à doença; assim, é um tema — ao mesmo tempo dionisíaco, vênero e faustiano — que recorre persistentemente em Thomas Mann — das febris excitações tuberculosas de *A montanha mágica* às inspirações pela espiroqueta em *Doutor Fausto* e à malignidade afrodisíaca em sua última história, *O cisne negro*. Sempre me fascinaram essas ironias, e já escrevi sobre elas antes. Em *Enxaqueca*, mencionei os períodos de grande bem-estar que podem preceder ou constituir o início dos acessos, e citei o comentário de George Eliot de que se sentir "perigosamente bem" era com frequência para ela o aviso ou arauto de um acesso. "Perigosamente bem" — que ironia há nisso; expressa precisamente a duplicidade, o paradoxo de sentir-se "bem demais".

Pois naturalmente "sentir-se bem" não é motivo de queixa — as pessoas apreciam isso, têm prazer com essas sensações, que são o polo mais distante da queixa. As pessoas reclamam quando se sentem mal e não bem. A não ser que, como George Eliot, percebam algum indício de que há "algo errado" ou perigo, seja graças ao conhecimento ou associação, seja pelo próprio excesso de excesso. Assim, embora um paciente dificilmente vá reclamar por sentir-se "muito bem", pode desconfiar caso se sinta "bem demais".

Esse foi um tema central e (por assim dizer) cruel de *Tempo de despertar*: pacientes gravemente doentes, por muitas décadas apresentando os déficits mais pronunciados, podiam sentir-se bem subitamente, como por milagre, só para logo em seguida mergulhar nos perigos, nas tribulações do excesso, das funções estimuladas muito além dos limites "permissíveis". Alguns pacientes perceberam isso, tiveram premonições; mas outros não. Por exemplo, Rose R., no primeiro ardor e alegria da saúde recobrada, exclamou: "É fabuloso, é esplêndido!". Mas quando a situação acelerou-se na direção do descontrole ela comentou: "Isto não pode durar. Alguma coisa horrível está por acontecer". De modo semelhante, com mais ou menos *insight*, o mesmo ocorreu à maioria dos outros, como com Leonard L., quando ele passou da saciedade ao excesso: sua "abundância de saúde e energia — de 'graça', como ele a chamava — tornou-se abundante *demais*, começando a assumir uma forma exagerada. A sensação de harmonia, serenidade e controle sem esforço foi substituída por uma sensação de *demasia* [...] um enorme excesso, uma enorme *pressão* de [...] [todo tipo]", que ameaçava desintegrá-lo, fazê-lo em pedaços.

Essa é simultaneamente a dádiva e o tormento, o prazer e a aflição impostos pelo excesso. E isto é visto, por pacientes perspicazes, como algo questionável e paradoxal: "Tenho energia demais", disse um paciente com a síndrome de Tourette. "Tudo é brilhante demais, poderoso demais, tudo demais. É uma energia febril, um esplendor mórbido."

"Bem-estar perigoso", "esplendor mórbido", uma euforia enganosa com abismos por baixo — *essa* é a armadilha com que o excesso acena e ameaça, seja ela provocada pela natureza, na forma de algum distúrbio extasiante, seja por nós mesmos, na forma de algum vício excitante.

Os dilemas humanos, em tais situações, são de um tipo extraordinário: pois os pacientes, neste caso, estão diante da doença como uma sedução, algo distante do tradicional tema da doença como sofrimento e aflição, e muito mais enganoso. E ninguém, absolutamente ninguém, está isento desses bizarrismos, dessas indignidades. Nos distúrbios do excesso pode haver uma espécie de conluio no qual o eu cada vez mais se alinha e se identifica com sua doença, de modo que, por fim, ele parece perder toda a sua existência independente, passando a ser nada além de um produto da doença. Esse *medo* é expresso por Witty ticcy Ray no capítulo 10, quando ele declara: "Eu sou composto de tiques — não há mais nada", ou quando ele imagina um crescimento mental — um "tourettoma" — que pode engolfá-lo. Para ele, com seu ego forte e uma síndrome de Tourette relativamente branda, não havia perigo algum, na verdade. Mas para pacientes com egos fracos ou pouco desenvolvidos, aliados a uma doença avassaladoramente grave, existe um risco muito real dessa "possessão" ou "desapossamento". Em "A possuída", apenas introduzo esse tema.

10

WITTY TICCY RAY

Em 1885, Gilles de la Tourette, discípulo de Charcot, descreveu a espantosa síndrome que hoje leva seu nome. A síndrome de "Tourette", como passou imediatamente a ser chamada, caracteriza-se por um excesso de energia nervosa e uma grande produção e extravagância de movimentos e ideias estranhas: tiques, contrações espasmódicas, maneirismos, caretas, ruídos, imprecações, imitações involuntárias e compulsões de todo tipo, com um singular humor travesso e uma tendência a fazer palhaçadas e brincadeiras bizarras. Em suas formas "superiores", a síndrome de Tourette abrange todos os aspectos da vida afetiva, instintiva e imaginativa; nas formas "inferiores", e talvez mais comuns, podem ocorrer pouco mais do que movimentos anormais e impulsividade, embora mesmo nestes casos haja um elemento de estranheza. A síndrome foi amplamente reconhecida e descrita nos últimos anos do século XIX, pois essa foi uma época em que predominou uma neurologia abrangente, que não hesitava em conjugar orgânico e psíquico. Evidenciou-se para Tourette e seus colegas que essa síndrome era uma espécie de possessão por impulsos e ânsias primitivas, mas também que era uma possessão com uma base orgânica — um distúrbio neurológico bem definido (embora não descoberto).

Nos anos imediatamente subsequentes à publicação dos trabalhos originais de Tourette, foram descritas várias centenas de casos dessa síndrome — nunca surgindo dois casos exatamente iguais. Ficou claro que havia formas brandas e benignas e outras terrivelmente grotescas e violentas. Também se evidenciou que algumas pessoas eram capazes de "acolher" a síndrome de Tourette e acomodá-la em uma personalidade adaptável, até mesmo se beneficiando da rapidez de pensamento, associação e invenção que adquiriram com a síndrome, ao passo que outros podiam de fato ser "possuídos" e praticamente não conseguir alcançar uma identidade real em meio à tremenda pressão e caos dos impulsos da síndrome. Havia sempre, como afirmou Luria com relação a seu mnemonista, uma luta entre uma "coisa" e o "eu".

Charcot e seus discípulos, entre os quais Freud e Babinski além de Tourette, estiveram entre os últimos de sua profissão a possuir uma visão conjunta de corpo e alma, "coisa" e "eu", neurologia e psiquiatria. No final do século, ocorreu uma cisão entre uma neurologia sem alma e uma psicologia sem corpo e, com isso, o desaparecimento da compreensão da síndrome de Tourette. Esta, de fato, parecia ter desaparecido ela própria, praticamente não havendo informes sobre a doença na primeira metade do século xx. Alguns médicos, na verdade, consideravam-na "mítica", um produto da imaginação fértil de Tourette; a maioria nunca ouvira falar da síndrome. Ela ficou tão esquecida quanto a grande epidemia de doença do sono da década de 20.

O esquecimento da doença do sono (encefalite letárgica) e o da síndrome de Tourette têm muito em comum. Ambos os distúrbios eram extraordinários e de tal modo estranhos que não se conseguia acreditar neles — pelo menos a medicina tacanha não conseguia. Eles não podiam ser enquadrados nas estruturas convencionais de medicina e, portanto, foram esquecidos e misteriosamente "desapareceram". Mas existe uma afinidade mais profunda, que se insinuou na década de 1920 nas formas hipercinéticas ou frenéticas que a doença do sono assumiu ocasionalmente: esses pacientes, no início da doença, tenderam a apresentar uma excitação crescente da mente e do corpo, movimentos violentos, tiques, compulsões de todo tipo. Algum tempo depois, foram acometidos por um destino oposto, um "sono" avassalador semelhante ao transe — no qual fui encontrá-los quarenta anos mais tarde.

Em 1969, administrei levodopa a esses pacientes com doença do sono ou pós-encefalíticos; a levodopa é um precursor do transmissor dopamina, que em seus cérebros encontrava-se em níveis baixíssimos. Os pacientes foram transformados pela droga. Primeiro, foram "despertados" do torpor para a saúde, depois foram impelidos na direção do outro polo: tiques e frenesi. Essa foi minha primeira experiência com síndromes afins à de Tourette: excitações tremendas, impulsos violentos, muitas vezes combinados com um humor esquisito, travesso. Comecei a falar em "tourettismo", embora nunca tivesse visto um paciente com a síndrome de Tourette.

No início de 1971, o *Washington Post*, que se interessara pelo "despertar" de meus pacientes pós-encefalíticos, perguntou-me como eles estavam passando. Respondi: "Estão com tiques", o que os levou a publicar um artigo sobre tiques. Depois da publicação desse artigo, recebi inúmeras cartas, a maioria das quais passei para meus colegas. Mas um desses pacientes concordei em atender — Ray.

No dia seguinte àquele em que conheci Ray, pareceu-me notar três pessoas com a síndrome de Tourette nas ruas do centro de Nova York. Fiquei pasmo, pois dizia-se que essa síndrome era raríssima. Sua incidência, segundo li, era de um em 1 milhão, e, no entanto, eu aparentemente vira três exemplos em uma hora. Mergulhei em um turbilhão de perplexidade e reflexão: seria possível que todo aquele tempo eu viesse deixando passar tudo isso, não vendo pacientes assim ou vagamente descartando-os como "nervosos", "birutas" ou "irrequietos"? Seria possível que todos estivessem deixando de notá-los? Seria possível que a síndrome de Tourette não fosse uma raridade, e sim muito comum — digamos, mil vezes mais comum do que o suposto até então? No dia seguinte, sem procurar deliberadamente, vi mais dois na rua. Concebi então uma fantasia estapafúrdia, ou um gracejo comigo mesmo: suponhamos (pensei) que a síndrome de Tourette seja muito comum mas deixe de ser reconhecida; porém, uma vez reconhecida, passe a ser vista com facilidade e constantemente.[1] Suponhamos que uma pessoa com a síndrome reconheça outra, que essas duas reconheçam uma terceira, e estas uma quarta, até que, pelo reconhecimento acumulado, todo um grupo deles seja encontrado: irmãos e irmãs de patologia, uma nova espécie em nosso meio, reunidos pelo reconhecimento e solici-

---

[1] Uma situação muito semelhante ocorreu com relação à distrofia muscular, que nunca fora vista antes de ter sido descrita por Duchenne, na década de 1850. Em 1860, depois da primeira descrição, já haviam sido reconhecidas e descritas várias centenas de casos, tanto assim que Charcot comentou: "Como é que uma doença tão comum, tão disseminada e reconhecível à primeira vista — uma doença que sem dúvida alguma sempre existiu —, como é que ela só foi reconhecida agora? Por que foi preciso que o sr. Duchenne nos abrisse os olhos?".

tude mútua. Não poderia ser criada, por essa agregação espontânea, toda uma associação de nova-iorquinos com síndrome de Tourette? Três anos depois, em 1974, descobri que minha fantasia tornara-se realidade: que de fato surgira uma Associação da Síndrome de Tourette [Tourette's Syndrome Association, TSA]. Contava na época com cinquenta membros; hoje, sete anos mais tarde, possui alguns milhares. Esse aumento espantoso deve ser atribuído aos esforços da própria TSA, muito embora ela se componha apenas de pacientes, seus familiares e médicos. A entidade tem demonstrado uma habilidade infinita em suas tentativas de tornar conhecidas (ou, no melhor sentido, "divulgar") as dificuldades dos que têm a síndrome. Despertou interesse e preocupação responsáveis, em lugar da repugnância ou descaso com que antes eram tratados os doentes da síndrome, e incentivou pesquisas de todos os tipos, das fisiológicas às sociológicas: pesquisas sobre a bioquímica do cérebro desses pacientes, os fatores genéticos e outros que podem codeterminar a síndrome, as associações e reações anormalmente rápidas e indiscriminadas que a caracterizam. Foram reveladas estruturas do instinto e comportamento, de um tipo primitivo no aspecto do desenvolvimento e até mesmo da filogenética. Realizaram-se pesquisas sobre a linguagem corporal e a gramática e estrutura linguística dos tiques, e emergiram *insights* inesperados sobre a natureza das imprecações e piadas (que também são características de alguns outros distúrbios neurológicos) e, não menos importante, surgiram estudos sobre a interação dos pacientes com a síndrome de Tourette e seus familiares e outras pessoas, além de sobre os estranhos reveses que podem acompanhar tais relacionamentos. As realizações notáveis da TSA são parte integrante da história da síndrome de Tourette e, como tal, não têm precedentes: nunca antes pacientes mostraram o caminho para o entendimento, tornando-se os agentes e empreendedores de sua própria compreensão e cura.

O que emergiu nesses últimos dez anos — em grande medida sob a égide e o estímulo da TSA — é uma clara confirmação da intuição de Gilles de la Tourette de que essa síndrome realmente possui uma base neurológica orgânica. A "coisa" na síndrome de Tourette, assim como a "coisa" no parkinsonismo e na coreia, reflete o que Pavlov denominava "a força cega do subcórtex", um distúrbio das partes primitivas do cérebro que governam a "animação" e o "impulso". No parkinsonismo, que afeta o movimento mas não a ação em si, o distúrbio encontra-se no mesencéfalo e suas conexões. Na coreia — que constitui um caos de quase ações fragmentárias — o distúrbio reside em níveis superiores dos gânglios da base. Na síndrome de Tourette, onde ocorre a excitação das emoções e paixões, o distúrbio das bases primárias, instintivas, do comportamento, a perturbação parece encontrar-se nas partes mais superiores do "cérebro velho": tálamo, hipotálamo, sistema límbico e amígdala, onde se encontram os determinantes afetivos e instintivos básicos da personalidade. Portanto, a síndrome de Tourette — tanto patológica quanto clinicamente — constitui uma espécie de "elo perdido" entre corpo e mente, situando-se, por assim dizer, entre a coreia e a mania. Assim como nas raras formas hipercinéticas da encefalite letárgica e em todos os pacientes pós-encefalíticos sobre-excitados por levodopa, os pacientes com a síndrome de Tourette ou com "tourettismo" originário de qualquer outra causa (ataques, tumores cerebrais, intoxicações ou infecções) parecem ter um excesso de transmissores excitadores no cérebro, especialmente do transmissor dopamina. E, como os pacientes parkinsonianos letárgicos precisam de mais dopamina para animá-los, como meus pacientes pós-encefalíticos foram "despertados" pelo precursor da dopamina, a levodopa, assim também os pacientes frenéticos e com a síndrome de Tourette precisavam que fosse baixada sua dopamina por um antagonista, como, por exemplo, a droga haloperidol (Haldol).

Por outro lado, não existe apenas um excesso de dopamina no cérebro das pessoas com a síndrome de Tourette, assim como não há apenas uma deficiência de dopamina no cérebro do parkinsoniano. Existem também alterações muito mais sutis e mais disseminadas, como se poderia esperar em um distúrbio capaz de alterar a personalidade: há inúmeros caminhos sutis da anormalidade que diferem de paciente para paciente e de um dia para o outro em um mesmo paciente. O Haldol pode ser uma resposta para a síndrome de Tourette, mas nem essa nem qualquer outra droga pode ser *a* resposta, assim como a levodopa também não é *a* resposta para o parkinsonismo. Complementando qualquer abordagem puramente medicinal ou médica, deve haver também uma abordagem "existencial": em especial uma compreensão sensível da ação, arte e brincadeira como sendo essencialmente saudáveis e livres e, portanto, antagônicas a ímpetos e impulsos grosseiros, à "força cega do subcórtex" que aflige esses pacientes. O parkinsoniano imóvel é capaz de cantar e dançar, e quando o faz livra-se completamente do parkinsonismo; e quando o galvanizado paciente com síndrome de Tourette canta, brinca ou representa, é por sua vez completamente libertado de seus sintomas. Então o "eu" predomina e reina sobre a "coisa". Tive o privilégio de me corresponder com o grande neuropsicólogo A. R. Luria entre o ano de 1973 e o de sua morte, 1977, e muitas vezes lhe enviei observações e fitas de vídeo gravadas sobre a síndrome de Tourette. Em uma das últimas cartas que me enviou, ele escreveu: "Isso é verdadeiramente de uma importância tremenda. Qualquer compreensão de uma síndrome como essa irá sem dúvida ampliar muito nossa compreensão da natureza humana em geral [...] Não conheço outra síndrome que tenha um interesse comparável".

Quando conheci Ray, ele estava com 24 anos e quase incapacitado por múltiplos tiques de extrema violência que irrompiam em saraivadas a cada poucos segundos. Vinha sofrendo com isso desde os quatro anos de idade, sendo estigmatizado pela atenção que chamava, embora sua grande inteligência, perspicácia, força de caráter e senso da realidade lhe permitissem cursar com êxito o colégio e a faculdade e ser valorizado e amado por alguns amigos e pela esposa. Porém, desde que deixara a faculdade, ele fora demitido de uma dúzia de empregos — sempre em razão dos tiques, nunca por incompetência —, sofrera crises contínuas de um tipo ou de outro, provocadas em geral por sua impaciência, belicosidade, seu grosseiro e brilhante atrevimento; e ele estava com o casamento ameaçado pelos brados involuntários de "Foda-se!", "Merda!" e coisas do gênero, que irrompiam dele nos momentos de excitação sexual. Ele (assim como muitos pacientes com essa síndrome) era extremamente musical, e não poderia ter sobrevivido — emocional ou economicamente — se não fosse baterista de jazz nos fins de semana, de genuíno talento, famoso por suas súbitas e arrebatadas improvisações, que eram provocadas por um tique ou uma batida compulsiva num dos tambores e se transformavam instantaneamente no núcleo de uma ardorosa e maravilhosa improvisação, de modo que a "intromissão repentina" tornava-se uma brilhante vantagem. Seus sintomas da síndrome também eram vantajosos em vários jogos, em especial pingue-pongue, no qual ele era insuperável, em parte graças à sua rapidez anormal de reflexos e reação, mas especialmente, outra vez, devido às "improvisações", "lances muito súbitos, nervosos, *doidos*" (em suas próprias palavras), que eram tão inesperados e espantosos que não podiam ser rebatidos. A única ocasião em que ele se livrava dos tiques era no descanso pós-coito ou durante o sono, ou quando nadava, cantava ou trabalhava, de maneira uniforme e rítmica, encontrando uma "melodia cinética", uma atividade que era isenta de tensão, isenta de tiques e livre.

Sob a superfície exaltada, explosiva e histriônica, ele era um homem imensamente sério — e desesperado. Nunca ouvira falar da TSA (que, de fato, era incipiente na época) nem do Haldol. Ele próprio chegara a seu diagnóstico de portador da síndrome de Tourette depois de ler o artigo "Tiques" no *Washington Post*. Quando confirmei o diagnóstico e mencionei o uso do Haldol, ele se mostrou animado, mas cauteloso. Fiz um teste com o Haldol por injeção, e ele revelou uma sensibilidade extraordinária ao medicamento, tornando-se praticamente livre de tiques por um período de duas horas depois de eu ter administrado não mais do que um oitavo de miligrama. Após esse teste auspicioso, iniciei seu tratamento com Haldol, prescrevendo uma dose de um quarto de miligrama três vezes por dia.

Ele retornou na semana seguinte de olho roxo e nariz quebrado, dizendo: "Não quero mais saber dessa bosta de Haldol". Até mesmo aquela dose diminuta o desequilibrara, interferindo em sua velocidade, seu ritmo, seus reflexos fantasticamente rápidos, ele explicou. Como muitas pessoas com a síndrome de Tourette, ele sentia atração por coisas giratórias, em especial portas, saindo e entrando por elas com a rapidez de um raio; com o Haldol, ele perdera o jeito, calculara mal seus movimentos, levando uma forte pancada no nariz. Além disso, muitos de seus tiques, longe de desaparecer, haviam simplesmente se tornado mais lentos e imensamente mais duradouros: ele podia ficar "petrificado em meio a um tique", em suas palavras, e se ver em uma postura quase catatônica (Ferenczi certa vez afirmou que a catatonia era o oposto dos tiques — e sugeriu que estes fossem denominados "cataclonia"). Mesmo com aquela dose diminuta, Ray apresentava um quadro marcante de parkinsonismo, distonia, catatonia e "bloqueio" psicomotor, com uma reação que parecia tremendamente desfavorável, sugerindo não a insensibilidade, mas uma sensibilidade tão exagerada, tão patológica que talvez somente fosse possível fazê-lo passar de um extremo ao outro — da aceleração e tourettismo à catatonia e parkinsonismo, sem possibilidade de um meio-termo benéfico.

Compreensivelmente, ele ficou desalentado com a experiência — e com essa ideia — e também com uma outra que mencionou: "Suponhamos que *fosse possível* eliminar os tiques", disse ele. "O que sobraria? Eu sou composto de tiques — não há mais nada." Ao menos gracejando, ele parecia não ter senso de identidade exceto como uma pessoa com tiques; intitulava-se "o homem dos tiques de President's Broadway", falava sobre si mesmo na terceira pessoa, tratando-se por "witty ticcy Ray",[2] acrescentando que era tão propenso a "chistes com tiques e tiques com chistes" que já nem sabia se isso era uma bênção ou uma maldição. Declarou que não podia imaginar a vida sem a síndrome de Tourette e nem tinha certeza de que gostaria de uma vida assim.

Nesse momento lembrei-me vividamente do que eu presenciara no caso de alguns de meus pacientes pós-encefalíticos que haviam mostrado sensibilidade incomum à levodopa. Eu observara, não obstante, que havia condições de transcender aquelas sensibilidades e instabilidades fisiológicas extremas se fosse possível para o paciente levar uma vida rica e plena: que o equilíbrio "existencial", ou domínio de si, em uma vida assim podia sobrepujar um grave desequilíbrio fisiológico. Julgando que Ray também guardava em si tais possibilidades, que, apesar do que ele próprio dissera, ele não era incorrigivelmente centralizado em sua doença de um modo exibicionista ou narcisista, sugeri que nos encontrássemos semanalmente por um período de três meses. Durante esse tempo, ele tentaria imaginar sua vida sem a síndrome de Tourette; exploraríamos (ainda que apenas em pensamentos e sentimentos) o quanto a vida podia oferecer *a ele*, sem as perversas atrações e atenções da síndrome; examinaríamos o papel e a importância econômica da síndrome de Tourette para ele e como ele poderia sobreviver sem os mesmos. Exploraríamos tudo isso por três meses — e depois faríamos outra tentativa com o Haldol.

Seguiram-se três meses de exploração profunda e paciente, na qual (muitas vezes com grande resistência e a despeito da falta de fé em si mesmo e na vida) todo tipo de potencialidades sadias e huma-

---

[2] Uma tradução livre para *witty ticcy Ray* seria "Ray dos chistes e tiques". (N. T.)

nas veio à luz: potencialidades que, de algum modo, haviam sobrevivido a vinte anos de uma grave síndrome de Tourette e de uma vida "touréttica", ocultas no âmago mais profundo e mais forte da personalidade. Essa exploração foi em si mesma excitante e encorajadora, e nos deu, pelo menos, uma esperança limitada. O que de fato aconteceu superou todas as nossas expectativas e mostrou não ser mero fogo de palha, mas uma forte e permanente transformação da reatividade. Pois, quando voltei a administrar Haldol a Ray, na mesma dose diminuta de antes, ele se viu livre dos tiques mas sem efeitos perniciosos significativos — e assim tem permanecido nos últimos nove anos.

Os efeitos do Haldol neste caso foram "milagrosos" — mas só quando se aceitou a possibilidade de um milagre. Seus efeitos iniciais haviam sido quase catastróficos: em parte, sem dúvida, por motivos fisiológicos, mas também porque qualquer "cura" ou renúncia da síndrome de Tourette, naquele momento, teria sido prematura e economicamente impossível. Tendo apresentado a síndrome desde os quatro anos de idade, Ray não tinha experiência de uma vida normal: era altamente dependente daquela doença exótica e, o que era natural, a empregava e explorava de várias maneiras. Ele não estava de início disposto a abrir mão de seu mal e (só posso pensar) talvez nunca se mostrasse disposto sem aqueles três meses de preparo intensivo, de análise e reflexão imensamente árduas, concentradas e profundas.

Os últimos nove anos têm sido, de um modo geral, um período feliz para Ray — uma libertação além de qualquer expectativa possível. Após vinte anos de confinamento pela síndrome de Tourette, compelido a isto e àquilo pela grosseira fisiologia da doença, Ray desfruta de uma amplitude e liberdade que nunca imaginara possíveis (ou que no máximo, durante nossas análises, imaginara apenas teoricamente possível). Seu casamento é uma relação terna e estável — e agora ele também é pai. Ele tem vários bons amigos, que gostam dele e o valorizam como pessoa — e não simplesmente como um talentoso palhaço com síndrome de Tourette. Participa de modo significativo de sua comunidade local e tem um cargo de responsabilidade no trabalho. Contudo, permanecem alguns problemas; problemas talvez inseparáveis do fato de ter a síndrome de Tourette e de tomar Haldol.

Durante as horas e a semana de trabalho, Ray permanece

"sóbrio, sensato, convencional" com o Haldol — é assim que ele descreve seu "eu com Haldol". Tem movimentos e ideias lentos e deliberados, sem a impaciência, a impetuosidade existentes antes do Haldol, mas também sem as arrebatadas improvisações e inspirações. Até seus sonhos têm um caráter diferente: "realizações manifestas de desejos", ele explica, "sem sinal das elaborações, das exorbitâncias da síndrome de Tourette". Ele se mostra menos espirituoso, menos veloz nas réplicas, não mais fervilhando de tiques com chistes ou chistes com tiques. Não aprecia o pingue-pongue ou outros jogos, nem se destaca nos mesmos, não sente "aquele urgente instinto assassino, o instinto de vencer, de derrotar o outro homem"; mostra-se menos competitivo nessas ocasiões, e também menos brincalhão. E perdeu o impulso, ou aptidão, para os súbitos movimentos "doidos" que pegam todo mundo de surpresa. Desapareceram suas obscenidades, seu atrevimento grosseiro, sua audácia. Cada vez mais surge nele o sentimento de estar faltando alguma coisa.

O mais importante, e incapacitante, por ser-lhe vital como sustento e modo de autoexpressão: ele descobriu que com o Haldol tornava-se musicalmente "apagado": medíocre, competente, mas sem energia, entusiasmo, exuberância e alegria. Não havia mais os tiques ou toques compulsivos nos tambores — mas ele já não tinha seus arroubos desvairados e criativos.

Quando esse padrão ficou claro para ele, e depois de discutí-lo comigo, Ray tomou uma decisão importante: tomaria o Haldol "conscienciosamente" nos dias úteis, mas se livraria dele para poder "disparar" nos fins de semana. Tem feito isso nos últimos três anos. Assim, hoje em dia existem dois Rays: o com e o sem Haldol. Existe o cidadão comedido, ponderado e sereno, de segunda a sexta-feira, e existe o "witty ticcy Ray", inconsequente, frenético, inspirado, nos fins de semana. É uma situação estranha, como ele é o primeiro a admitir:

> Ter a síndrome de Tourette é uma loucura, é como estar bêbado o tempo todo. Estar sob o efeito do Haldol é sem graça, deixa a pessoa certinha e sóbria, e nenhum desses dois estados é realmente livre [...] Vocês, "normais", que possuem os transmissores certos nos lugares certos no cérebro, têm todos os sentimentos, todos os estilos disponíveis o tempo todo: seriedade, veleidade, o que quer que seja apropriado. Nós, os que temos a síndrome, não: somos forçados à leviandade

pela síndrome e forçados à seriedade quando tomamos Haldol. *Vocês* são livres, têm um equilíbrio natural: nós precisamos tirar o maior proveito possível de um equilíbrio artificial.

Ray de fato tira o melhor proveito possível e leva uma vida plena, apesar da síndrome de Tourette, apesar do Haldol, apesar da "não liberdade" e do "artificial", apesar de ser privado do direito inato da liberdade natural que a maioria de nós desfruta. Mas ele foi ensinado por sua doença e, de certo modo, a transcendeu. Como Nietzsche, ele diria: "Atravessei muitos tipos de saúde, e continuo atravessando [...] Quanto à doença: não somos quase tentados a perguntar se somos capazes de passar sem ela? Só a dor intensa é a suprema libertadora do espírito". Paradoxalmente, Ray — privado da saúde fisiológica natural, animal — encontrou uma nova saúde, uma nova liberdade, por meio das vicissitudes a que está sujeito. Ele alcançou o que Nietzsche gostava de denominar "A Grande Saúde" — um raro humor, bravura e resiliência de espírito: apesar de ele ter, ou porque tem, a síndrome de Tourette.

11
A DOENÇA DE CUPIDO

Uma mulher muito sagaz de noventa anos, Natasha K., procurou recentemente nossa clínica. Pouco depois de seu octogésimo oitavo aniversário ela notou uma "mudança", afirmou. "Que tipo de mudança?", indagamos. "Deliciosa!", ela exclamou. "Eu absolutamente adorei. Eu me sentia mais vigorosa, mais viva — jovem de novo. Passei a me interessar pelos homens jovens. Comecei a me sentir, digamos, 'assanhada' — sim, assanhada."

"Isso foi um problema?"

"Não, não de início. Eu me sentia bem, *extremamente* bem — por que deveria achar que havia algo errado?"

"E depois?"

"Meus amigos começaram a se preocupar. Primeiro diziam 'Você está radiante — ganhou vida nova!', mas depois passaram a pensar que aquilo não ficava bem. 'Você sempre foi tão tímida', diziam, 'e agora está namoradeira. Dá risadinhas, faz gracejos — na sua idade, isso é correto?'"

"E como *a senhora* se sentia?"

"Fiquei surpresa. Eu me deixara levar, não me ocorrera questionar o que estava acontecendo. Mas então fiz isso. Disse a mim mesma 'Você está com 89 anos, Natasha, isso vem acontecendo faz um ano. Você sempre foi muito comedida em seus sentimentos — e agora essa extravagância! Você é uma velha, está perto do fim. O que poderia justificar essa súbita euforia?'. E no momento em que pensei em euforia as coisas assumiram um novo aspecto... 'Você está doente, minha cara', disse a mim mesma. 'Está se sentindo bem *demais*, tem de estar doente!'"

"Doente? Emocionalmente? Mentalmente?"

"Não, não emocionalmente — fisicamente. Era alguma coisa em meu corpo, em meu cérebro, que estava me deixando eufórica. E então pensei — puxa vida, é a doença de Cupido!"

"Doença de Cupido?", repeti, todo confuso. Eu nunca ouvira aquele termo antes.

"Sim, doença de Cupido — sífilis, percebe? Trabalhei em um bordel em Salonika há quase setenta anos. Peguei sífilis — muitas das moças tinham —, nós a chamávamos doença de Cupido. Meu marido salvou-me, tirou-me dali, mandou tratar a doença. Isso foi anos antes da penicilina, é claro. Será que ela poderia ter me alcançado, depois de todos esses anos?"

Pode haver um imenso período latente entre a infecção primária e o surgimento da neurossífilis, especialmente se a infecção primária houver sido suprimida, mas não erradicada. Tive um paciente, tratado com Salvarsan pelo próprio Ehrlich, que apresentou tabe dorsal — uma forma de neurossífilis — mais de cinquenta anos depois.

Mas eu nunca tivera notícia de um intervalo de *setenta anos* — nem de um autodiagnóstico de sífilis cerebral enunciado com tanta calma e clareza.

"É uma suposição espantosa", repliquei, após refletir um pouco. "Nunca me teria ocorrido — mas talvez a senhora esteja certa."

Ela estava certa; o líquido espinhal era positivo, ela realmente tinha neurossífilis, eram *mesmo* as espiroquetas que estimulavam seu velho córtex cerebral. Emergiu então a questão do tratamento. Mas agora outro dilema se apresentou, expresso, com a característica sagacidade, pela própria sra. K. "Não sei se *quero* que a doença seja tratada", ela disse. "Sei que é uma doença, mas ela faz com que eu me sinta *bem*. Senti prazer com ela, ainda sinto, não vou negar. Ela me fez sentir mais viva, mais assanhada do que nos últimos vinte anos. Foi divertido. Mas sei quando uma coisa boa vai longe demais e deixa de ser boa. Andei tendo ideias, tendo impulsos, não vou descrevê-los, que são... bem, embaraçosos e tolos. Era como estar meio bêbada, meio tocada, no começo, mas se isso for mais longe..." E ela imitou um demente espástico, babando. "Supus que estava com a doença de Cupido, por isso vim procurá-lo. Não quero que ela piore, seria horrível; mas não quero que seja curada — seria horrível do mesmo modo. Eu não estava plenamente viva antes de esses bichinhos me pegarem. *O senhor acha que conseguiria mantê-la exatamente como ela está?"*

Pensamos durante algum tempo, e nosso procedimento, evidentemente, e por sorte, estava claro. Nós lhe demos penicilina, que matou as espiroquetas, mas nada podíamos fazer para reverter as alterações cerebrais, as desinibições que elas provocavam. E agora a sra. K. tem dupla vantagem, desfrutando uma branda desinibição, uma liberação de pensamento e impulsos, sem ameaça alguma a seu autocontrole ou risco adicional para seu córtex. Ela espera viver, assim reanimada e rejuvenescida, até os cem anos. "Coisa engraçada", ela comentou. "É preciso dar crédito a Cupido."

PÓS-ESCRITO

Muito recentemente (janeiro de 1985) encontrei alguns desses mesmos dilemas e ironias no caso de outro paciente (Miguel O.), internado no hospital psiquiátrico com o diagnóstico de "mania", logo se percebendo, porém, que ele estava manifestando o estágio excitado da neurossífilis. Homem simples, ele fora peão de fazenda em Porto Rico; sofrendo um certo impedimento da fala e da audição, ele não conseguia expressar-se muito bem com palavras, mas o fazia, exibia sua situação, de um modo simples e claro com desenhos.

Na primeira vez em que o atendi, ele estava bastante excitado e, quando lhe pedi para copiar uma figura simples (Figura A), ele produziu, todo entusiasmado, uma elaboração tridimensional (Figura B) — ou pelo menos foi assim que interpretei antes de ele me explicar que se tratava de uma "caixa de papelão aberta" e tentar desenhar algumas frutas dentro da caixa. Inspirado impulsivamente por essa imaginação excitada, ele não fez caso do círculo e da cruz, mas conservou e tornou concreta a ideia de "cerco". Uma caixa aberta, uma caixa cheia de laranjas — não era mais empolgante, mais viva, mais real do que minha figura sem graça?

Poucos dias depois eu o vi novamente, cheio de energia, muito ativo, com ideias e sentimentos voando para todo lado, alto como uma pipa. Pedi a ele outra vez para desenhar a mesma figura. Dessa vez, impulsivamente, sem fazer uma única pausa, ele transformou o

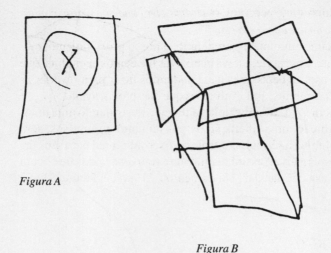

Figura A

Figura B

Criação gerada pela excitação ("uma caixa de papelão aberta")

original em uma espécie de trapezoide, um losango, depois o ligou a um fio — e a um menino (Figura C). "Menino empinando pipa, pipas voando!", exclamou, excitado.

Encontrei-o pela terceira vez alguns dias depois, muito deprimido, acentuadamente parkinsoniano (fora-lhe administrado Haldol para acalmá-lo enquanto se aguardavam os últimos exames do líquido espinhal). Pedi mais uma vez que desenhasse a figura, e dessa vez ele a copiou sem animação, corretamente, e em tamanho um pouco menor do que o original (a "micrografia" do Haldol), sem vestígio algum das elaborações, da animação, da imaginação das ocasiões anteriores (Figura D). "Não vejo mais 'coisas'", ele disse. "Parecia tão real, tão *vivo* antes. Será que tudo parecerá morto quando eu for tratado?"

Os desenhos de pacientes com parkinsonismo quando são "despertados" pela levodopa fornecem uma analogia instrutiva. Quando pedimos que desenhe uma árvore, o parkinsoniano tende a desenhar uma coisinha mirrada, atrofiada, pobre, uma árvore de inverno seca, totalmente desfolhada. Quando ele "esquenta", "se recobra", é animado pela levodopa, a árvore ganha vigor, vida, imaginação — e

Animação gerada por excitação ("empinando pipa")

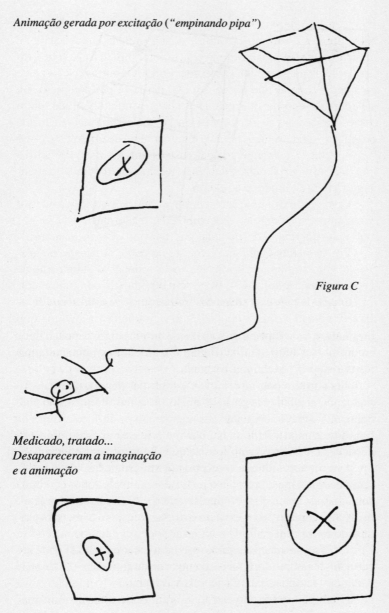

Figura C

*Medicado, tratado...
Desapareceram a imaginação
e a animação*

Figura D

folhagem. Se ele se tornar demasiadamente excitado, "alto" com a levodopa, a árvore pode adquirir uma aparência fantasticamente ornada, exuberante, explodindo com novos ramos e folhas que brotam repletos de pequenos arabescos, floreios e outras coisas mais, até que finalmente sua forma original perde-se por completo sob a elaboração enorme, barroca. Desenhos assim também são muito característicos das pessoas com a síndrome de Tourette — a forma original, a ideia original, perdida em uma selva de ornamentos — e da chamada *speed art* gerada pelo uso de anfetaminas. Primeiro a imaginação é despertada, e depois se torna excitada, frenética, tendendo à falta de limites e ao excesso.

Que paradoxo, que crueldade, que ironia há nisso: a vida interior e a imaginação poderem jazer embotadas e adormecidas, a menos que sejam libertadas, despertadas por uma intoxicação ou doença!

Precisamente esse paradoxo está no cerne de *Tempo de despertar*; ele também é responsável pela sedução da síndrome de Tourette (ver capítulos 10 e 14) e, sem dúvida, pela singular incerteza que pode associar-se a uma droga como a cocaína (que sabidamente eleva a dopamina no cérebro, como faz a levodopa ou a síndrome de Tourette). Isso explica o espantoso comentário de Freud sobre a cocaína, afirmando que a sensação de bem-estar e a euforia que ela induz "[...] em nenhum aspecto diferem da euforia normal da pessoa saudável [...] em outras palavras, você fica simplesmente normal, e logo se torna difícil acreditar que está sob a influência de alguma droga".

A mesma avaliação paradoxal pode aplicar-se a estimulações elétricas do cérebro: há epilepsias que são excitantes e viciam — e podem ser autoinduzidas, repetidamente, pela pessoa que a elas é propensa (da mesma forma que os ratos, com elétrodos cerebrais implantados, estimulam compulsivamente os "centros de prazer" do próprio cérebro); mas existem outras epilepsias que causam prazer e genuíno bem-estar. O bem-estar pode ser genuíno mesmo se for causado por uma doença. E esse bem-estar paradoxal pode até trazer um benefício duradouro, como ocorreu com a sra. O'C. e suas estranhas "reminiscências" convulsivas (capítulo 15).

Estamos em terreno estranho aqui, onde todas as considerações usuais podem ser invertidas — onde a doença pode ser bem-estar e a normalidade, mal-estar, onde a excitação pode ser um cativeiro ou uma libertação e onde a realidade pode residir na ebriedade e não na sobriedade. É verdadeiramente o reino de Cupido e Dioniso.

12

UMA QUESTÃO DE IDENTIDADE

"O que vai querer hoje?", ele pergunta, esfregando as mãos. "Um quarto de presunto virgínia, um belo pedaço de queijo?" (Evidentemente ele me via como um freguês — muitas vezes, pegava o telefone da enfermaria e dizia "Thompson's Delicatessen".) "Ah, senhor Thompson!", exclamo. "E quem o senhor acha que eu sou?"

"Meu Deus, a luz está fraca — eu o confundi com um freguês. Como se não fosse meu velho amigo Tom Pitkins... Eu e Tom (ele sussurra para a enfermeira) sempre íamos juntos às corridas."

"Senhor Thompson, errou de novo."

"É mesmo", ele replica, sem se desconcertar nem por um momento. "Por que você estaria usando um avental branco se fosse Tom? Você é Hymie, o açougueiro meu vizinho que vende carne *kosher*. Mas não há manchas de sangue em seu avental. Os negócios estão indo mal hoje? Você parece um matadouro quando a semana chega ao fim!"

Eu, mesmo me sentindo um tanto confuso com esse turbilhão de identidades, remexo no estetoscópio que trago pendurado no pescoço.

"Um estetoscópio!", ele explodiu. "E você fingindo ser Hymie! Vocês, mecânicos, estão todos começando a se dar ares de médicos, de avental e estetoscópio, ainda por cima — como se precisassem de um estetoscópio para ouvir um carro! Então, meu velho amigo Manners, do posto Mobil lá do começo do quarteirão, veio comprar seu salsichão e o centeio..."

William Thompson tornou a esfregar as mãos, no seu gesto de vendedor de mercearia, e procurou o balcão. Não o encontrando, ele me olhou novamente, confuso.

"Onde estou?", ele perguntou com uma súbita expressão assustada. "Pensei que estivesse em minha loja, doutor. Minha mente deve ter divagado... O senhor quer que eu tire a camisa, para me examinar como de costume?"

"Não, não como de costume. Eu *não* sou o seu médico de costume."

"De fato, não é. Percebi de imediato! O senhor não é o médico que sempre me vem dar pancadinhas no peito. E, meu Deus, que barba o senhor tem! Parece Sigmund Freud — será que fiquei maluco, com parafuso solto?"

"Não, senhor Thompson. Não com parafuso solto. Só um pequeno problema em sua memória — dificuldade para lembrar e reconhecer pessoas."

"Minha memória tem me pregado algumas peças", ele admitiu. "Às vezes cometo erros — confundo uma pessoa com outra... O que vai querer hoje — queijo ou presunto virgínia?"

E assim acontecia, com variações, todas as vezes — com improvisações, sempre imediatas, ora engraçadas, ora brilhantes e, em última análise, trágicas. O sr. Thompson me identificava — identificava errado, pseudoidentificava — com uma dúzia de pessoas diferentes no decorrer de cinco minutos. Passava velozmente e sem a menor dificuldade de uma suposição, uma hipótese, uma crença a outra, sem demonstrar um mínimo de dúvida em momento algum — nunca sabia quem eu era, ou o que *ele* era e onde estava, um ex-dono de armazém com grave síndrome de Korsakov em um hospital para doentes neurológicos.

Ele não se recordava de coisa alguma por mais de alguns segundos. Vivia desorientado. Abismos de amnésia abriam-se continuamente sob ele, mas ele os transpunha, agilmente, por meio de fluentes fabulações e ficções de todo tipo. Para ele não eram ficções, mas o modo como ele subitamente via, ou interpretava, o mundo. O fluxo radical e a incoerência desse mundo não podiam ser tolerados, reconhecidos, por um instante — havia, em vez disso, essa estranha, delirante quase coerência, enquanto o sr. Thompson, com suas invenções incessantes, inconscientes e velozes, improvisava continuamente um mundo à sua volta — um mundo das *Mil e uma noites*, uma fantasmagoria, um sonho de pessoas, figuras, situações sempre em mudança; mutações e transformações contínuas, caleidoscópicas. Mas para o sr. Thompson não se tratava de uma série de fantasias e ilusões sempre mutáveis e evanescentes, e sim de um mundo absolutamente normal, estável e concreto. Pelo que *ele* soubesse, não havia problema algum.

Certa ocasião, o sr. Thompson saiu a passeio, identificando-se na portaria como "reverendo William Thompson", chamando um táxi e se ausentando por um dia. O motorista do táxi, com quem falamos depois, declarou que nunca tinha visto um passageiro tão fascinante, pois o sr. Thompson contou-lhe uma história atrás da outra, espantosas histórias pessoais cheias de aventuras fantásticas. "Ele parecia ter estado em toda parte, feito tudo, conhecido todo mundo. Não pude acreditar que tanta coisa fora possível em uma única vida", disse ele. "Não é exatamente uma única vida", respondemos. "É tudo muito curioso — uma questão de identidade."[1]

Jimmie G., outro paciente com síndrome de Korsakov descrito com detalhes no capítulo 2, já de longa data "sossegara" de sua fase aguda da síndrome de Korsakov e parecia agora estacionado em um estado de permanente desorientação (ou, talvez, em um permanente sonho ou reminiscência do passado com aparência de presente). Mas o sr. Thompson, recém-saído do hospital — sua síndrome de Korsakov explodira apenas três semanas antes, quando ele apresentou febre alta, delirou e deixou de reconhecer toda a sua família —, estava ainda em ebulição, ainda em um delírio fabulatório quase frenético (do tipo às vezes denominado "psicose de Korsakov", embora na verdade não se trate absolutamente de psicose), criando continuamente um mundo e um eu para substituir o que era continuamente esquecido e perdido. Um frenesi como esse pode trazer à luz brilhantes capacidades de invenção e fantasia — um verdadeiro gênio fabulatório — *pois um paciente desses precisa praticamente inventar a si mesmo (e a seu mundo) a cada momento.* Cada um de nós tem uma história de vida, uma narrativa íntima — cuja continuidade, cujo sentido *é* nossa vida. Pode-se dizer que cada pessoa constrói e vive uma "narrativa" e que a narrativa é *a pessoa*, sua identidade.

---

[1] Uma história bem semelhante foi relatada por Luria em *The neuropsychology of memory* (1976): o motorista de táxi, fascinado, só foi perceber que seu estranho passageiro estava doente quando este lhe pagou a corrida com uma tabela de temperaturas que tinha na mão. Só então o motorista se deu conta de que aquela Xerazade, aquele contador de mil e uma histórias, era "um dos passageiros estranhos do Instituto Neurológico".

Se desejamos saber a respeito de um homem, perguntamos "qual é sua história — sua história real, mais íntima?", pois cada um de nós *é* uma biografia, uma história. Cada um de nós *é* uma narrativa singular que, de um modo contínuo, inconsciente, é construída por nós, por meio de nós e em nós — por meio de nossas percepções, sentimentos, pensamentos, ações e, não menos importante, por nosso discurso, nossas narrativas faladas. Biologicamente, fisiologicamente, não somos muito diferentes uns dos outros; historicamente, como narrativas, cada um de nós é único.

Para sermos nós mesmos precisamos *ter* a nós mesmos, possuir, se necessário repossuir, nossa história de vida. Precisamos "rememorar" a nós mesmos, rememorar o drama íntimo, a narrativa de nós mesmos. Um homem *necessita* dessa narrativa, uma narrativa íntima contínua, para manter sua identidade, seu eu.

Essa necessidade de narrativa talvez seja a explicação da desesperada enxurrada de histórias do sr. Thompson, de sua verbosidade. Privado da continuidade, de uma narrativa íntima serena e contínua, ele é impelido a uma espécie de frenesi narrativo — daí suas incessantes histórias, suas fabulações, sua mitomania. Incapaz de manter uma narrativa ou continuidade genuína, incapaz de manter um mundo interior genuíno, ele é impelido à proliferação de pseudonarrativas, em uma pseudocontinuidade, pseudomundos povoados por pseudopessoas, fantasmas.

Como o sr. Thompson vivencia isso? Superficialmente, ele é visto como um cômico exaltado. As pessoas comentam: "Ele é hilariante". E *há* muito de farsa em uma situação como essa, que pode constituir a base de um romance cômico.[2] É cômico, mas não só cômico — é terrível também. Pois ali está um homem que, em certo sentido, está desesperado, em frenesi. O mundo está sempre

---

[2] Um romance assim realmente foi escrito. Pouco depois da publicação de "O marinheiro perdido" (capítulo 2), um jovem escritor, David Gilman, enviou-me os originais de seu livro *Croppy boy*, a história de um amnésico como o sr. Thompson, que desfruta de uma arrebatada e irrefreada liberdade de criar identidades, novos eus, conforme seus desejos e devido a uma necessidade imperiosa — a espantosa imaginação de um gênio amnésico, contada com riqueza e entusiasmo verdadeiramente joycianos. Não sei se foi publicada; tenho certeza de que deveria. Não pude deixar de imaginar se o sr. Gilman teria realmente conhecido (e estudado) um "Thompson" — como várias vezes imaginei se o "Funes", de Borges, tão fantasticamente semelhante ao mnemonista de Luria, poderia ter sido baseado em um encontro pessoal com um mnemonista desses.

desaparecendo, perdendo sentido, sumindo — e ele precisa procurar sentido, *criar* sentido, de um modo desesperado, continuamente inventando, jogando pontes de sentido sobre abismos de falta de sentido, o caos que se escancara continuamente sob ele. Mas será que o próprio sr. Thompson sabe disso, sente isso? Depois de achá-lo "hilariante", "gozado", "divertido", as pessoas ficam perturbadas, até mesmo aterrorizadas, por alguma coisa que há nele. "Ele nunca para", dizem. "É como um homem numa corrida, um homem tentando pegar algo que sempre lhe foge." E, de fato, ele nunca pode parar de correr, pois a brecha na memória, na existência, no sentido, nunca é curada, precisando ser transposta, ser "remendada" a cada segundo. E as pontes, os remendos, apesar de todo o seu engenho, não funcionam — porque *são* fabulações, ficções que não substituem a realidade e ao mesmo tempo também não correspondem à realidade. Será que o sr. Thompson sente *isso*? Ou, novamente, qual será o seu "sentimento da realidade"? Será que ele vive o tempo todo em um tormento — o tormento de um homem perdido na irrealidade, lutando para resgatar a si mesmo, mas afundando em incessantes invenções, ilusões, elas próprias muito irreais? É certo que ele não está à vontade — seu rosto mostra uma expressão tensa, preocupada o tempo todo, como em um homem sob incessante pressão interior; ocasionalmente, não com tanta frequência ou mascarada se presente, uma expressão de confusão, franca, nua, patética. O que salva o sr. Thompson em certo sentido, e em outro sentido o arruína, é a superficialidade forçada ou defensiva de sua vida: o modo como ela é, efetivamente, reduzida a uma superfície, brilhante, cintilante, iridescente, sempre em mudança, mas apesar de tudo isso uma superfície, uma massa de ilusões, um delírio, sem profundidade.

Isso e também o fato de ele não sentir que perdeu o sentimento (pelo sentimento que perdeu), de não sentir que perdeu a profundidade, a profundidade incomensurável, misteriosa, de inumeráveis níveis que de alguma forma define a identidade ou realidade. Isso ocorre a todas as pessoas que entram em contato com ele por qualquer período de tempo: sob sua fluência, até mesmo seu frenesi, existe uma estranha perda de sentimento — daquele sentimento, ou discernimento, que distingue entre "real" e "irreal", "verdadeiro" e "não verdadeiro" (não se pode falar de "mentiras" neste caso, apenas de "não verdades"), importante e trivial, relevante ou irrelevante. O que sai torrencialmente em sua incessante fabulação tem, em última análise, um singular caráter de indiferença... como se de fato não importasse o que ele disse ou o que qualquer um fez ou disse, como se nada verdadeiramente importasse mais.

Um exemplo notável disso ocorreu uma tarde, quando William Thompson, matraqueando sobre todos os tipos de pessoas que improvisava na hora, disse: "E lá vai meu irmão caçula, Bob, passando na janela", no mesmo tom excitado, mas invariável e indiferente, do resto de seu monólogo. Fiquei pasmo quando, um minuto depois, um homem espiou pela porta e disse: "Sou Bob, o irmão mais novo de William — acho que ele me viu passar pela janela". Nada no tom ou nos modos de William — nada em seu estilo de monólogo exuberante, mas invariável e indiferente — me preparara para a possibilidade da... realidade. William falou de seu irmão, que *era* real, precisamente no mesmo tom, ou ausência de tom, em que falava do irreal — e agora, subitamente, saindo dos fantasmas, aparecia uma figura real! Além disso, ele não tratou seu irmão como "real" — não externou uma emoção verdadeira, não se mostrou minimamente orientado ou livre do delírio —, ao contrário, ele instantaneamente tratou seu irmão como irreal, obliterando-o, perdendo-o em mais um turbilhão de delírio; completamente diferente dos momentos raros mas muito comoventes em que Jimmie G. (ver capítulo 2) encontrava *seu* irmão, momentos em que deixava de estar perdido. Isso desconcertou bastante o pobre Bob — que em vão dizia: "Sou Bob, não Rob, não Dob". Em meio às fabulações — talvez algum fio de memória, de parentesco ou identidade lembrada ainda permanecesse (ou viesse à tona por um instante) — William falou sobre seu irmão *mais velho*, George, usando seu invariável tempo verbal, o presente do indicativo.

"Mas George morreu faz dezenove anos!", disse Bob, espantado.

"Sim, George é o brincalhão de sempre!", replicou William, aparentemente sem fazer caso do comentário de Bob, ou indiferente ao mesmo, continuando a tagarelar sobre George no seu jeito excitado, sem vida, insensível à verdade, à realidade, à exatidão, a tudo — insensível também à manifesta consternação do irmão vivo à sua frente.

Foi isso que me convenceu, acima de tudo, de que havia em William alguma perda essencial e total da realidade íntima, do sentimento e sentido, da alma — e me levou a perguntar às irmãs, como fizera no caso de Jimmie G.: "Vocês acham que William *tem* alma? Ou será que ele foi desmedulado, esvaziado, destituído da alma pela doença?".

Dessa vez, porém, elas pareceram perturbadas por minha pergunta, como se algo semelhante já lhes houvesse ocorrido: não podiam sugerir "Julgue por si mesmo. Observe Willie na capela", porque seus gracejos, suas fabulações continuavam mesmo ali. Existe um sentimento patético, um *senso* triste de desorientação em Jimmie G. que não se percebe, ou não se percebe diretamente, no exaltado sr. Thompson. Jimmie tem *estados de espírito* e uma espécie de tristeza pensativa (ou pelo menos anelante), uma profundidade, uma alma que não parecem estar presentes no sr. Thompson. Sem dúvida, como disseram as irmãs, ele possuía uma alma, uma alma imortal, no sentido teológico; podia ser visto, e amado, como um indivíduo pelo Todo-Poderoso; porém, elas concordavam, algo muito perturbador acontecera com ele, com seu espírito, seu caráter, no sentido ordinário, humano.

É pelo fato de Jimmie estar "perdido" que ele *pode* ser resgatado ou encontrado, pelo menos por alguns momentos, na forma de uma relação emocional genuína. Jimmie está desesperado, um desespero sereno (usando ou adaptando aqui o termo de Kierkegaard) e, portanto, tem a possibilidade de salvação, de uma base de contato, o terreno da realidade, o sentimento e sentido que ele perdeu, mas ainda reconhece e pelo qual anseia...

Mas para William, com sua superfície brilhante, vociferante, a interminável piada pela qual ele substitui o mundo (que, se disfarça um desespero, é um desespero que ele não sente) — para William, com sua manifesta indiferença à relação e realidade atrelada a uma infindável loquacidade, pode não existir coisa alguma que o "resgate" — suas fabulações, suas aparições, sua busca frenética de sentidos constituindo a barreira suprema a qualquer sentido.

Paradoxalmente, pois, o grande dom de William para a fabulação — que foi evocado a fim de transpor continuamente o abismo sempre escancarado da amnésia — é também sua ruína. Se ao menos ele conseguisse ficar *quieto* por um instante; temos a impressão de que, se ao menos ele conseguisse interromper o palavrório e a algaravia, se ao menos ele conseguisse abrir mão da enganosa superfície da ilusão — então (ah, então!) a realidade poderia entrar; algo genuíno, profundo, verdadeiro, algum sentido poderia penetrar em sua alma.

Pois não é só a memória que constitui a perda final, "existencial", neste caso (embora sua memória *esteja* completamente destruída); não é apenas a memória que foi tão alterada nele, mas alguma capacidade essencial de sentir que desapareceu; e é neste sentido que ele está "sem alma".

Luria designa essa indiferença por "equalização" — e às vezes parece considerá-la a suprema patologia, o destruidor final de qualquer mundo, qualquer eu. Ela exercia, a meu ver, um fascínio horrorizante sobre Luria, além de representar o desafio terapêutico máximo. Ele retomou esse tema inúmeras vezes; ocasionalmente, em relação à síndrome de Korsakov e à memória, como em *The neuropsychology of memory*; mais frequentemente, em relação a síndromes do lobo frontal, em especial na obra *Human brain and psychological processes*, que contém vários relatos de casos completos de tais pacientes, absolutamente comparáveis, em sua terrível coerência e impacto, ao "homem com o mundo despedaçado" ["The man with a shattered world"] — comparáveis e, de certo modo, ainda mais terríveis, pois Luria descreve pacientes que não percebem que alguma coisa lhes sucedeu, pacientes que perderam sua própria realidade sem o saber, pacientes que podem não sofrer, mas são os mais desamparados de todos. Zazetsky (em *The man with a shattered world*) é constantemente descrito como um *lutador*, sempre (e mesmo ardentemente) cônscio de seu estado e sempre lutando "com a tenacidade dos condenados" para recobrar o uso de seu cérebro danificado. Mas William (como os pacientes de Luria com síndrome do lobo frontal — ver capítulo seguinte) está tão condenado que nem mesmo sabe estar condenado, pois não é apenas uma faculdade, ou algumas faculdades que foram danificadas, mas a própria cidadela, o eu, a própria alma. Nesse sentido, William está muito mais "perdido" do que Jimmie, apesar de toda a sua vivacidade; nunca sentimos, ou raramente sentimos, que resta ali uma *pessoa*, ao passo que em Jimmie existe claramente um ser real, moral, mesmo que desconectado a maior parte do tempo. Em Jimmie, pelo menos, conectar-se novamente é possível — o desafio terapêutico pode ser sintetizado por "Apenas conecte".

Todos os nossos esforços para "conectar" William novamente são em vão — e até mesmo intensificam seu ímpeto de fabular. Mas quando nos abstemos desses esforços e o deixamos à vontade, ele às vezes perambula pelo jardim tranquilo que circunda nossa instituição, e ali, onde nada lhe é exigido, no silêncio, ele recobra seu próprio silêncio. A presença de outros, de outras pessoas, deixa-o excitado e agitado, força-o a um palavrório social incessante, frenético, um verdadeiro delírio de fabricação e busca de identidade; a presença de plantas, um jardim silencioso, a ordem não humana, que não impõe a ele exigências humanas, permite que relaxe, que se aquiete o delírio de identidade; e as plantas, com sua serena e não humana autossuficiência e integridade, proporcionam-lhe uma rara serenidade e autossuficiência próprias, oferecendo (abaixo, ou além de todas as identidades e relações meramente humanas) uma profunda comunhão sem palavras com a própria natureza e, com isso, a recuperação do senso de estar no mundo, de ser real.

13
SIM, PADRE-ENFERMEIRA

A srta. B., ex-pesquisadora química, viera ao consultório devido a uma rápida mudança de personalidade; tornara-se "engraçada" (jocosa, dada a piadas e trocadilhos), impulsiva — e "superficial". ("Sentimos que ela não se importa conosco", disse um de seus amigos. "Ela não parece mais se importar com coisa alguma.") A princípio imaginou-se que ela estava com hipomania, mas descobriu-se depois que se tratava de um tumor cerebral. Com a craniotomia foi encontrado não um meningioma, como se esperava, mas um enorme carcinoma envolvendo os aspectos orbitofrontais de ambos os lobos frontais.

Quando a examinei, ela parecia alegre, volúvel — "hilariante" (disseram as enfermeiras) —, cheia de piadas e chistes, muitos deles inteligentes e engraçados.

"Sim, padre", ela me disse uma ocasião.

"Sim, enfermeira", em outra.

"Sim, doutor", na terceira.

Parecia usar os termos indistintamente.

"O que *eu sou*?", perguntei, melindrado, após algum tempo.

"Vejo seu rosto, sua barba, e penso em um padre arquimandrita", ela respondeu. "Vejo seu uniforme branco — penso nas enfermeiras. Vejo o estetoscópio — penso num médico."

"Não me olha *inteiro*?"

"Não, não o olho inteiro."

"Você percebe a diferença entre um padre, uma enfermeira, um médico?"

"Eu *sei* qual é a diferença, mas ela nada significa para mim. Padre, enfermeira, médico — que importa?"

Dali por diante, para provocar, ela passou a dizer: "Sim, padre--enfermeira. Sim, enfermeira-doutor", e outras combinações.

Testar a discriminação entre esquerda e direita era singularmente difícil, pois ela dizia esquerda ou direita indistintamente (embora nas reações não houvesse confusão alguma entre as duas, como ocorre quando existe um defeito de percepção ou atenção em um dos lados). Quando lhe chamei a atenção para isso, ela replicou: "Esquerda/direita, direita/esquerda. Por que tanto barulho? Qual a diferença?".

"*Existe* uma diferença?", perguntei.

"Obviamente", respondeu ela com a precisão de uma química profissional. "Poderíamos chamá-las *enantiomorfas* uma da outra. Mas nada significam *para mim*. Não são diferentes *para mim*. Mãos... médicos... enfermeiras...", ela acrescentou, percebendo minha perplexidade. "Não compreende? Não significam nada — nada para mim. *Nada significa coisa alguma*... pelo menos para mim."

"E... esse nada significar...", hesitei, receando prosseguir. "Essa falta de sentido... *isso* a incomoda? *Isso* significa alguma coisa para você?"

"Absolutamente nada", disse ela prontamente, com um sorriso largo, no tom de quem conta uma piada, ganha uma discussão, vence no pôquer.

Seria negação? Seria uma ostentação de bravura? Seria o "disfarce" de alguma emoção intolerável? Seu rosto não mostrava sinal algum de uma expressão mais profunda. Seu mundo fora esvaziado de sentimento e sentido. Nada mais percebido como "real" (ou "irreal"). Tudo agora era "equivalente" ou "igual" — o mundo inteiro reduzido a uma insignificância jocosa.

Para mim, aquilo era um tanto chocante — e também para seus amigos e parentes —, mas ela própria, embora não sem *insight*, não se incomodava, era indiferente, tinha até mesmo uma espécie de despreocupação ou leviandade cômico-medonha.

A srta. B., embora perspicaz e inteligente, de algum modo não estava presente como pessoa — estava "sem alma". Lembrei-me de William Thompson (e também do dr. P.). Esse é o efeito de "equalização" descrito por Luria que vimos no capítulo precedente e de que trataremos também no seguinte.

PÓS-ESCRITO

O tipo de indiferença jocosa e "equalização" apresentados por essa paciente não são raros — os neurologistas alemães os denominam *Witzelsucht* ("doença dos chistes") — e foram reconhecidos como uma forma fundamental de "dissolução" nervosa por Hughlings Jackson um século atrás. A indiferença não é rara, mas o *insight*, sim, e este, talvez felizmente, perde-se à medida que progride a "dissolução". Encontro muitos casos por ano com uma fenomenologia semelhante, porém com as etiologias mais variadas. Às vezes não tenho certeza, a princípio, se o paciente está apenas sendo "engraçado", se está fazendo palhaçada ou se é esquizofrênico. Por exemplo, quase por acaso, encontrei as seguintes anotações sobre uma paciente com esclerose cerebral múltipla que atendi em 1981 (mas cujo caso não pude acompanhar):

> Ela fala com muita rapidez, impulsivamente e (ao que parece) com indiferença... de modo que o importante e o trivial, o verdadeiro e o falso, o sério e o engraçado são despejados em uma torrente rápida, não seletiva, meio fabulatória [...] Ela pode contradizer-se por completo depois de alguns segundos [...] diz que adora música, que não gosta, que tem um quadril fraturado, que não tem [...]

Concluí minhas observações com um tom de incerteza:

> Quanto disso será fabulação de criptamnésia, quanto de equalização--indiferença do lobo frontal, quanto de alguma estranha desintegração esquizofrênica e fragmentação-embotamento?

De todas as formas de "esquizofrenia", a "boba-feliz", a chamada "hebefrênica", é a que mais lembra as síndromes orgânico--amnésicas e do lobo frontal. São as mais malignas e as menos imagináveis — e ninguém retorna desses estados para nos contar como eles são sentidos.

Em todos esses estados — por mais "engraçados" e muitas vezes inventivos que possam parecer — o mundo é afastado, solapado, reduzido à anarquia e ao caos. Deixa de existir um "centro" da mente, embora as capacidades intelectuais formais desta possam estar perfeitamente preservadas. O ponto final desses estados é uma insondável "tolice", um abismo de superficialidade no qual tudo perde seu alicerce, fica à deriva e se despedaça. Luria mencionou certa vez que a mente, em tais estados, reduz-se a um "mero movimento browniano". Sinto também a espécie de horror que ele claramente sentia com relação a esses estados (embora o horror incite, em vez de impedir, sua descrição precisa). Eles me lembram, primeiro, o "Funes" de Borges e seu comentário: "Minha memória, senhor, é como um monte de lixo", e por fim a *Duncíada*, a visão de um mundo reduzido a Pura Tolice — a Tolice como o Fim do Mundo:

Tua mão, grande Anarca, deixa cair as cortinas;
E a Escuridão Universal tudo sepulta.

14
A POSSUÍDA

Em "Witty ticcy Ray" (capítulo 10) descrevi uma forma relativamente branda de síndrome de Tourette, indicando, porém, que existiam formas mais graves, "terrivelmente grotescas e violentas". Afirmei que algumas pessoas conseguiam acomodar a síndrome de Tourette em uma personalidade adaptável, ao passo que outras "podiam de fato ser 'possuídas' e praticamente não conseguir alcançar uma identidade real em meio a tremenda pressão e caos dos impulsos da síndrome".

O próprio Tourette e muitos dos clínicos mais antigos reconheciam uma forma maligna da síndrome de Tourette, capaz de desintegrar a personalidade e levar a formas de "psicose" ou frenesi bizarras, fantasmagóricas, pantomímicas e muitas vezes imitativas. Essa forma da síndrome de Tourette — "super-Tourette" — é raríssima, talvez cinquenta vezes mais rara do que a síndrome de Tourette comum, e pode ser qualitativamente diferente, além de muito mais intensa do que qualquer uma das formas comuns do distúrbio. Essa "psicose de Tourette", esse singular frenesi de identidade, difere muito da psicose ordinária devido à sua fisiologia e fenomenologia básicas singulares. Não obstante, ela tem afinidades, por um lado, com as frenéticas psicoses motoras induzidas ocasionalmente pela levodopa e, por outro, com os frenesis fabulatórios da psicose de Korsakov (ver capítulo 12 deste livro). E, como estes, pode quase arrasar a pessoa.

No dia em que atendi Ray, meu primeiro paciente com síndrome de Tourette, meus olhos e minha mente se abriram, como já mencionei, quando vi nas ruas de Nova York nada menos do que três pessoas com a síndrome — todas tão características quanto Ray, embora mais espalhafatosas. Foi um dia de visões para olhos de neurologista. Em rápidas vinhetas presenciei o que podia significar ter a síndrome de Tourette em seu grau mais grave, não apenas os tiques e convulsões de movimento, mas tiques e convulsões de percepção, imaginação, paixões — de toda a personalidade.

O próprio Ray havia mostrado o que podia acontecer na rua. Mas não basta alguém descrever. É preciso ver pessoalmente. E a clínica médica ou o hospital nem sempre são o melhor lugar para observar a doença — pelo menos não para observar um distúrbio que, apesar de ter origem orgânica, expressa-se em impulsos, imitações, personificações, reações, interações levadas a um grau extremo e quase inacreditável. A clínica, o laboratório, a enfermaria destinam-se, todos, a restringir e concentrar o comportamento, quando não verdadeiramente excluí-lo por completo. Existem para uma neurologia sistemática e científica, reduzida a testes e tarefas fixos, e não para uma neurologia aberta, naturalista. Pois esta precisa ver o paciente agir naturalmente, sem perceber que o observam, no mundo real, totalmente entregue aos estímulos e influências de cada impulso, e o próprio observador precisa não estar sendo observado. O que poderia ser melhor, para esse propósito, do que uma rua de Nova York — uma rua pública e anônima de cidade grande —, onde o portador de distúrbios extravagantes, impulsivos, pode desfrutar e exibir plenamente a monstruosa liberdade, ou cativeiro, de seu mal?

A "neurologia das ruas", de fato, possui antecedentes respeitáveis. James Parkinson, andarilho das ruas londrinas tão inveterado quanto Charles Dickens viria a ser quarenta anos mais tarde, delineou a doença que leva seu nome não no consultório, mas nas apinhadas ruas de Londres. Realmente, o parkinsonismo não pode ser totalmente visto, compreendido na clínica; requer um espaço aberto, intricadamente interativo para a plena revelação de seu caráter singular (primorosamente mostrado no filme *Ivan*, de Jonathan Miller). O parkinsonismo *tem* de ser visto, totalmente compreendido, no mundo; e, se isso vale para o parkinsonismo, deve valer ainda mais para a síndrome de Tourette. Encontramos uma descrição admirável, de punho próprio, de um *ticqueur* imitador e brincalhão das ruas de Paris em "Les confidences d'un ticqueur", no prefácio do grande livro *Tics*, de Meige e Feidel (1901); um esboço de um *ticqueur* maneirista, também das ruas parisienses, foi deixado pelo poeta Rilke em *The note-*

book of Malte Laurids Brigge. Assim, a grande revelação para mim não proveio apenas de ter observado Ray no consultório, mas do que vi no dia seguinte. E uma cena, em especial, foi tão singular que permanece hoje tão vívida em minha memória quanto no dia em que a vi.

Atraiu-me a atenção uma mulher grisalha, sexagenária, que aparentemente era o centro de uma agitação espantosa, embora o que estava acontecendo, o que era tão perturbador, não ficou claro para mim a princípio. Ela estaria tendo um ataque? Que diabos a estava convulsionando e, por uma espécie de afinidade ou contágio, convulsionando também todos por quem ela passava, rilhando os dentes e cheia de tiques?

Quando me aproximei, percebi o que estava acontecendo. *Ela estava imitando os passantes* — se é que "imitação" não é uma palavra demasiado fraca, passiva. Seria melhor dizer que ela estava caricaturando todo mundo que passava? Em um segundo, uma fração de segundo, ela "fazia" todos eles.

Já vi inúmeras imitações e mímicas, palhaços e cômicos, mas nada que se aproximasse daquela horrorosa maravilha que eu estava observando: aquela reprodução praticamente instantânea, automática e convulsiva de cada rosto e figura. Mas não era apenas uma imitação, ainda que isso, em si, já teria sido extraordinário. A mulher não só adquiria e assimilava as características de inúmeras pessoas, mas também as arremedava. Cada reprodução era também uma paródia, um arremedo, um exagero de gestos e expressões salientes, mas um exagero que, em si mesmo, era tão convulsivo quanto intencional — uma consequência da violenta aceleração e distorção de todos os movimentos da mulher. Por exemplo, um sorriso lento, monstruosamente acelerado, transformava-se em um esgar violento, de milésimos de segundo; um gesto amplo, acelerado, tornava-se um movimento convulsivo grotesco.

Ao longo de um pequeno quarteirão da cidade, aquela senhora frenética caricaturou convulsivamente as características de quarenta ou cinquenta transeuntes, em uma sequência fulminante de imitações caleidoscópicas, cada uma com duração de um ou dois segundos, às vezes menos, e toda a estonteante sequência não ocupando mais de dois minutos.

E havia imitações risíveis de segunda e terceira ordem; pois os transeuntes, espantados, indignados, perplexos com as imitações da mulher, assumiam aquelas expressões em reação a ela; e estas expressões, por sua vez, tornavam a ser refletidas, direcionadas, distorcidas pela mulher com síndrome de Tourette, causando ainda mais indignação e pasmo. Essa ressonância, ou mutualidade grotesca, involuntária, pela qual *todo mundo* era arrastado para uma interação absurdamente amplificadora, era a fonte da agitação que eu vira à distância. Aquela mulher que, tornando-se toda pessoa, perdera a si própria tornara-se ninguém. Aquela mulher com mil faces, máscaras, *personae* — como deveria sentir-se naquele turbilhão de identidades? A resposta veio logo — e muito oportunamente; pois o acúmulo de pressões, da parte dela e das outras pessoas, estava rapidamente se aproximando do ponto de explosão. Subitamente, desesperadamente, a velha senhora virou-se e entrou em um beco que saía da rua principal. E ali, com toda a aparência de uma mulher violentamente nauseada, ela expeliu, de um modo tremendamente acelerado e abreviado, todos os gestos, as posturas, as expressões, os comportamentos, todos os repertórios de conduta das últimas quarenta ou cinquenta pessoas pelas quais ela passara. Encenou uma abrangente regurgitação pantomímica na qual as identidades ingurgitadas das últimas cinquenta pessoas que a haviam possuído foram vomitadas. E, se a imitação durara dois minutos, a expulsão foi uma única exalação — cinquenta pessoas em dez segundos, um quinto de segundo ou menos para o repertório sintetizado de cada pessoa.

Posteriormente, eu viria a passar centenas de horas conversando com pacientes com a síndrome de Tourette, observando-os, filmando-os, aprendendo com eles. Mas creio que nada me ensinou tanto, de forma tão rápida e penetrante, tão avassaladora, quanto aqueles dois minutos de fantasmagoria em uma rua nova-iorquina.

Ocorreu-me naquele momento que aquelas pessoas com "super-Tourette" certamente estariam, por uma singularidade orgânica, embora não por culpa delas próprias, em uma posição existencial extraordinária, de fato única, que tinha alguma analogia com a posição das pessoas com uma grave síndrome de Korsakov, "super-Korsakov", porém, evidentemente, com uma gênese — e alvo — muito diversos. Ambos os tipos de paciente podem ser impelidos à incoerência, ao delírio de identidade. Os que têm a síndrome de Korsakov, talvez felizmente, nunca sabem disso, mas quem sofre a síndrome de Tourette percebe sua tribulação com uma precisão torturante e, quem sabe, em última análise irônica, embora talvez seja incapaz de fazer alguma coisa a respeito, ou não esteja disposto a fazer.

Isso porque, enquanto quem tem a síndrome de Korsakov é governado pela amnésia, pela ausência, o paciente com síndrome de Tourette é governado pelo impulso imoderado, do qual ele é ao mesmo tempo criador e vítima, impulso que ele pode repudiar, mas do qual não pode livrar-se. Assim, ele é impelido, o que não acontece na síndrome de Korsakov, a uma relação ambígua com seu distúrbio: dominá-lo, ser dominado por ele, brincar com ele — existem todas as variedades de conflitos e colusões.

Faltando-lhe as barreiras protetoras normais da inibição, as fronteiras normais, organicamente determinadas do eu, o ego do paciente com síndrome de Tourette está sujeito a um bombardeio perpétuo. Ele é atraído, atacado por impulsos internos e externos, impulsos que são orgânicos e convulsivos, mas também pessoais (ou melhor, pseudopessoais) e sedutores. Como irá, como *poderá* o ego suportar esse bombardeio? A identidade sobreviverá? Poderá ela *desenvolver-se* em face desse despedaçamento, dessas pressões, ou será arrasada, produzindo uma "alma tourettizada" (nas pungentes palavras de um paciente que eu posteriormente atenderia)? Existe uma pressão fisiológica, existencial, quase teológica sobre a alma da pessoa com síndrome de Tourette — saber se ela pode ser mantida íntegra e soberana ou se será tomada, possuída e desapossada por toda proximidade e impulso.

Hume, como já mencionamos, escreveu:

Ouso afirmar [...] que nada somos além de um amontoado ou coleção de diferentes sensações, sucedendo-se umas às outras com rapidez inconcebível, e em perpétuo fluxo e movimento.

Portanto, para Hume, a identidade pessoal é uma ficção — não existimos, somos apenas uma série de sensações ou percepções.

Isso claramente não vale para um ser humano normal, pois ele *possui* suas percepções. Elas não são um mero fluxo, são *dele*, unidas por uma individualidade ou eu permanente. Mas o que Hume descreve pode ser precisamente o que ocorre com um ser tão instável quanto o paciente com "super-Tourette", cuja vida é, em certa medida, uma sucessão de percepções e movimentos aleatórios ou convulsivos, uma tremulação de fantasmagoria sem centro ou sentido. Nisso ele é um ser "humiano" em vez de um ser humano. Esse é o destino filosófico, quase teológico, que espreita se a razão entre os impulsos e o eu for por demais assoberbante. Existem afinidades com um destino "freudiano", que também vem a ser dominado pelos impulsos — mas o destino freudiano tem sentido (embora trágico), ao passo que o destino "humiano" é sem sentido e absurdo.

A pessoa com "super-Tourette", assim, é compelida a lutar, como nenhuma outra, simplesmente para sobreviver: para tornar-se um indivíduo e sobreviver como tal em face dos constantes impulsos. Esse indivíduo pode deparar, desde bem pequeno, com barreiras extraordinárias à individualização, ao processo de tornar-se uma pessoa real. O milagre é que, na maioria dos casos, ele consegue — pois os poderes da sobrevivência, da vontade de sobreviver, e sobreviver como um indivíduo único e inalienável, são, absolutamente, os mais fortes de nosso ser: mais fortes do que qualquer impulso, mais fortes do que qualquer doença. A saúde, a saúde combativa, é geralmente a vitoriosa.

Parte 3
TRANSPORTES

INTRODUÇÃO

Embora tenhamos criticado o conceito de função, e até mesmo tentado uma redefinição radical, não obstante nos ativemos a ele, recorrendo aos contrastes de termos mais gerais baseados em "déficit" ou "excesso". Mas é evidente que outros termos bem diversos também têm de ser empregados. Quando consideramos os fenômenos como tais, a verdadeira qualidade da experiência, pensamento ou ação, precisamos usar termos que lembram mais um poema ou uma pintura. Como, digamos, um sonho pode ser inteligível em termos de função?

Temos sempre dois universos de discurso — você pode chamá-los "físico" e "fenomênico", ou como quiser —, um relativo às questões de estrutura quantitativa e formal, o outro às qualidades que constituem um "mundo". Todos nós temos nosso mundo mental próprio, distinto, nossas jornadas e paisagens íntimas, e estas, para a maioria de nós, não requerem um "correlato" neurológico. Em geral podemos contar a história de um homem, relatar passagens e cenas de sua vida sem introduzir considerações fisiológicas ou neurológicas na narrativa; tais considerações pareceriam, no mínimo, supérfluas, quando não manifestamente absurdas ou insultantes. Pois nos consideramos, e com razão, "livres" — pelo menos, determinados pelas considerações humanas e éticas mais complexas em vez de pelas vicissitudes de nossas funções neurais ou sistema nervoso. Em geral, mas nem sempre: pois às vezes a vida de um homem pode ser atravessada, transformada por um distúrbio orgânico; e, isso acontecendo, sua história irá requerer um correlato fisiológico ou neurológico. Isso, obviamente, vale para todos os pacientes aqui descritos.

Na primeira metade deste livro, descrevemos casos que são

obviamente patológicos — situações nas quais existe algum excesso ou déficit neurológico gritante. Mais cedo ou mais tarde, torna-se óbvio para esses pacientes ou seus familiares, tanto quanto para seus médicos, que "alguma coisa está (fisicamente) errada". Seu mundo interior, sua índole podem realmente ser alterados, transformados; porém, como vai ficando evidente, isso é devido a alguma grave (e quase quantitativa) alteração na função neural. Nesta terceira seção, a característica apresentada é a reminiscência, a percepção alterada, a imaginação, o "sonho". Tais assuntos não são com frequência objeto das atenções de neurologistas e médicos. Esses "transportes" — muitas vezes de uma intensidade pungente e combinados a sentimentos e sentidos pessoais — tendem a ser considerados psíquicos, como os sonhos: como uma manifestação, talvez, da atividade inconsciente ou pré-consciente (ou, para os de inclinações místicas, de algo "espiritual"), e *não* como algo "médico", e muito menos "neurológico". Eles têm um "senso" intrinsecamente dramático, narrativo ou pessoal e, portanto, não tendem a ser vistos como "sintomas". Na natureza dos transportes pode haver uma tendência maior a que sejam relatados confidencialmente a psicanalistas ou confessores, a ser vistos como psicoses ou alardeados como revelações religiosas em vez de ser levados ao médico. Pois nunca nos ocorre, de início, que uma visão possa ser "médica"; e, se houver suspeita ou certeza de uma origem orgânica, pode-se julgar que esta "desvaloriza" a visão (embora, evidentemente, isso não seja verdade — valores, atribuições de valor nada têm a ver com a etiologia).

Todos os transportes descritos nesta seção têm realmente determinantes orgânicos mais ou menos claros (embora isso não fosse evidente a princípio, requerendo uma investigação minuciosa para sua comprovação). Esse fato em nada diminui sua importância psicológica ou espiritual. Se Deus, ou a ordem eterna, revelou-se a Dostoiévski em ataques, por que outros distúrbios orgânicos não serviriam de "portais" para o além ou desconhecido? Em certo sentido, esta seção é um estudo desses portais.

Hughlings Jackson, em 1880, empregou o termo geral "reminiscência" ao descrever esses "transportes", "portais" ou "estados oníricos" que ocorrem em certas epilepsias. Em suas palavras:

> Eu jamais diagnosticaria epilepsia em razão de uma ocorrência paroxística de "reminiscência", na ausência de outros sintomas, embora

viesse a suspeitar de epilepsia se esse estado mental superpositivo começasse a ocorrer com grande frequência [...] Nunca me consultaram apenas devido a "reminiscência" [...]

Mas *eu* já fui procurado por esse motivo; por reminiscência forçada ou paroxísmica de melodias, "visões", "presenças" ou cenas — não só na epilepsia mas em diversos outros distúrbios orgânicos. Esses transportes ou reminiscências não são raros na enxaqueca (ver "As visões de Hildegarda", capítulo 20). Essa sensação de "voltar", tenha ela origem epiléptica ou tóxica, permeia "Passagem para a Índia" (capítulo 17). Uma base patentemente tóxica ou química fundamenta "Nostalgia incontinente" (capítulo 16) e a estranha hiperosmia descrita no capítulo 18, "O cão sob a pele". Atividade convulsiva ou desinibição do lobo frontal determina a medonha "reminiscência" de "Assassinato" (capítulo 19).

O tema desta seção é o poder das imagens mentais e da memória para "transportar" uma pessoa em consequência da estimulação anormal dos lobos temporais e do sistema límbico do cérebro. Isso pode até mesmo nos ensinar algo sobre a base cerebral de certas visões e sonhos e sobre como o cérebro (que Sherrington chamava de "tear encantado") pode tecer um tapete mágico para nos transportar.

15

REMINISCÊNCIA

A sra. O'C. estava um pouco surda, mas em tudo o mais sua saúde era boa. Vivia em um lar para idosos. Certa noite, em janeiro de 1979, ela teve um sonho vívido, nostálgico, sobre sua infância na Irlanda, e especialmente sobre as músicas que eles cantavam e dançavam. Ao acordar, a música continuava tocando, muito alto e claro. "Devo estar sonhando ainda", pensou ela, mas não era verdade. Ela se levantou, desperta e intrigada. Era de madrugada. Alguém deve ter deixado um rádio tocando, ela supôs. Mas por que ela era a única pessoa que fora perturbada por isso? Verificou todos os rádios que encontrou — estavam todos desligados. Então teve outra ideia: ouvira dizer que o material usado em obturações dentárias às vezes podia atuar como um detector de cristal, captando transmissões extraviadas com intensidade incomum. "É isso", pensou. "Uma de minhas obturações está tocando alto. Não vai durar muito. Mandarei consertar de manhã." Ela se queixou à enfermeira do turno da noite, e esta disse que as obturações pareciam boas. Nesse momento, um outro pensamento ocorreu à sra. O'C.: "Que tipo de emissora de rádio iria tocar canções irlandesas, em volume ensurdecedor, em plena madrugada?", ela raciocinou. "Canções, só canções, sem apresentação ou comentários? E apenas as que conheço. Que estação de rádio tocaria *minhas* canções, e mais nada?" E então ela se perguntou: "Será que o rádio está na minha cabeça?".

Àquela altura, ela já estava toda confusa — e a música prosseguia, ensurdecedora. Sua última esperança era seu especialista, o otologista que estava acompanhando seu caso: *ele* a tranquilizaria, diria que eram apenas "barulhos no ouvido", algo relacionado à surdez, nada com que se preocupar. Mas, quando ela o procurou pela manhã, ele declarou: "Não, senhora O'C., acho que não são os seus ouvidos. Um simples tinido, zumbido ou estrondo, talvez; mas um concerto de canções irlandesas — isso não vem dos seus ouvidos", e prosseguiu, "talvez fosse bom a senhora procurar um psiquiatra". A sra. O'C. marcou hora com o psiquiatra no mesmo dia. "Não, senhora O'C.", disse ele, "não é sua mente. A senhora não está louca — e os loucos não ouvem música, ouvem apenas 'vozes'. A senhora precisa procurar um neurologista, meu colega, doutor Sacks." E foi assim que a sra. O'C. veio me consultar.

A conversa não foi nada fácil, em parte devido à surdez da sra. O'C., porém mais ainda porque minha voz era repetidamente abafada pelas canções — ela só conseguia me ouvir quando a música era mais suave. Ela era viva, alerta, não estava delirando nem louca, mas tinha um olhar distante, absorto, como alguém que estivesse um pouco em um mundo próprio. Não consegui encontrar problema neurológico algum. Mesmo assim, desconfiei de que a música *era* "neurológica".

O que teria acontecido com a sra. O'C. para levá-la a tal situação? Ela estava com 88 anos, com saúde ótima e sem sinal de febre. Não estava tomando medicamento algum que pudesse desequilibrar sua mente excepcional. E, manifestamente, ela estivera normal no dia anterior.

"Acha que é um derrame, doutor?", ela perguntou, lendo meus pensamentos.

"Poderia ser", respondi, "embora eu nunca tenha visto um derrame como este. Alguma coisa aconteceu, isso é certo, mas não creio que a senhora esteja correndo perigo. Não se preocupe e espere."

"Não é fácil esperar quando se está passando o que eu estou passando", ela replicou. "Sei que aqui está silencioso, mas eu estou em um oceano de som."

Eu queria fazer um eletroencefalograma imediatamente, dando atenção especial aos lobos temporais, os lobos "musicais" do cérebro, mas as circunstâncias conspiraram para impedir isso durante algum tempo. Nesse ínterim, a música foi diminuindo — menos alta e, sobretudo, menos persistente. Ela conseguiu dormir depois das três primeiras noites e, cada vez mais, conversar e ouvir conversas entre as "músicas". Quando por fim mandei fazer o eletroencefalograma, ela estava ouvindo apenas trechos ocasionais e breves de música, mais ou menos uma dúzia de vezes ao longo do dia. Depois de a termos instalado e aplicado os elétrodos em sua cabeça, pedi a ela que ficasse quieta, não dissesse nada e não "cantasse para si mesma", mas que erguesse ligeiramente o dedo indicador — o que, por si só, não perturbaria o EEG — se ouvisse alguma de suas músicas enquanto fazíamos o exame. No decorrer de duas horas de registro, ela ergueu o dedo em três ocasiões, e cada vez que fez isso os marcadores do EEG chacoalharam, transcrevendo espículas e ondas pronunciadas nos lobos temporais de seu cérebro. Isso confirmou que ela estava realmente tendo convulsões nos lobos temporais, as quais, como Hughlings Jackson intuiu e Wilder Penfield provou, constituem a base invariável da "reminiscência" e alucinações experienciais. Mas por que ela teria manifestado subitamente esse sintoma estranho? Mandei fazer uma tomografia do cérebro, e esta revelou que ela de fato tivera uma pequena trombose ou infartação em parte de seu lobo temporal direito. O súbito aparecimento de canções irlandesas durante a noite, a repentina ativação de traços de memória musical no córtex eram, aparentemente, a consequência de um derrame e, quando este se resolveu, as canções também se "resolveram".

Em meados de abril, a música havia desaparecido por completo, e a sra. O'C. voltara ao normal. Perguntei-lhe então como ela se sentia com respeito àquilo tudo e, em especial, se sentia falta das músicas paroxísmicas que ouvia. "É engraçado você perguntar isso", disse ela, sorrindo. "Em grande medida eu diria que é um grande alívio. Mas, sim, eu *sinto* uma certa falta das velhas canções. Agora eu nem consigo mais recordar várias delas. Foi como se me devolvessem uma parte esquecida de minha infância. E algumas das músicas eram verdadeiramente adoráveis."

Alguns de meus pacientes tratados com levodopa descreveram-me sentimentos semelhantes — o termo que empreguei foi "nostalgia incontinente". E o que a sra. O'C. me disse, sua óbvia nostalgia, lembrou-me uma comovente história de H. G. Wells, "The door on the wall" [A porta no muro]. Contei-lhe a história. "É isso mesmo", disse ela. "Isso capta com perfeição o espírito, a sensação. Mas *minha* porta é real, assim como meu muro era real. Minha porta leva ao passado perdido e esquecido."

Não encontrei mais casos semelhantes até junho do ano passado (1989), quando me pediram para examinar a sra. O'M., que era agora residente do mesmo lar para idosos. A sra. O'M. também estava na casa dos oitenta, também era um pouco surda e também viva e alerta. Também ela ouvia música na cabeça, e às vezes um tinido, silvo ou estrondo; ocasionalmente, ouvia "vozes conversando", em geral "bem distantes" e "várias ao mesmo tempo", não conseguindo entender o que diziam. Ela não havia mencionado esses sintomas a pessoa alguma, e durante quatro anos secretamente receou estar louca. Ficou muito aliviada quando soube pela irmã que existira um caso semelhante na instituição algum tempo atrás, e quando pôde abrir-se comigo.

Certo dia, na cozinha, relatou a sra. O'M., enquanto ela ralava pastinaga, uma raiz comestível, começou a tocar uma música. Era "Easter parade"; vieram em seguida, em rápida sucessão, "Glory, glory, Hallelujah" e "Good night, sweet Jesus". Assim como a sra. O'C., ela supôs que algum rádio estava ligado, mas logo descobriu que todos os rádios estavam desligados. Isso fora em 1979, quatro anos antes. A sra. O'C. recuperou-se em poucas semanas, mas para a sra. O'M. a música prosseguiu, e cada vez pior.

A princípio, ela ouvia apenas essas três músicas — às vezes espontaneamente, de súbito, mas com certeza sempre que por acaso pensasse em alguma delas. Por isso, evitava pensar nelas, mas tentar não pensar provocava-as do mesmo modo.

"A senhora gosta dessas músicas específicas?", perguntei, como faria um psiquiatra. "Elas têm alguma importância especial para a senhora?"

"Não", ela respondeu de imediato. "Nunca as apreciei particularmente, e não acho que tenham algum significado especial para mim."

"E como se sentiu quando elas não pararam de tocar?"

"Passei a detestá-las", ela replicou com veemência. "Era como se algum vizinho maluco ficasse tocando o mesmo disco sem parar."

Durante um ano ou mais, houve apenas essas músicas, em sucessão enlouquecedora. Depois — e, embora de certo modo isso tenha sido pior, foi também um alívio — a música interior tornou-se mais complexa e variada. Ela passou a ouvir inúmeras canções — às vezes, várias ao mesmo tempo; outras vezes ouvia uma orquestra ou um coro e, ocasionalmente, vozes ou só uma confusão de ruídos.

Quando examinei a sra. O'M., nada encontrei de anormal, exceto em sua audição, e neste aspecto o que constatei foi singularmente interessante. Ela apresentava uma certa surdez no ouvido interno, de um tipo comum, porém além disso ela tinha uma dificuldade rara na percepção e discriminação de tons, de um tipo que os neurologistas denominam *amusia* e que é especialmente correlacionado com deterioração da função dos lobos auditivos (ou temporais) do cérebro. Ela própria queixou-se de que recentemente os hinos da capela pareciam cada vez mais iguais uns aos outros, de modo que ela quase não conseguia distingui-los pelo tom ou pela melodia, precisando basear-se na letra ou no ritmo.[1] E, embora ela tivesse sido uma ótima cantora no passado, quando a examinei ela cantou com voz monótona e fora do tom. Mencionou também que sua música interior era mais vívida quando ela acordava, enfraquecendo à medida que outras impressões sensoriais se acumulavam, e que era menos provável de aparecer quando ela estava ocupada — emocionalmente, intelectualmente, mas, em especial, visualmente. Durante o período de mais ou menos uma hora que passou comigo, ela ouviu música apenas uma vez — alguns compassos de "Easter parade", ouvidos tão alto e tão subitamente que ela praticamente não conseguiu me escutar nesses momentos.

Quando fizemos o eletroencefalograma da sra. O'M., foram registradas voltagem notavelmente alta e excitabilidade em ambos os lobos temporais — as partes do cérebro associadas à representação central de sons e música e à evocação de experiências e cenas complexas. E sempre que ela "ouvia" alguma coisa, as ondas de alta voltagem tornavam-se acentuadas, semelhantes a espículas e manifestamente convulsivas. Isso confirmou minha ideia de que ela também tinha epilepsia musical, além de doença dos lobos temporais.

Mas *o que* estava acontecendo com a sra. O'C. e a sra. O'M.? "Epilepsia musical" parece ser uma contradição em termos, pois a música, normalmente, é rica de sentimento e sentido e corresponde a algo profundo que há em nós, "o mundo por trás da música", na frase de Thomas Mann; ao passo que epilepsia sugere exatamente o

---

[1] Minha paciente Emily D. apresentava uma incapacidade semelhante para perceber a expressão ou o tom vocal (*agnosia* tonal). (Ver "O discurso do Presidente", capítulo 9.)

oposto: um evento fisiológico grosseiro e aleatório, absolutamente não seletivo, sem sentimento ou sentido. Por isso, "epilepsia musical" ou "epilepsia pessoal" poderia parecer uma contradição em termos. E, no entanto, tais epilepsias ocorrem, embora unicamente no contexto de convulsões do lobo temporal, epilepsias da parte do cérebro ligada à reminiscência. Hughlings Jackson as descreveu um século atrás, mencionando, nesse contexto, "estados oníricos", "reminiscência" e "ataques físicos":

> Não é muito raro epilépticos apresentarem estados mentais vagos porém excepcionalmente complexos no início de ataques epilépticos [...] O estado mental complexo, ou aura intelectual, como é chamado, é *sempre o mesmo, ou essencialmente o mesmo*, em cada caso.

Tais descrições permaneceram puramente narrativas até a divulgação dos extraordinários estudos de Wilder Penfield, meio século depois. Penfield não só conseguiu localizar a origem desses estados mentais nos lobos temporais, como também *evocar* o "estado mental complexo", ou as "alucinações experimentais" extremamente precisas e detalhadas desses ataques, por meio de delicada estimulação elétrica dos pontos do córtex cerebral propensos a convulsão quando o córtex ficou exposto, durante cirurgia, em pacientes totalmente conscientes. Essas estimulações provocavam de imediato alucinações intensamente vívidas de melodias, pessoas, cenas, as quais eram sentidas, vivenciadas, como imperiosamente reais, a despeito do ambiente prosaico da sala de operação, e podiam ser descritas aos presentes com detalhes fascinantes, confirmando o que Jackson descrevera sessenta anos antes ao falar da característica "duplicação de consciência":

> Existe (1) o estado de consciência quase parasítico (estado onírico) e (2) existem vestígios da consciência normal e, portanto, há uma dupla consciência [...] uma diplopia mental.

Isso me foi expresso com precisão por duas pacientes; a sra. O'M. podia ver-me e ouvir-me, embora com certa dificuldade, através do ensurdecedor sonho de "Easter parade", ou do sonho mais tranquilo, porém mais intenso, de "Good night, sweet Jesus" (que evocava para ela a presença de uma igreja aonde ela ia, na 31st Street, onde essa música sempre era cantada depois de uma novena). E a sra. O'C. também me via e ouvia através do ataque anamnésico muito mais profundo de sua infância na Irlanda: "Sei que o senhor está aí, doutor Sacks. Sei que sou uma velha com derrame num asilo de idosos, mas sinto que sou criança na Irlanda novamente — sinto os braços de minha mãe, eu a vejo, ouço sua voz cantando". Tais alucinações ou sonhos epilépticos, Penfield demonstrou, nunca são fantasias: eles são sempre lembranças, e lembranças do tipo mais preciso e vívido, acompanhadas pelas emoções que ocorreram durante a experiência original. Seus detalhes extraordinários e consistentes, que eram evocados toda vez que o córtex era estimulado e excediam tudo o que pudesse ser recordado pela memória comum, indicaram a Penfield que o cérebro conservava um registro quase perfeito de cada experiência da vida, que o fluxo total de consciência era preservado no cérebro e, desse modo, podia sempre ser evocado ou trazido à tona, fosse pelas necessidades e circunstâncias ordinárias da vida, fosse pelas circunstâncias extraordinárias de uma estimulação epiléptica ou elétrica. A variedade, o "caráter absurdo" dessas lembranças e cenas convulsivas levaram Penfield a supor que tais reminiscências eram essencialmente sem sentido e aleatórias:

> Na operação geralmente fica bem claro que a resposta experimental evocada é uma reprodução aleatória de qualquer coisa que tenha composto o fluxo de consciência durante algum intervalo da vida passada do paciente [...] Pode ter sido [Penfield prossegue resumindo a extraordinária miscelânea de sonhos e cenas epilépticas que ele evocou] um momento de ouvir música, um momento de olhar da porta para o interior de um salão de baile, um momento de imaginar a ação de ladrões de uma história em quadrinhos, um momento de acordar depois de um sonho vívido, um momento de conversar e rir com os amigos, um momento de procurar ouvir o filhinho para saber se ele está seguro, um momento de observar cartazes luminosos, um momento de estar deitada na sala de parto para dar à luz um filho, um momento de sentir medo de um homem ameaçador, um momento de observar pessoas entrando na sala com neve nas roupas [...] pode ter sido um momento de estar na esquina da Jacob com a Washington em South Bend, Indiana, [...] de ver os vagões do circo à noite, muitos anos atrás, na infância, [...] um momento de ouvir (e ver) a mãe despedindo-se dos convidados de uma festa [...] ou de ouvir o pai e a mãe cantando canções de Natal.

Eu gostaria de poder citar na íntegra essa passagem esplêndida de Penfield (Penfield e Perot, pp. 687 ss.). Ela expressa, assim como minhas pacientes irlandesas, um espantoso sentimento de "fisiologia pessoal", a fisiologia do eu. Penfield impressionou-se com a frequência dos ataques musicais e deixou muitos exemplos fascinantes e quase sempre engraçados, uma incidência de 3% nos mais de quinhentos pacientes com epilepsia do lobo temporal que ele estudou:

> Nos surpreendemos com o número de vezes em que a estimulação elétrica levou o paciente a ouvir *música*. Esta foi produzida a partir de dezessete pontos diferentes em onze casos [ver figura]. Ora se ouvia uma orquestra, ora vozes cantando, um piano tocando, ou um coro. Várias vezes afirmou-se que era uma canção de rádio [...] A localização para a produção de música está na convolução temporal superior, tanto na superfície lateral como na superior (e, assim, próximo do ponto associado à chamada *epilepsia musicogênica*).

Isso é comprovado de modo marcante, e muitas vezes cômico, pelos exemplos fornecidos por Penfield. A lista a seguir foi extraída de seu grande artigo final:

> "White Christmas" (caso 4), cantado por um coro.
> "Rolling along together" (caso 5). Não identificado pelo paciente, mas reconhecido pela enfermeira da sala de cirurgia quando o paciente a cantarolou durante a estimulação.
> "Hush-a-bye baby" (caso 6). Cantado pela mãe, mas também considerado um tema de um programa de rádio.
> "Uma canção que ele tinha ouvido antes, muito tocada no rádio" (caso 10).
> "Oh, Marie, oh, Marie" (caso 30). Música-tema de um programa de rádio.
> "The war march of the priests" (caso 31). É o lado 2 de "Hallelujah Chorus", um disco pertencente ao paciente.
> "Mãe e pai cantando canções de Natal" (caso 32).
> "Music from guys and dolls" (caso 37).
> "Uma canção que ela tinha ouvido muitas vezes no rádio" (caso 45).
> "I'll get by" e "You'll never know" (caso 46). Canções que ele tinha ouvido frequentemente no rádio.

Em cada caso — como ocorreu com a sra. O'M. — a música era fixa e estereotipada. A mesma melodia (ou melodias) era ouvida repetidamente, fosse no decorrer de ataques espontâneos, fosse mediante estimulação elétrica do córtex propenso a ataques. Portanto, essas melodias não eram populares só no rádio, mas igualmente populares como ataques alucinatórios; elas eram, por assim dizer, "As dez mais do córtex".

Existe alguma razão, devemos refletir, por que certas músicas (ou cenas) são "selecionadas" por determinados pacientes para reprodução em seus ataques alucinatórios? Penfield examinou essa questão e não vê razão, e certamente não há sentido, na seleção encontrada:

> Seria dificílimo imaginar que alguns dos incidentes triviais e músicas recordados durante a estimulação ou descarga epiléptica pudessem ter alguma importância emocional para o paciente, mesmo estando acentuadamente consciente dessa possibilidade.

A seleção, conclui Penfield, é "absolutamente aleatória, exceto pelo fato de haver alguns indícios de condicionamento cortical". Essas são as palavras, essa é a atitude, por assim dizer, da fisiologia. Talvez Penfield esteja correto — mas poderia haver mais alguma coisa? Está ele, de fato, "acentuadamente consciente", consciente o bastante, nos níveis relevantes, da possível importância emocional das músicas, do que Thomas Mann denominou "o mundo por trás da música"? Será suficiente um questionamento superficial, do tipo "Essa música tem algum significado especial para você"? Todos sabemos muito bem, com base no estudo das "livres associações", que os pensamentos aparentemente mais triviais ou aleatórios podem revelar uma inesperada profundidade e ressonância, mas que isso só se evidencia mediante uma análise em profundidade. Claramente não há essa análise profunda em Penfield, tampouco em nenhuma outra psicologia fisiológica. Não está claro se uma análise profunda desse tipo é necessária — mas, considerando a oportunidade extraordinária dada por tal miscelânea de músicas e cenas convulsivas, ficamos pensando que seria válida pelo menos uma tentativa.

Voltei a me ocupar da sra. O'M. brevemente, para trazer à tona as associações e sentimentos ligados às suas "canções". Isso pode ser desnecessário, mas acho que vale a pena tentar. Uma coisa importante já se evidenciou. Embora conscientemente ela não possa atribuir às três músicas um sentimento ou sentido especial, ela agora recorda, e isso é confirmado por outras pessoas, que *tinha a tendência a cantarolar essas músicas*, inconscientemente, muito

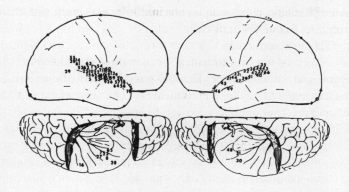

RESPOSTAS AUDITIVAS EXPERIMENTAIS A ESTIMULAÇÃO
1. Uma voz (*14*); Caso 28. 2. Vozes (*14*). 3. Uma voz (*15*). 4. Uma voz familiar (*17*). 5. Uma voz familiar (*21*). 6. Uma voz (*23*). 7. Uma voz (*24*). 8. Uma voz (*25*). 9. Uma voz (*28*); Caso 29. 10. Música conhecida (*15*). 11. Uma voz (*16*). 12. Uma voz familiar (*17*). 13. Uma voz familiar (*18*). 14. Música conhecida (*19*). 15. Vozes (*23*). 16. Vozes (*27*); Caso 4. 17. Música conhecida (*14*). 18. Música conhecida (*17*). 19. Música conhecida (*24*). 20. Música conhecida (*25*); Caso 30. 21. Música conhecida (*23*); Caso 31. 22. Voz familiar (*16*); Caso 32. 23. Música familiar (*23*); Caso 5. 24. Música familiar (*Y*). 25. Som de passos (*1*). Caso 6. 26. Voz familiar (*14*). 27. Vozes (*22*); Caso 8. 28. Música (*15*); Caso 9. 29. Vozes (*14*); Caso 36. 30. Som familiar (*16*); Caso 35. 31. Uma voz (*16a*); Caso 23. 32. Uma voz (*26*). 33. Vozes (*25*). 34. Vozes (*27*). 35. Uma voz (*28*). 36. Uma voz (*33*); Caso 12. 37. Música (*12*); Caso 11. 38. Uma voz (*17d*); Caso 24. 39. Voz familiar (*14*). 40. Vozes conhecidas (*15*). 41. Cão latindo (*17*). 42. Música (*18*). 43. Uma voz (*20*); Caso 13. 44. Voz familiar (*11*). 45. Uma voz (*12*). 46. Voz familiar (*13*). 47. Voz familiar (*14*). 48. Música familiar (*15*). 49. Uma voz (*16*); Caso 14. 50. Vozes (*2*). 51. Vozes (*3*). 52. Vozes (*5*). 53. Vozes (*6*). 54. Vozes (*10*). 55. Vozes (*11*); Caso 15. 56. Voz familiar (*15*). 57. Voz familiar (*16*). 58. Voz familiar (*22*); Caso 16. 59. Música (*10*); Caso 17. 60. Voz familiar (*30*). 61. Voz familiar (*31*). 62. Voz familiar (*32*); Caso 3. 63. Música familiar (*8*). 64. Música familiar (*10*). 65. Música familiar (*D2*); Caso 10. 66. Vozes (*11*); Caso 7.

tempo antes de elas se transformarem em ataques alucinatórios. Isso sugere que elas *já* estavam inconscientemente "selecionadas" — uma seleção que foi então capturada por uma patologia orgânica surgida posteriormente. Essas músicas continuam a ser as mais ouvidas por ela? São importantes para ela agora? Ela obtém alguma coisa de sua música alucinatória? No mês seguinte àquele em que examinei a sra. O'M., o *New York Times* publicou um artigo intitulado "Shostakovich tinha um segredo?". O "segredo" de Shostakovich, dava a entender um neurologista chinês, dr. Dajue Wang, era a presença de um estilhaço metálico, um fragmento móvel de granada, em seu cérebro, no corno temporal do ventrículo esquerdo. Shostakovich aparentemente relutava em permitir que o fragmento fosse removido:

> Desde que o fragmento fora parar ali, disse ele, cada vez que inclinava a cabeça para um lado ele podia ouvir música. Sua cabeça estava repleta de melodias — diferentes em cada ocasião — das quais ele fazia uso quando compunha.

Alegou-se que os raios X mostravam o fragmento deslocando-se quando Shostakovich movimentava a cabeça, pressionando seu lobo temporal "musical" quando ele a inclinava, produzindo uma infinidade de melodias que esse gênio podia usar. O dr. R. A. Henson, editor de *Music and the brain* (1977), expressou um ceticismo muito acentuado, mas não absoluto: "Eu hesitaria em garantir que é impossível acontecer isso".

Depois de ler o artigo, pedi que a sra. O'M. o lesse também, e suas reações foram veementes e claras. "Não sou nenhum Shostakovich", disse ela. "Não posso *usar* minhas músicas. Seja como for, estou farta delas — são sempre as mesmas. As alucinações musicais podem ter sido uma dádiva para Shostakovich, mas para mim não passam de um estorvo. *Ele* não queria ser tratado — mas eu sim, e muito."

Prescrevi anticonvulsivos à sra. O'M., e ela dali por diante deixou de ter convulsões musicais. Encontrei-a recentemente e lhe perguntei se sentia falta delas. "Nem um pouco", ela respondeu. "Estou muito melhor sem elas." Mas isso, como vimos, não ocorreu com a sra. O'C., cuja alucinose era, de um modo geral, de um tipo mais complexo, misterioso e profundo, e, mesmo possuindo uma causa aleatória, acabou tendo grande importância e utilidade psicológica.

De fato, com a sra. O'C. a epilepsia foi diferente desde o início, tanto em termos da fisiologia quanto do caráter e impacto "pessoal". Ocorreu, nas primeiras 72 horas, um ataque quase contínuo, ou "estado" de ataque, associado a uma apoplexia do lobo temporal. Isto, por si só, foi esmagador. Em segundo lugar, e isto também teve alguma base fisiológica (no caráter abrupto e extensão do ataque e sua perturbação de centros emocionais profundos do gancho do hipocampo, amígdala, sistema límbico etc., muito internos e em regiões profundas do lobo temporal), houve uma *emoção* muito forte associada aos ataques e uma satisfação imensa (e fortemente nostálgica) — uma sensação poderosíssima de ser novamente criança, em seu lar esquecido havia tanto tempo, nos braços e na presença de sua mãe.

Pode ser verdade que esses ataques tenham uma origem tanto fisiológica como pessoal, provindo de partes particularmente carregadas do cérebro, mas igualmente atendendo a determinadas circunstâncias e necessidades psíquicas, como em um caso relatado por Dennis Williams (1956):

> Um deputado, 31 anos (caso 2770), tinha epilepsia maior, induzida por ver-se sozinho em meio a estranhos. Início: recordação visual de seus pais em casa, o sentimento de "Que maravilha estar de volta". É descrito como uma lembrança muito agradável. Ele apresenta cútis anserina, sente calor e frio, e o ataque desaparece ou evolui para uma convulsão.

Williams relata essa história espantosa sem mais detalhes e não faz ligação entre as partes da mesma. A emoção é menosprezada como sendo puramente fisiológica — "prazer ictal" impróprio —, e a possível relação entre "estar de volta ao lar" e estar solitário é igualmente deixada de lado. Evidentemente, Williams pode estar certo; talvez tudo seja inteiramente fisiológico; mas para mim é difícil não pensar que, se fosse para ter ataques, esse homem, o caso 2770, dava um jeito de ter os ataques certos na hora certa.

No caso da sra. O'C., a necessidade nostálgica era mais crônica e profunda, pois seu pai morrera antes de ela nascer, e ela perdera a mãe antes de completar cinco anos. Órfã, sozinha, fora mandada para os Estados Unidos, para morar com uma tia solteira muito severa. A sra. O'C. não tinha lembranças conscientes dos primeiros cinco anos de sua vida — nenhuma recordação da mãe, da Irlanda, do "lar". Para ela isso sempre fora motivo de imensa e dolorosa tristeza — essa ausência, ou esquecimento, dos primeiros, dos mais preciosos anos de sua vida. Muitas vezes ela tentara, sempre em vão, recapturar as lembranças de sua infância perdida e esquecida. Agora, com o sonho e o longo "estado onírico" que o sucedeu, ela recapturou um sentimento crucial de sua infância esquecida, perdida. O sentimento que lhe vinha não era apenas "prazer ictal", mas uma alegria vibrante, intensa e tocante. Era, em suas palavras, como se uma porta se abrisse — uma porta que ficara obstinadamente fechada toda a sua vida.

Em seu belo livro sobre "recordações involuntárias" (*A collection of moments*, 1970), Esther Salaman fala sobre a necessidade de preservar, ou recuperar, "as lembranças sagradas e preciosas da infância", e sobre como a vida é pobre, *sem alicerces* na ausência dessas recordações. Ela menciona a imensa alegria, o senso de realidade que recuperar essas lembranças pode trazer, e fornece uma profusão de maravilhosas citações autobiográficas, especialmente de Dostoiévski e Proust. Todos nós somos "exilados de nosso passado", escreve essa autora, e por isso *precisamos* recuperá-lo. Para a sra. O'C., que beirava os noventa anos e o fim de uma longa vida solitária, essa recaptura de lembranças "sagradas e preciosas" da infância, essa estranha e quase milagrosa anamnese que abrira à força a porta fechada da amnésia da infância, foi proporcionada, paradoxalmente, por um distúrbio cerebral.

Ao contrário da sra. O'M., para quem os ataques eram exaustivos e tediosos, a sra. O'C. obtinha deles um conforto para o espírito. Eles lhe davam um senso de sustentáculo psicológico e realidade, o senso elementar que ela perdera, nas longas décadas de desligamento e "exílio", de que ela *tivera* uma verdadeira infância e um lar, de que *fora* amada e recebera cuidados e carinho materno. Enquanto a sra. O'M. *queria* o tratamento, a sra. O'C. recusava os anticonvulsivos: "Eu *preciso* destas lembranças", dizia. "Preciso do que está acontecendo... E isto vai terminar mais cedo do que eu gostaria."

Dostoiévski tinha "ataques psíquicos" ou "estados mentais complexos" no início dos ataques epilépticos, e certa vez comentou sobre eles:

· 163 ·

Vocês, pessoas sadias, não podem imaginar a felicidade que nós, epi-lépticos, sentimos durante o segundo que antecede nossos ataques [...] Não sei se essa felicidade dura segundos, horas ou meses, mas, acreditem, *eu não a trocaria por todas as alegrias que a vida pode proporcionar*. (T. Alajouanine, 1963.)

A sra. O'C. deve ter compreendido isso. Também ela sentia, em seus ataques, uma extraordinária felicidade. Mas isso lhe parecia o auge da sanidade mental e da saúde — a própria chave, ou melhor, a porta, para a sanidade mental e a saúde. Por isso, vivenciava sua doença como saúde, como uma *cura*.

Quando melhorou e por fim se recobrou do derrame, a sra. O'C. atravessou um período de melancolia e medo. "A porta está fechando", ela comentou. "Estou perdendo tudo novamente." E de fato ela perdeu, em meados de abril, as súbitas irrupções de cenas, músicas e sensações da infância, seus repentinos "transportes" epilépticos para o mundo de seus primeiros anos de vida — que eram sem dúvida "reminiscências", e autênticas, pois, como comprovou Penfield sem sombra de dúvida, tais ataques capturam e reproduzem uma realidade — uma realidade vivenciada, e não uma fantasia: segmentos verdadeiros da vida e experiência passada do indivíduo.

Mas Penfield sempre fala em "consciência" nesse contexto — em ataques físicos capturando e reproduzindo convulsivamente parte do fluxo de consciência, da realidade consciente. O que é singularmente importante, e comovente, no caso da sra. O'C. é o fato de a "reminiscência" epiléptica ter capturado algo inconsciente — experiências da primeira infância, esquecidas ou reprimidas da consciência — restaurando-as, convulsivamente, à memória e consciência plenas. E podemos supor ser essa a razão por que, embora fisiologicamente a "porta" se tenha fechado, a experiência em si não foi esquecida, deixando uma impressão profunda e duradoura e sendo vivenciada como uma experiência significativa e benéfica. "Estou feliz por isso ter acontecido", ela declarou quando tudo terminou. "Foi a experiência mais saudável, mais feliz de minha vida. Já não há um grande pedaço da infância faltando. Não consigo recordar os detalhes agora, mas sei que está tudo lá. Sinto uma espécie de inteireza que nunca tinha sentido antes."

Essas não foram palavras vazias, e sim corajosas e verdadeiras. Os ataques da sra. O'C. realmente efetuaram uma espécie de

· 164 ·

"conversão", proporcionaram de fato um centro para uma vida sem eixo, devolveram a ela a infância que perdera — e com isso veio uma serenidade que ela nunca sentira antes e que permaneceu pelo resto de sua vida: uma serenidade e segurança de espírito supremas, só permitidas àqueles que possuem, ou recuperam, o verdadeiro passado.

PÓS-ESCRITO

"Nunca me consultaram apenas devido a 'reminiscência' [...]", disse Hughlings Jackson; em contraste, Freud afirmou: "A neurose *é* reminiscência". Mas claramente o termo está sendo empregado em sentidos absolutamente opostos — pois o objetivo da psicanálise, poderíamos dizer, é substituir "reminiscências" falsas ou fantásticas por uma verdadeira recordação, ou anamnese, do passado (e é precisamente essa recordação verdadeira, seja trivial, seja profunda, que é evocada no decorrer de ataques psíquicos). Freud, como sabemos, admirava muito Hughlings Jackson — mas não sabemos se este, que viveu até 1911, já teria ouvido falar de Freud.

A beleza de um caso como o da sra. O'C. está em que ele é ao mesmo tempo "jacksoniano" e "freudiano". Ela apresentava uma "reminiscência" jacksoniana, mas esta serviu para dar-lhe um alicerce e curá-la, como uma "anamnese" freudiana. Casos assim são excitantes e preciosos, pois atuam como uma ponte entre o físico e o pessoal, e mostrarão, se permitirmos, os rumos da neurologia do futuro, uma neurologia da experiência vivida. A meu ver, isso não teria surpreendido ou indignado Hughlings Jackson. De fato, é certamente o que ele próprio sonhou, quando escreveu sobre "estados oníricos" e "reminiscência" nos idos de 1880.

Penfield e Perot intitularam seu artigo "The brain's record of visual and auditory experience" [O registro cerebral da experiência visual e auditiva], e podemos agora refletir sobre a forma, ou formas, que esses "registros" internos podem ter. O que ocorre, nesses ataques "experimentais" absolutamente pessoais, é a reprodução completa de (um segmento de) uma experiência. Poderíamos perguntar: o que *poderia* ser posto para funcionar de maneira a reconstituir uma experiência? Seria algo semelhante a um filme ou disco, rodado no projetor ou toca-discos do cérebro? Ou algo análogo, mas logicamente anterior — como um *script* ou uma partitura? Qual será a forma final, a forma natural, do repertório de nossa vida? O repertório que fornece não apenas a "memória" e a "reminiscência", mas nossa imaginação em todos os níveis, das simples imagens sensoriais e motoras aos mais complexos mundos, paisagens, cenas imaginativas? Um repertório, uma memória, uma imaginação de uma vida que é essencialmente pessoal, dramática e "icônica".

A ocorrência de reminiscência em nossos pacientes traz à luz questões fundamentais a respeito da natureza da memória (ou *mnesis*) — e tais questões também são suscitadas, inversamente, em nossas histórias sobre *amnésia* ou *amnesis* ("O marinheiro perdido" e "Uma questão de identidade", capítulos 2 e 12). Questões análogas sobre a natureza do conhecimento (ou *gnosis*) são levantadas com base em nossos pacientes com *agnosias* — a dramática agnosia visual do dr. P. ("O homem que confundiu sua mulher com um chapéu") e as agnosias auditiva e musical da sra. O'M. e Emily D. (capítulo 9, "O discurso do Presidente"). E questões semelhantes acerca da natureza da ação (ou *práxis*) nascem da confusão motora, ou *a*praxia, de certos retardados e de pacientes com apraxias do lobo frontal — as quais às vezes são tão graves que esses pacientes podem tornar-se incapazes de andar, perder suas "melodias cinéticas", as melodias do andar (isso acontece também com pacientes parkinsonianos, como foi descrito em *Tempo de despertar*).

Assim como a sra. O'C. e a sra. O'M. apresentavam "reminiscência", uma irrupção convulsiva de melodias e cenas — uma espécie de *hipermnese* e *hipergnose* —, nossos pacientes com amnésia e agnosia perderam (ou estão perdendo) suas melodias e cenas íntimas. Ambos os casos atestam a natureza "melódica" e "cênica" da vida interior, a natureza "proustiana" da memória e da mente.

Estimule-se um ponto no córtex de um paciente assim e desenvolve-se, convulsivamente, uma evocação ou reminiscência proustiana. O que serviria de intermediário para isso? Que tipo de organização cerebral poderia permitir que isso acontecesse? Nossas concepções atuais sobre o processamento e representação cerebral são todas essencialmente computistas (ver, por exemplo, o brilhante livro de David Marr, *Vision: a computational investigation of visual representation in man*, 1982). E, como tal, são expressas em termos de "esquemas", "programas", "algoritmos" etc.

Mas será que esquemas, programas e algoritmos nos fornecem, por si sós, a qualidade ricamente visionária, dramática e musical da experiência — a vívida qualidade pessoal que *faz* dela uma "experiência"?

A resposta é, claramente, e até mesmo com veemência, "Não!". Representações computistas — até mesmo a primorosa sofisticação concebida por Marr e Bernstein (os dois maiores pioneiros e estudiosos dessa área) — jamais poderiam, por si sós, constituir representações "icônicas", as representações que são o encadeamento e a essência da vida.

Assim, surge um hiato, na verdade um abismo, entre o que ficamos sabendo por nossos pacientes e o que os fisiologistas nos dizem. Existe algum modo de transpor esse abismo? Ou, se isso for categoricamente impossível (como pode ser), existem conceitos além dos da cibernética com os quais possamos compreender melhor a natureza essencialmente pessoal, proustiana da reminiscência da mente, da vida? Em suma, podemos ter uma fisiologia proustiana, muito superior à mecânica, sherringtoniana? (O próprio Sherrington faz alusão a essa possibilidade em *Man on his nature* [1940], quando imagina a mente como um "tear encantado" a tecer em padrões sempre mutáveis porém sempre significativos — tecendo, de fato, padrões de sentido...)

Esses padrões de sentido transcenderiam programas ou padrões puramente formais ou computistas e dariam margem à qualidade essencialmente *pessoal* que é inerente à reminiscência, inerente a toda *mnesis*, *gnosis* e práxis. E se perguntarmos que forma, que organização esses padrões poderiam ter, a resposta vem à mente de imediato (e, de certo modo, inevitavelmente). Padrões pessoais, padrões para o indivíduo, teriam de possuir a forma de *scripts* ou partituras — assim como padrões abstratos, padrões para computador, têm de estar na forma de esquemas ou programas. Portanto, acima do nível de programas cerebrais, precisamos conceber um nível de *scripts* e partituras cerebrais.

A partitura de "Easter parade", imagino, está indelevelmente gravada no cérebro da sra. O'M. — a partitura, *sua* partitura, de tudo o que ela ouviu e sentiu no momento original em que a experiência foi impressa. De modo semelhante, as partes "dramatúrgicas" do cérebro da sra. O'C., aparentemente esquecidas mas ainda assim totalmente recuperáveis, devem ter guardado, indelevelmente inscrito, o *script* de seu dramático cenário da infância.

E cabe notar, com base nos casos de Penfield, que a remoção do diminuto ponto convulsivo do córtex, do foco irritante causador da reminiscência, pode remover *in toto* a cena repetitiva e substituir uma reminiscência absolutamente específica ou "hipermnésia" por um esquecimento ou amnésia também absolutamente específico. Existe nisso um aspecto de extrema importância, e também assustador: a possibilidade de uma *verdadeira* psicocirurgia, uma neurocirurgia da identidade (infinitamente mais refinada e específica do que nossas grosseiras amputações e lobotomias, que podem embotar ou deformar todo o caráter mas não são capazes de atingir as experiências individuais).

A experiência não é *possível* antes de ser organizada iconicamente; a ação não é *possível* se não for organizada iconicamente. "O registro cerebral" de tudo — tudo o que é vivo — tem de ser icônico. Essa é a forma *final* do registro cerebral, muito embora o feitio preliminar possa ser moldado como cômputo ou programa. A forma final da representação cerebral tem de ser, ou admitir, a "arte" — o cenário e a melodia artística da experiência e da ação.

Analogamente, se as representações cerebrais estão danificadas ou destruídas, como nas amnésias, agnosias e apraxias, sua reconstituição (se possível) requer uma dupla abordagem: uma tentativa de reconstituir programas e sistemas danificados — como vem sendo desenvolvida, extraordinariamente, pela neuropsicologia soviética — ou uma intervenção direta no âmbito das melodias e cenários íntimos (como descrito em *Tempo de despertar*, *Com uma perna só* e vários casos mencionados neste livro, em especial "Rebecca" [capítulo 21] e na introdução da parte 4). Qualquer abordagem pode ser empregada — ou ambas associadas — para podermos entender ou ajudar pacientes com dano cerebral: uma terapia "sistemática" e uma terapia "artística", preferivelmente ambas.

Tudo isso foi sugerido cem anos atrás — no texto original de Hughlings Jackson sobre "reminiscência (1880); por Korsakoff ao tratar da amnésia (1887); e por Freud e Anton, na década de 1890, com relação às agnosias. Os notáveis *insights* desses quatro autores foram um tanto esquecidos, eclipsados pela ascensão de uma fisiologia sistemática. Chegou o momento de recuperá-los, tornar a usá-los para que possa emergir, em nossa época, uma nova e bela ciência e terapia "existencial", que possa combinar-se à sistemática para nos dar uma compreensão e um poder abrangentes.

Desde a publicação original deste livro, venho sendo consultado sobre inúmeros casos de "reminiscência" musical — esta evidentemente não é rara, em especial nos idosos, embora o medo possa inibir a busca de ajuda. Ocasionalmente (como aconteceu nos casos da sra. O'C. e da sra. O'M.) é comprovada uma patologia grave ou significativa. Às vezes — como em um relato de caso recente (*NEJM*, 5 de setembro de 1985) — existe uma origem tóxica, como o uso excessivo de aspirina. Pacientes com grave surdez nervosa podem ter "fantasmas" musicais. Porém, na maioria dos casos, nenhuma patologia pode ser encontrada, e o problema, embora incômodo, é essencialmente benigno. Por que as partes musicais do cérebro, entre todas, seriam tão propensas a essas "apresentações" na idade avançada é uma questão que permanece muito obscura.

16

NOSTALGIA INCONTINENTE

Se no contexto de epilepsia ou enxaqueca encontrei ocasionalmente a "reminiscência", ela foi muito comum em meus pacientes pós-encefalíticos excitados pela levodopa — tanto assim que acabei me referindo à levodopa como "uma espécie de estranha e pessoal máquina do tempo". A reminiscência foi tão pronunciada para uma paciente que fiz dela o tema de uma Carta ao Editor publicada na *Lancet* em junho de 1970 e reproduzida abaixo. Nessa ocasião, eu me vi raciocinando sobre a "reminiscência" no sentido restrito, jacksoniano, como um surto convulsivo de recordações do passado remoto. Mais tarde, quando escrevi a história dessa paciente (Rose R.) em *Tempo de despertar*, pensei menos em termos de "reminiscência" e mais de "parada" ("Será que ela nunca saiu de 1926?", escrevi), e é nesses termos que Harold Pinter retrata "Deborah" em sua peça *A kind of Alaska*.

Um dos efeitos mais espantosos da levodopa quando administrada a determinados pacientes pós-encefalíticos é a reativação de sintomas e padrões de comportamento presentes em um estágio muito anterior da doença, mas subsequentemente "perdidos". Já comentamos, a esse respeito, sobre a exacerbação ou recorrência de crises respiratórias, crises oculógiras, hipercineses iterativas e tiques. Observamos, também, a reativação de muitos outros sintomas "adormecidos", primitivos, como mioclono, bulimia, polidipsia, satiríase, dor central, tono emocional forçado etc. Em níveis de função ainda mais complexos, verificamos o retorno e a reativação de posturas morais, sistemas de pensamento, sonhos e recordações complexos e com carga afetiva — todos "esquecidos", reprimidos ou de outra forma inativos no limbo da doença pós-encefalítica intensamente acinética e às vezes apática.

Um exemplo marcante de reminiscência forçada induzida por levodopa foi observado no caso de uma mulher de 63 anos que apresentava parkinsonismo pós-encefalítico progressivo desde os dezoito anos e ficara internada em um estado de "transe" oculógiro quase contínuo por 24 anos. A levodopa, de início, libertou notavelmente a paciente do parkinsonismo e transe oculógiro, permitindo-lhe falar e movimentar-se de maneira quase normal. Logo em seguida, surgiram (como ocorreu com vários de nossos pacientes) excitação psicomotora e intensificação da libido. Esse período foi marcado por nostalgia, identificação prazerosa com um eu mais jovem e surto incontrolável de recordações e alusões sexuais remotas. A paciente pediu um gravador e, no decorrer de alguns dias, gravou inúmeras canções devassas, piadas e poemas "indecentes", todos derivados de conversas de festas, revistas "pornográficas", boates e music-halls da segunda metade da década de 20. Esses recitais eram animados por repetidas alusões a eventos ocorridos naquela época e pelo emprego de coloquialismos, entonações e maneirismos sociais obsoletos que evocavam irresistivelmente a era das "melindrosas". Ninguém se mostrou mais surpreso do que a própria paciente: "É espantoso!", ela comentou. "Não consigo entender. Faz mais de quarenta anos que não ouço essas coisas nem penso nelas. Eu nem sabia que ainda as sabia. Mas agora elas não param de me passar pela cabeça." O aumento da excitação tornou necessária a redução da levodopa, e com isso a paciente, embora permanecesse com a capacidade de expressar-se com clareza e coerência, "esqueceu" instantaneamente todas aquelas recordações remotas e nunca mais foi capaz de lembrar-se de um único verso das músicas que gravara.

A reminiscência forçada — em geral associada a uma sensação de déjà vu, e (no termo jacksoniano) à "duplicação de consciência" — ocorre com muita frequência em ataques de enxaqueca e epilepsia, em estados hipnóticos e psicóticos e, menos notavelmente, com todas as pessoas, em resposta ao poderoso estímulo mnemônico de determinadas palavras, sons, cenas e em especial odores. Surtos repentinos de lembranças foram mencionados no contexto de crises oculógiras, como em um caso descrito por Zutt no qual "milhares de lembranças subitamente amontoaram-se na mente do paciente". Penfield e Perot conseguiram evocar recordações estereotipadas estimulando pontos epileptogênicos do córtex, e inferiram que ataques de ocorrência natural ou induzidos artificialmente em tais pacientes ativam "sequências de memória fossilizadas" no cérebro.

Supomos que nossa paciente (como toda pessoa) está abastecida de um número quase infinito de traços de memória "adormecidos", alguns dos quais podendo ser reativados em condições especiais, em particular condições de excitação excessiva. Esses traços, a nosso ver — assim como as impressões subcorticais de eventos remotos muito abaixo do horizonte da vida mental —, encontram-se indelevelmente gravados no sistema nervoso e podem persistir indefinidamente em um estado de latência, devido à ausência de excitação ou à inibição positiva. Os efeitos da excitação ou desinibição desses traços podem, evidentemente, ser idênticos e mutuamente provocativos. Duvidamos, contudo, de que seja adequado afirmar que as lembranças de nossa paciente foram simplesmente "reprimidas" durante sua doença e depois "liberadas" na reação à levodopa. A reminiscência forçada induzida por levodopa, estimulações do córtex, enxaquecas, epilepsias, crises etc. parece ser, primordialmente, uma excitação, ao passo que a reminiscência nostálgica incontinente dos idosos, e às vezes dos bêbados, assemelha-se mais a uma desinibição e revelação de traços arcaicos. Todos esses estados podem "liberar" a memória, e todos eles podem levar a pessoa a reviver e reencenar o passado.

17

PASSAGEM PARA A ÍNDIA

Bhagawhandi P., uma moça indiana de dezenove anos com um tumor maligno no cérebro, foi internada em nosso hospital de doentes terminais em 1978. O tumor — um astrocitoma — manifestara-se pela primeira vez quando ela estava com sete anos, mas era na época de baixa malignidade e bem circunscrito, permitindo uma ressecção completa e o retorno da função normal, e possibilitando a Bhagawhandi voltar à vida normal.

Essa suspensão temporária da doença durou dez anos, durante os quais ela aproveitou a vida ao máximo, grata e consciente, pois sabia (era uma moça muito inteligente) que tinha uma "bomba-relógio" na cabeça.

Quando ela estava com dezoito anos, o tumor reapareceu, dessa vez muito mais invasivo e maligno e não mais passível de remoção. Foi feita uma descompressão para permitir a expansão do tumor — e foi assim, com fraqueza e adormecimento do lado esquerdo, convulsões ocasionais e outros problemas, que Bhagawhandi foi internada.

De início, ela se mostrou notavelmente alegre, parecendo aceitar plenamente o destino que lhe estava reservado, mas ainda ávida por estar com outras pessoas, ter atividades, desfrutar e experimentar enquanto lhe fosse possível. À medida que o tumor foi avançando em direção a seu lobo temporal e a descompressão começou a se tornar protuberante (administramos esteroides para reduzir o edema cerebral), suas convulsões adquiriram maior frequência — e ficaram mais estranhas.

Os ataques originais eram convulsões do grande mal, e esses ela continuou a apresentar ocasionalmente. Seus novos ataques tinham um caráter totalmente diverso. Ela não perdia a consciência, mas parecia "estar sonhando" (e sentia que estava); era fácil verificar (e comprovar por EEG) que ela passara a ter convulsões do lobo temporal frequentes, as quais, como ensinou Hughlings Jackson, muitas vezes caracterizam-se por "estados oníricos" e "reminiscência" involuntária.

Logo esse vago estado onírico assumiu um caráter mais definido, concreto e visionário. Passou a ter a forma de visões da Índia — paisagens, aldeias, casas, jardins — que Bhagawhandi reconhecia de imediato como lugares que ela vira e apreciara quando criança.

"Isso a perturba?", perguntamos. "Podemos mudar a medicação."

"Não", ela respondeu, com um sorriso sereno. "Gosto desses sonhos — eles me levam de volta para casa."

Às vezes havia pessoas, em geral seus parentes ou vizinhos da aldeia natal; em outras ocasiões, havia conversas, cantos ou danças. Uma vez ela estava na igreja, outra em um cemitério; porém, com maior frequência, havia as planícies, os campos, as plantações de arroz próximas da aldeia, suaves colinas que subiam até o horizonte.

Todas essas manifestações seriam convulsões do lobo temporal? De início parecia ser esse o caso, mas depois não tivemos tanta certeza; pois os ataques do lobo temporal (como salientou Hughlings Jackson e Wilder Penfield pôde confirmar por estimulação do cérebro exposto — ver "Reminiscência") tendem a apresentar um formato bastante fixo: uma única cena ou música, repetida invariavelmente, acompanhada de um foco igualmente fixo no córtex. Os sonhos de Bhagawhandi, por outro lado, não eram assim fixos, apresentando panoramas sempre em mudança e dispersando as paisagens que ela "via". Estaria ela, então, intoxicada e com alucinações devido às altas doses de esteroides que lhe administrávamos? Isso parecia possível, mas não podíamos reduzir os esteroides — ela entraria em coma e morreria em poucos dias.

E a chamada "psicose de esteroides" com frequência é marcada pela excitação e desorganização, enquanto Bhagawhandi estava sempre lúcida, quieta e calma. Seriam então, no sentido freudiano, fantasias ou sonhos? Ou o tipo de loucura onírica (onirofrenia) que pode ocorrer às vezes na esquizofrenia? Também disso não podíamos ter certeza; pois, embora houvesse uma espécie de fantasmagoria, todos os fantasmas eram claramente recordações. Ocorriam lado a lado com estado de alerta e consciência normais (Hughlings Jackson, como vimos, fala em "duplicação de consciência"), e não evidenciavam uma "catexia" excessiva nem eram carregados de impulsos arrebatados. Lembravam mais certas pinturas, ou poemas sinfônicos, às vezes alegres, às vezes tristes, evocações, revogações, visitas a — e de — uma infância amada e lembrada com carinho.

Dia a dia, semana a semana, os sonhos, as visões surgiam com maior frequência, tornavam-se mais intensos. Já não eram mais ocasionais, ocupavam a maior parte do dia. Nós a víamos extasiada, como que em transe, os olhos ora fechados, ora abertos porém sem ver, e no rosto sempre um sorriso tênue, misterioso. Se alguém se aproximasse dela ou lhe pedisse algo, como as enfermeiras precisavam fazer, ela respondia de imediato, com lucidez e cortesia, mas havia, mesmo entre o pessoal de espírito mais prático do hospital, a sensação de que ela estava em outro mundo e de que não a devíamos interromper. Eu compartilhava esse sentimento e, embora estivesse curioso, relutava em perscrutar. Uma vez, só uma vez, perguntei: "Bhagawhandi, o que está acontecendo?".

"Estou morrendo", ela respondeu. "Estou indo para casa. Estou voltando para o lugar de onde vim — pode chamar de meu retorno."

Mais uma semana se passou, e Bhagawhandi deixou de reagir a estímulos externos, parecendo totalmente imersa em um mundo próprio; embora tivesse os olhos fechados, o rosto ainda mostrava o sorriso tênue e satisfeito. "Ela está na jornada de volta", disse o pessoal do hospital. "Logo estará lá." Três dias depois, ela morreu — ou deveríamos dizer "chegou", tendo completado sua passagem para a Índia?

18

O CÃO SOB A PELE

Stephen D., 22 anos, estudante de medicina, sob efeito de drogas (cocaína, cloridrato de fenociclidina [PCP], principalmente anfetaminas). Sonho vívido uma noite, sonhou que era cachorro, em um mundo de odores inimaginavelmente rico e significativo. ("O cheiro alegre da água... o cheiro desafiador de uma rocha.") Ao acordar, ele se viu em um mundo exatamente como aquele. "Como se eu tivesse sido totalmente daltônico antes e de repente me achasse em um mundo cheio de cores." Ele de fato apresentou uma acentuação da visão em cores ("Eu conseguia distinguir dúzias de marrons onde antes só via marrom. Meus livros encadernados com couro marrom, que antes pareciam semelhantes, passaram todos a ter matizes bem distintos e perceptíveis") e uma notável intensificação da percepção visual e memória eidética ("Eu antes não conseguia desenhar, não conseguia 'ver' as coisas na mente, mas depois era como ter uma câmara clara na cabeça — eu 'via' tudo como se estivesse projetado no papel, e apenas desenhava os contornos que 'via'. Subitamente, tornei-me capaz de fazer desenhos anatômicos muito precisos"). Mas foi a hipertrofia do *olfato* que verdadeiramente transformou seu mundo: "Sonhei que era cachorro — foi um sonho olfativo — e acordei para um mundo infinitamente aromático, um mundo no qual todas as outras sensações, intensificadas como estavam, empalideciam diante dos cheiros". E tudo isso veio acompanhado de uma espécie de emoção vibrante, ansiosa, e uma estranha nostalgia, como que por um mundo perdido, meio esquecido, meio lembrado.[1]

---

[1] Estados um tanto semelhantes — uma estranha emotividade, às vezes nostalgia,

"Entrei numa loja de perfumes", continuou ele. "Eu nunca tinha sido muito bom para distinguir cheiros antes, mas dessa vez diferenciei cada um instantaneamente — e para mim cada um era único, evocativo, todo um mundo." Ele descobriu que podia distinguir todos os seus amigos — e pacientes — pelo cheiro. "Eu entrava na clínica, farejava como um cão e, naquela fungadela, reconhecia, antes de ver, os vinte pacientes que estavam ali. Cada um possuía sua fisionomia olfativa, um rosto-cheiro, muito mais vívido e evocativo, mais fragrante do que qualquer rosto visto." Ele era capaz de cheirar as emoções — medo, alegria, sexualidade — como um cachorro. Podia reconhecer cada rua, cada loja, pelo cheiro — era capaz de se deslocar por Nova York, infalivelmente, guiado pelo olfato.

Ele sentiu um certo impulso de farejar tudo e de tocar em tudo ("Nada era verdadeiramente real enquanto eu não sentisse e tocasse"), mas o reprimia, quando estava com outras pessoas, para não ser inconveniente. Os odores sexuais eram excitantes e intensificados — porém não mais do que o cheiro de comida e outros aromas, a seu ver. O prazer olfativo era intenso — e também o desprazer — mas para ele parecia menos um mundo de mero prazer ou desprazer e mais toda uma estética, toda uma avaliação, todo um novo significado a cercá-lo. "Era um mundo irresistivelmente concreto, de pormenores", explicou, "um mundo irresistível de natureza imediata, de significado imediato." Ele que antes era um tanto intelectual, dado a reflexão e abstração, passou a considerar o pensamento, a abstração e a categorização um tanto difíceis e irreais diante do imperioso caráter imediato de cada experiência.

De maneira muito súbita, após três semanas, essa estranha transformação cessou — seu sentido do olfato, todos os seus senti-

---

"reminiscência" e *déjà vu* associados a intensas alucinações do olfato — são característicos de "ataques uncinados", uma forma de epilepsia do lobo temporal descrita pela primeira vez por Hughlings Jackson a cerca de um século. Em geral, a experiência é muito específica, mas ocasionalmente ocorre uma intensificação geral do olfato, uma hiperosmia. O gancho do hipocampo, filogeneticamente uma parte do antigo "cérebro olfativo" (ou rinencéfalo), tem associação funcional com todo o sistema límbico, o qual vem sendo cada vez mais reconhecido como crucial para determinar e regular todo o "tono" emocional. A excitação deste, por qualquer meio, produz emotividade acentuada e intensificação dos sentidos. Todo esse tema, com suas fascinantes ramificações, foi estudado minuciosamente por David Bear (1979).

dos, voltaram ao normal; ele se viu novamente, com uma sensação que era um misto de perda e alívio, em seu antigo mundo de palidez, de sentidos débeis, de não concretude e abstração. "Estou feliz por ter voltado", ele comentou, "mas é uma perda enorme, também. Agora percebo o que deixamos de lado por sermos civilizados e humanos. Também precisamos do outro — do 'primitivo.'"

Dezesseis anos se passaram — e os tempos de estudante, de anfetaminas, ficaram bem para trás. Nunca mais houve recorrência de coisa alguma remotamente semelhante. O dr. D. é um jovem clínico geral muito bem-sucedido, meu amigo e colega em Nova York. Ele não lamenta — mas às vezes sente saudades: "O mundo dos cheiros, o mundo dos aromas", exclama, "tão vívido, tão real! Foi como uma visita a um outro mundo, um mundo de pura percepção, rico, vivo, autossuficiente e pleno. Como eu gostaria de às vezes poder voltar a ser cachorro!".

Freud escreveu em várias ocasiões que o sentido do olfato no homem era uma "perda", reprimido no crescimento e na civilização quando o homem assumiu a postura ereta e reprimiu a sexualidade primitiva, pré-genital. De fato, intensificações específicas (e patológicas) do olfato foram registradas na parafilia, fetichismo e perversões e regressões afins.[2] Mas a desinibição aqui descrita parece mais geral e, embora associada a excitação — provavelmente uma excitação dopaminérgica induzida por anfetamina —, não era especificamente sexual nem associada a regressão sexual. Hiperosmia semelhante, às vezes paroxísmica, pode ocorrer em estados excitados hiperdopaminérgicos, como no caso de alguns pós-encefalíticos tratados com levodopa e alguns pacientes com síndrome de Tourette.

O que vemos é, no mínimo, a universalidade da inibição, mesmo no nível perceptivo mais elementar: a necessidade de inibir o que Head denominava "protopático", considerado primordial e repleto de tom do sentimento, a fim de permitir a emergência do "epicrítico", refinado, categorizante e sem tono emocional.

A necessidade dessa inibição não pode ser reduzida ao freudiano, nem sua redução pode ser exaltada, romantizada como bla-

---

[2] Isso foi bem descrito por A. A. Brill (1932), que apontou os contrastes com o brilho, a redolência geral do mundo dos cheiros em animais macrosmáticos (como os cães), "selvagens" e crianças.

kiana. Talvez precisemos dela, como Head dá a entender, para que possamos ser homens e não cães.[3] Entretanto, a experiência de Stephen D. nos lembra, como o poema de G. K. Chesterton, "The song of Quoodle", que às vezes precisamos ser cães e não homens:

> *Eles não têm nariz*
> *Os decaídos filhos de Eva...*
> *Oh, para o cheiro alegre da água,*
> *o cheiro desafiador de uma rocha!*

PÓS-ESCRITO

Recentemente, encontrei uma espécie de corolário deste caso — um homem talentoso que sofreu uma lesão na cabeça, danificando gravemente seus tratos olfativos (estes são muito vulneráveis em seu longo trajeto pela fossa anterior) e, em consequência, perdendo por completo o sentido do olfato.

Ele se espantou e ficou aflito com os efeitos dessa perda: "Sentido do olfato?", diz ele. "Eu não lhe dava a menor importância. Normalmente ninguém dá. Mas quando o perdi — foi como ficar cego de repente. A vida perdeu boa parte do sabor — ninguém percebe o quanto o 'sabor' vem do cheiro. Nós *cheiramos* as pessoas, *cheiramos* os livros, *cheiramos* a cidade, *cheiramos* a primavera — talvez não conscientemente, mas como um rico pano de fundo para tudo o mais. Todo o meu mundo de repente ficou radicalmente mais pobre [...]"

Havia uma sensação aguda de perda, um imenso anseio, uma verdadeira osmalgia: o desejo de lembrar o mundo dos cheiros ao qual ele não prestara atenção conscientemente mas que, ele agora sentia, formara o verdadeiro alicerce da vida. E então, alguns meses depois, para seu espanto e alegria, o café da manhã que ele tanto apreciava e que se tinha tornado "insípido" começou a readquirir seu sabor. Hesitante, ele experimentou o cachimbo, intocado havia meses, e ali também percebeu sinais do rico aroma que ele adorava.

Todo animado — os neurologistas não haviam dado esperanças de recuperação — ele voltou ao médico. Porém, depois de exa-

---

[3] Ver a crítica de Jonathan Miller a Head, intitulada "The dog beneath the skin", em *The Listener* (1970).

miná-lo minuciosamente, empregando a técnica do "duplo-cego", o médico declarou: "Não, infelizmente não há nenhum sinal de recuperação. Você ainda tem uma total anosmia. Mas é curioso que agora 'sinta o cheiro' do cachimbo e do café...".

O que parece estar acontecendo — e é importante que apenas os tratos olfativos, e não o córtex, tenham sido danificados — é o desenvolvimento de uma imagem mental olfativa muito acentuada, poderíamos dizer quase uma alucinose controlada, de modo que ao beber café e acender o cachimbo — situações que antes eram normalmente repletas de associações com aromas — ele agora consegue evocar ou evocar novamente esses aromas, inconscientemente e com tal intensidade que ele a princípio pensou que fossem "reais".

Essa capacidade — em parte consciente, em parte inconsciente — intensificou-se e disseminou-se. Hoje em dia, por exemplo, ele fareja e "sente o cheiro" da primavera. Ou pelo menos traz à tona uma lembrança ou quadro dos aromas, tão intenso que ele quase consegue enganar a si mesmo, e enganar os outros, fazendo crer que realmente está sentindo o cheiro.

Sabemos que essa compensação ocorre com frequência nos cegos e nos surdos. Lembremos o surdo Beethoven e o cego Prescott. Mas ignoro se isso é comum com a anosmia.

19
ASSASSINATO

Donald matou sua namorada sob a influência do cloridrato de fenociclidina (PCP). Ele não se lembrava do que fizera — ou não parecia lembrar-se — e nem a hipnose nem o amital de sódio foram capazes de liberar essa lembrança. Concluiu-se, portanto, em seu julgamento, que não havia uma repressão de memória, mas uma amnésia orgânica — o tipo de *blackout* muito característico do PCP.

Os detalhes, revelados no inquérito, eram macabros, e não puderam ser expostos em audiência pública. Foram discutidos *in camera* — ocultos do público e do próprio Donald. Houve comparação com os atos de violência ocasionalmente cometidos durante ataques do lobo temporal ou psicomotores. A pessoa não se recorda de tais atos, e talvez não exista a intenção de violência — quem os perpetra não é considerado responsável nem condenável, porém ainda assim é detido para garantir a segurança dos outros e a sua própria. Foi isso que aconteceu com o desventurado Donald.

Ele passou quatro anos em um hospital psiquiátrico para os criminalmente insanos — apesar de haver dúvidas quanto a ele *ser* criminoso ou insano. Donald pareceu aceitar a reclusão com um certo alívio — a sensação de punição talvez fosse bem recebida, e sem dúvida ele sentia que havia segurança no isolamento. "Não sou apto para viver em sociedade", dizia, melancólico, quando questionado.

Segurança contra um descontrole súbito, perigoso — segurança, e também uma espécie de serenidade. Ele sempre se interessara por plantas, e esse interesse, tão construtivo, tão distante da zona de perigo das relações e ações humanas, foi fortemente incentivado no hospital-prisão onde Donald passou a viver. Ele se encarregou do terreno deteriorado e esquecido do hospital e criou jardins floridos, hortas, plantações de todo tipo. Parecia ter atingido uma espécie de equilíbrio austero, no qual as relações humanas, as paixões humanas, antes tão tempestuosas, foram substituídas por uma estranha serenidade. Alguns o consideravam esquizoide, outros, são; todos achavam que ele alcançara uma espécie de estabilidade. No quinto ano de detenção ele começou a sair em liberdade condicional, sendo-lhe concedida licença para deixar o hospital nos fins de semana. Ele, que fora um entusiasta do ciclismo, comprou novamente uma bicicleta. E foi isso que precipitou o segundo ato de sua história estranha.

Donald estava pedalando rápido ladeira abaixo, como gostava de fazer, quando um carro mal dirigido, vindo em direção contrária, apareceu de repente na curva fechada à sua frente. Desviando para evitar a colisão, ele perdeu o controle e foi atirado violentamente de cabeça na estrada.

Ele sofreu uma grave lesão na cabeça — grandes hematomas subdurais bilaterais, que de imediato foram evacuados e drenados cirurgicamente — e séria contusão em ambos os lobos frontais. Ficou em estado de coma, hemiplégico, por quase duas semanas, e então, inesperadamente, começou a se recuperar. Nesse estágio começaram os "pesadelos".

O retorno, o renascer da consciência não foi agradável — foi marcado por agitação e perturbação pavorosas, nas quais Donald, semiconsciente, parecia estar lutando violentamente, gritando sem parar "Ah, meu Deus!" e "Não!". À medida que a consciência foi se desanuviando, recobrou a memória, agora terrível. Havia diversos problemas neurológicos — debilidade e torpor do lado esquerdo, ataques e déficits graves do lobo frontal — e, com estes últimos, algo totalmente novo. *O assassinato, o ato, antes perdido para a memória, agora se mostrava para ele em detalhes vívidos, quase alucinatórios.* Uma incontrolável reminiscência emergiu e o assoberbou — ele "via" continuamente o assassinato, cometia-o vezes sem conta. Seria isso um pesadelo, seria loucura ou haveria agora uma "hipermnésia" — a irrupção de lembranças genuínas, verídicas, aterradoramente intensificadas?

Ele foi interrogado minuciosamente, tomando-se o maior cuidado para evitar qualquer alusão ou sugestão — e bem depressa ficou claro que o que ele estava apresentando era uma "reminiscência" genuína, ainda que incontrolável. *Ele agora conhecia o assassinato nos mínimos detalhes: todos os detalhes revelados pelo inquérito mas não no julgamento público — ou a ele.*

Tudo o que anteriormente fora, ou parecera ter sido perdido ou esquecido, a despeito da hipnose e da injeção de amital, estava agora recuperado e recuperável. E mais: estava incontrolável e, pior ainda, totalmente insuportável. Por duas vezes ele tentou suicidar-se na unidade neurocirúrgica, sendo necessário dar-lhe tranquilizantes fortes e reprimi-lo à força.

O que acontecera com Donald — o que *estava* acontecendo com ele? O caráter verídico da reminiscência excluía a possibilidade de aquilo ser uma irrupção súbita de fantasias psicóticas — e, mesmo que fosse inteiramente uma fantasia psicótica, por que ela ocorreria naquele momento, de modo tão súbito, sem precedentes, junto com a lesão na cabeça? Havia uma carga psicótica, ou quase psicótica, nas lembranças — elas apresentavam, no jargão psiquiátrico, catexia intensa ou excessiva —, a ponto de impelir Donald a ideias incessantes de suicídio. Mas o que seria uma catexia normal para uma lembrança como aquela — a repentina emergência, saindo de uma amnésia total, não de algum obscuro conflito ou culpa edipiano mas de um assassinato verdadeiro?

Seria possível que, com a perda da integridade do lobo frontal, se houvesse perdido um pré-requisito essencial para a repressão — e o que estávamos presenciando agora fosse uma súbita, explosiva e específica "desrepressão"? Nenhum de nós ouvira falar ou lera sobre algo parecido antes, embora todos já conhecêssemos bem a desinibição geral encontrada nas síndromes do lobo frontal — a impulsividade, a natureza jocosa, a loquacidade, a libertinagem, a exibição de um id desinibido, indiferente, vulgar. Mas não era esse o caráter mostrado agora por Donald. Ele não era nem um pouco impulsivo, indiferente, indecoroso. Seu caráter, discernimento e personalidade geral estavam totalmente preservados; eram específica e unicamente as lembranças e sentimentos relacionados ao assassinato que agora irrompiam incontroláveis, obsessivos e torturantes.

Haveria algum elemento excitativo ou epiléptico específico em ação? Nesse aspecto, os estudos de EEG foram particularmente interessantes, pois ficou evidente, com o emprego de elétrodos especiais (nasofaríngeos), que, além dos ataques ocasionais de epilepsia do grande mal que ele sofria, havia uma incessante agitação, uma epilepsia profunda, em ambos os lobos temporais, estendendo-se (podíamos inferir, sendo porém preciso implantar elétrodos para confirmar) ao gancho do hipocampo, amígdala, estruturas límbicas — o circuito emocional situado no âmago dos lobos temporais. Penfield e Perot (*Brain*, 1963, pp. 596-697) haviam mencionado "reminiscência" ou "alucinações experimentais" recorrentes em alguns pacientes com ataques do lobo temporal. Mas a maioria das experiências ou reminiscências descritas por Penfield eram de um tipo um tanto passivo — ouvir música, ver cenas, estar presente talvez, mas *presente como espectador, não como ator*.[1] Nenhum de nós tinha notícia de um paciente assim experimentando novamente, ou melhor, reencenando, um *ato* — mas isso, ao que parecia, era o que estava acontecendo com Donald. Não se chegou jamais a uma conclusão definitiva.

Só falta agora contar o resto da história. Juventude, sorte, tempo, cura natural, função pós-traumática superior, ajudados por uma terapia inspirada em Luria para a "substituição" do lobo frontal, permitiram a Donald, com o passar dos anos, uma enorme recuperação. Suas funções do lobo frontal hoje em dia estão quase normais. O uso de novos anticonvulsivos, disponíveis apenas em anos recentes, possibilitou um controle eficaz da agitação nos lobos temporais — e aqui, mais uma vez, a recuperação natural provavelmente teve seu papel. Finalmente, com uma psicoterapia regular baseada na sensibilidade e no amparo, a violência punitiva do superego autoacusador de Donald foi mitigada, e hoje predomina o julgamento mais brando do ego. Mas o aspecto final, mais importante, é este: Donald retomou a jardinagem. "Eu me sinto em paz cuidando das plantas", ele me disse. "Não surgem conflitos. As plantas não têm ego. Não podem ferir nossos sentimentos." A terapia decisiva, como apontou Freud, é trabalho e amor.

Donald não esqueceu ou tornou a reprimir coisa alguma relacionada ao assassinato — se é que de fato a repressão tinha estado presente antes —, mas já não está obcecado por ele: foi atingido um equilíbrio fisiológico e moral.

---

[1] Entretanto, isso não ocorreu invariavelmente. Em um caso particularmente medonho e traumático registrado por Penfield, a paciente, uma menina de doze anos, tinha em cada ataque a sensação de estar fugindo desesperadamente de um assassino que a perseguia com um saco fervilhando de serpentes. Essa "alucinação experimental" era uma reprodução precisa de um incidente pavoroso real que ocorrera cinco anos antes.

Mas e quanto ao estado da memória, primeiro perdida e depois recuperada? Por que a amnésia — e o retorno explosivo? Por que o *blackout* total e depois os vívidos *flashbacks*? O que realmente aconteceu nesse drama estranho, meio neurológico? Todas essas questões permanecem um mistério até hoje.

20
AS VISÕES DE HILDEGARDA

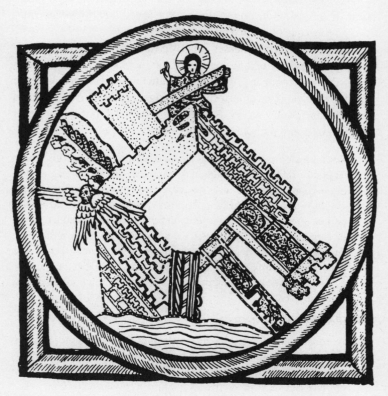

"Visão da cidade celestial." De um manuscrito de Hildegarda, Scivias, escrito em Bingen por volta de 1180. Esta figura é uma reconstituição de diversas visões originadas por enxaqueca.

A literatura religiosa de todas as épocas está repleta de descrições de "visões" nas quais sentimentos sublimes e inefáveis foram acompanhados pela sensação de luminosidade radiante (William James, neste contexto, fala em "fotismo"). Na grande maioria dos casos, é impossível comprovar se a experiência representa um êxtase histérico ou psicótico, os efeitos de uma intoxicação ou uma manifestação de epilepsia ou enxaquèca. A única exceção é o caso de Hildegarda de Bingen (1098-1180), freira e mística de capacidade intelectual e literária excepcional, que teve inúmeras "visões" desde tenra infância até o fim da vida e deixou delas descrições e ilustrações primorosas nos dois códices manuscritos que foram preservados até nossos dias—*Scivias* e *Liber divinorum operum* [O livro das obras divinas].

Um exame atento desses relatos e ilustrações não deixa margem a dúvidas quanto à sua natureza: são inquestionavelmente originados por enxaqueca e, de fato, ilustram muitas das variedades de aura visual discutidas anteriormente. Singer (1958), ao longo de um extenso ensaio sobre as visões de Hildegarda, seleciona os seguintes fenômenos como mais característicos dessas visões:

> Em todas, uma característica destacada é um ponto ou um grupo de pontos de luz que tremulam e se movem, geralmente de maneira ondulante, sendo o mais das vezes interpretados como estrelas ou olhos flamejantes [Figura B]. Em vários casos, uma luz, maior do que o resto, mostra uma série de figuras circulares concêntricas de forma ondulante [Figura A]; e com frequência são descritas nítidas figuras de fortificação, em alguns casos irradiando de uma área colorida [Figuras C e D]. Com frequência as luzes dão a impressão de *funcionamento,* fervura ou fermentação, descrita por numerosos visionários [...]

Hildegarda escreveu:

> As visões que eu tive, não as contemplei durante o sono, nem em sonhos, nem na loucura, nem com meus olhos carnais, nem com os ouvidos do corpo, nem em lugares ocultos, mas acordada, alerta e com os olhos do espírito e os ouvidos interiores; eu as percebo com a vista desimpedida e conforme a vontade de Deus.

Uma dessas visões, ilustrada por uma figura de estrelas caindo e se apagando no oceano (Figura B), significa para ela "A queda dos anjos":

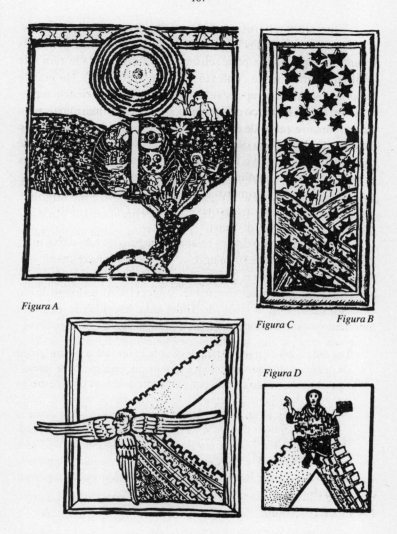

Variedades de alucinação de enxaqueca representadas nas visões de Hildegarda. Na Figura A, o fundo é formado por estrelas bruxuleantes dispostas sobre linhas concêntricas tremulantes. Na Figura B, uma chuva de estrelas brilhantes (fosfenos) extingue-se após sua passagem — uma sucessão de escotomas positivos e negativos. Nas Figuras C e D, Hildegarda descreve figuras de fortificação tipicamente originadas por enxaqueca, irradiando de um ponto central que, no original, é vividamente colorido e luminoso.

Vi uma grande estrela, esplêndida e belíssima, e com ela uma imensa multidão de estrelas cadentes que a acompanhavam em direção ao sul [...] E subitamente foram todas aniquiladas, transformadas em carvões negros [...] e lançadas no abismo, de modo que eu não mais as pude ver.

Essa é a interpretação alegórica de Hildegarda. Nossa interpretação rigorosa é que uma chuva de fosfenos atravessou seu campo visual, e a passagem destes foi sucedida por um escotoma negativo. Em suas obras *Zelus Dei* (Figura C) e *Seden Lucidus* (Figura D) estão representadas visões com figuras de fortificação, figuras estas que irradiam de um ponto brilhantemente luminoso e (no original) tremulante e colorido. Essas duas visões combinam-se em uma visão composta (primeira figura), e nesta Hildegarda interpreta as fortificações como o *aedificium* da cidade de Deus.

Essas auras eram vivenciadas com uma intensidade extasiante, em especial nas raras ocasiões em que um segundo escotoma aparece na esteira da cintilação original:

A luz que vi não é localizada, porém brilha mais do que o sol; tampouco posso avaliar sua altura, comprimento ou largura, e a chamo "a nuvem da luz viva". E assim como o sol, a lua e as estrelas são refletidos na água, também os escritos, dizeres, virtudes e ações dos homens brilham nela diante de mim [...]

Às vezes enxergo no interior dessa luz uma outra, que denomino "a própria Luz Viva" [...] e quando a contemplo toda tristeza e dor desaparecem de minha memória, e com isso volto a ser uma simples donzela e não uma velha.

Revestidas dessa sensação de êxtase, fulgurando com profunda significância filosófica, conducente a Deus, as visões de Hildegarda serviram para conduzi-la a uma vida de santidade e misticismo. Elas constituem um exemplo sem igual do modo como um evento fisiológico, banal, detestável ou sem significado para a maioria das pessoas, pode tornar-se, em uma consciência privilegiada, a essência de uma inspiração extática suprema. Para encontrarmos um paralelo histórico adequado precisamos lembrar Dostoiévski, que ocasionalmente tinha auras epilépticas extáticas às quais atribuía uma importância imensa.

Há momentos, e é apenas uma questão de cinco ou seis segundos, em que sentimos a presença da harmonia eterna [...] terrível é a pavorosa clareza com que ela se manifesta e o arrebatamento com que nos toma. Se esse estado durasse mais do que cinco segundos, a alma não o poderia suportar e teria de desaparecer. Durante esses cinco segundos, vivo toda uma existência humana, e por isso eu daria toda a minha vida, sem julgar estar pagando um preço demasiado alto [...]

Parte 4
O MUNDO DOS SIMPLES

INTRODUÇÃO

Quando comecei a trabalhar com pacientes com retardo mental, vários anos atrás, julguei que seria desolador, e comentei isso com Luria em uma carta. Para minha surpresa, sua resposta veio em termos muito positivos; Luria afirmou que em geral não havia para ele pacientes mais "queridos", e que considerava as horas e anos passados no Instituto de Defectologia dentre os mais comoventes e interessantes de toda a sua vida profissional. Ele expressa um sentimento semelhante no prefácio à primeira de suas biografias clínicas (*Speech and the development of mental processes in the child*, tradução inglesa de 1959): "Se um autor tem o direito de expressar sentimentos com relação à sua própria obra, devo destacar o carinho com que eu sempre olho o material publicado neste livreto".

O que é esse "carinho" de que fala Luria? Ele é claramente a expressão de algo emocional e pessoal — que não seria possível se os deficientes não "respondessem", se não possuíssem, eles próprios, sensibilidades muito reais, potenciais emocionais e pessoais, independentemente de quaisquer deficiências (no intelecto). Porém, há mais. Ele é uma expressão de interesse científico, de algo que Luria considera de um interesse científico muito singular. O que poderia ser? Sem dúvida é algo além de "deficiências" e "defectologia", que em si mesmas são de interesse bastante limitado. O que, então, será especialmente interessante nos deficientes mentais?

Há alguma relação com as qualidades da mente que são preservadas, e até mesmo realçadas, de modo que, embora "mentalmente deficientes" em alguns aspectos, em outros eles podem ser mentalmente interessantes, e até mentalmente completos. Qualidades mentais outras que não as conceituais — é isso que podemos explorar com singular clareza na mente dos deficientes mentais (como também podemos fazer com a mente das crianças e dos "selvagens" — embora, como reitera Clifford Geertz, essas categorias nunca devam ser equiparadas: os selvagens não são deficientes mentais nem crianças, estas não têm uma cultura selvagem e os deficientes mentais não são selvagens nem crianças). Entretanto, existem importantes afinidades — e tudo o que Piaget nos revelou sobre a mente das crianças e Lévi-Strauss sobre a "mente do selvagem" nos espera, em forma diferente, na mente e no mundo dos deficientes mentais.[1]

O que está reservado a nosso estudo é igualmente agradável ao coração e à mente e, por isso, incita especialmente o impulso à "ciência romântica" de Luria.

Qual é essa qualidade da mente, essa índole que caracteriza os deficientes mentais e lhes dá essa pungente inocência, transparência, integridade e dignidade — uma qualidade tão distinta que temos de falar em "mundo" dos deficientes mentais (assim como falamos no "mundo" das crianças ou dos selvagens)?

Se tivermos de usar uma única palavra aqui, ela terá de ser "concretude" — o mundo dessas pessoas é vívido, intenso, detalhado e, contudo, simples, precisamente por ser concreto: nem complicado, diluído, nem unificado pela abstração.

Por uma espécie de inversão, ou subversão, da ordem natural das coisas, a concretude com frequência é vista pelos neurologistas como algo deplorável, indigno de consideração, incoerente, regressivo. Por exemplo, para Kurt Goldstein, o maior sistematizador de sua geração, a mente, glória do homem, reside inteiramente no abstrato e categórico, e o efeito do dano cerebral, de todo e qualquer dano cerebral, é expulsar o indivíduo desse reino sublime, lançando-o aos pântanos quase subumanos do concreto. Se um homem perde a "atitude abstrato-categórica" (Goldstein), ou o "pensamento proposicional" (Hughlings Jackson), o que resta é subumano, sem importância ou interesse.

---

[1] Todo o trabalho inicial de Luria foi realizado nessas três áreas afins, seu trabalho de campo com crianças em comunidades primitivas da Ásia central e seus estudos no Instituto de Defectologia. Juntos, esses três campos lançaram-no em sua eterna exploração da imaginação humana.

Chamo isso de inversão porque o concreto é elementar — é o que faz a realidade "real", viva, pessoal e significativa. Tudo isso perde-se quando se perde o concreto — como vimos no caso do quase marciano dr. P., "o homem que confundiu sua mulher com um chapéu", que decaiu (de maneira não goldsteiniana) do concreto *para* o abstrato.

Muito mais fácil de compreender, e absolutamente mais natural, é a ideia da preservação do concreto no dano cerebral — não a regressão *ao* concreto, mas a preservação *do* mesmo, de modo que a personalidade, identidade e humanidade essenciais, o *ser* da criatura lesada, são preservados.

É isso que encontramos em Zazetsky, "o homem com o mundo despedaçado": ele permanece um homem, perfeitamente um homem, com toda a preponderância moral e a rica imaginação de um homem, apesar da devastação de suas capacidades abstratas e proposicionais. Nesse caso, Luria, embora pareça corroborar as formulações de Hughlings Jackson e Goldstein, ao mesmo tempo está virando do avesso a significância das mesmas. Zazetsky não é uma débil relíquia jacksoniana ou goldsteiniana, mas um homem em sua humanidade plena, um homem com suas emoções e imaginação inteiramente preservadas, talvez intensificadas. Seu mundo não é "despedaçado", apesar do título do livro — ele carece de abstrações unificadoras, mas é vivenciado como uma realidade extraordinariamente rica, profunda e concreta.

Acredito que tudo isso seja verdade também com relação aos deficientes mentais — mais ainda porque, tendo sido deficientes desde o princípio, eles jamais conheceram o abstrato, nunca foram por ele seduzidos, sempre vivenciando a realidade diretamente e sem intermediários, com uma intensidade elementar e, por vezes, assoberbante.

Surpreendemo-nos adentrando um reino de fascinação e paradoxo, todo centralizado na ambiguidade do "concreto". Em particular, como médicos, terapeutas, professores e cientistas, somos atraídos, e na verdade *compelidos*, para *uma exploração do concreto*. Essa *é* a "ciência romântica" de Luria. As duas grandes biografias clínicas, ou "romances", de Luria podem, de fato, ser consideradas explorações do concreto: sua preservação, a serviço da realidade, em Zazetsky, que tem lesão cerebral; seu exagero, às custas da realidade, na "supermente" do mnemonista.

A ciência clássica não tem emprego para o concreto — este é igualado ao trivial na neurologia e na psiquiatria. É necessária uma ciência "romântica" para dar ao concreto seu devido valor — para apreciar seus extraordinários poderes... e perigos: e no caso dos deficientes mentais vemo-nos face a face com o concreto, o concreto puro e simples, com uma intensidade sem reservas.

O concreto pode abrir portas, e também pode fechá-las. Pode constituir o portal para a sensibilidade, a imaginação, a intensidade. Ou pode restringir o possuidor (ou possuído) a detalhes insignificantes. Encontramos esses dois potenciais, amplificados, por assim dizer, nos deficientes mentais.

Os poderes intensificados de imagens mentais concretas e memória, a compensação da Natureza pela deficiência no conceitual e no abstrato podem assumir direções opostas: uma excessiva preocupação com detalhes, o desenvolvimento de imagens mentais e memória eidéticas e a mentalidade do "menino-prodígio" exibicionista (como ocorria com o mnemonista e, antigamente, com o cultivo excessivo da "arte da memória" concreta:[2] encontramos tais tendências em Martin A. (capítulo 22), em José (capítulo 24) e especialmente nos gêmeos (capítulo 23), exageradas, especialmente nos gêmeos, pelas demandas da apresentação pública aliadas à obsessão e exibicionismo dos dois).

De interesse muito maior, porém, muito mais humano, muito mais comovente, muito mais "real" — e, no entanto, pouquíssimo reconhecido em estudos científicos sobre os deficientes mentais (embora percebido imediatamente por pais e professores compreensivos) — é o uso e desenvolvimento *adequado* do concreto.

O concreto, igualmente, pode tornar-se um veículo de mistério, beleza e profundidade, um caminho para as emoções, a imaginação, o espírito — tanto quanto qualquer concepção abstrata (e talvez até mais, como asseverou Gershom Scholem (1965) ao contrastar o conceitual e o simbólico, ou Jerome Bruner (1984) em seu contraste entre "paradigmático" e "narrativo"). O concreto é prontamente imbuído de sentimento e sentido — mais prontamente, talvez, do que qualquer concepção abstrata. Ele nos impele de imediato para o estético, o dramático, o cômico, o simbólico, todo o mundo vasto

---

[2] Ver o extraordinário livro de Francis Yates, *The art of memory* (1966).

e profundo da arte e do espírito. Portanto, *conceitualmente*, os deficientes mentais podem ser inválidos, mas, em suas capacidades de apreensão concreta e simbólica, podem ser absolutamente iguais ao indivíduo "normal". (Isto é ciência, e também é romance...) Ninguém o expressou com mais beleza do que Kierkegaard, nas palavras que escreveu em seu leito de morte: *"Tu, homem simples!"* (escreve ele, e eu parafraseio ligeiramente). "O simbolismo das Escrituras é algo infinitamente elevado [...] mas não 'elevado' em um sentido que tenha qualquer relação com elevação *intelectual*, ou com as *diferenças* intelectuais entre homem e homem [...] Não, ele é para todos [...] para todos essa altura infinita é atingível."

Um homem pode ser intelectualmente muito "fraco" — incapaz de colocar uma chave na fechadura, muito menos de entender as leis de movimento newtonianas, totalmente incapaz de compreender o mundo *como conceitos* — e, no entanto, ser plenamente apto, e de fato ter talento, para entender o mundo como concretude, como *símbolos*. Esse é o outro lado, o outro lado quase sublime, das criaturas singulares, dos talentosos simplórios, Martin, José e os gêmeos.

Contudo, pode-se dizer, eles são extraordinários e atípicos. Por isso, inicio esta última seção com Rebecca, uma jovem sem nada de extraordinário, uma deficiente mental com quem trabalhei doze anos atrás. Recordo-me dela com carinho.

21
REBECCA

Rebecca já não era mais criança quando a encaminharam para nossa clínica. Estava com dezenove anos, mas, como disse sua avó, era "igualzinha a uma criança em alguns aspectos". Ela não era capaz de se localizar andando pelo quarteirão, não conseguia abrir confiantemente uma porta com a chave (nunca "via" como a chave se encaixava, e nunca parecia aprender). Fazia confusão entre esquerda e direita, às vezes vestia-se errado — punha as roupas do avesso, a parte da frente nas costas, sem parecer notar ou, se notasse, sem ter capacidade para colocá-las do jeito correto. Podia passar horas tentando enfiar a mão ou o pé na luva ou sapato errado — parecia, nas palavras de sua avó, "não ter senso de espaço". Ela era desajeitada e todos os seus movimentos eram descoordenados — uma "estonteada", dizia um relatório, com "estupidez motora", dizia outro (embora ao dançar toda a sua falta de jeito desaparecesse).

Rebecca tinha uma fenda palatina parcial que provocava assobios quando ela falava, dedos curtos e nodosos, com unhas rombudas e deformadas, e uma forte miopia degenerativa que requeria o uso de óculos com lentes muito grossas — todos estigmas do mesmo problema congênito que lhe causara defeitos cerebrais e mentais. Dolorosamente tímida e retraída, ela sentia que era, que sempre fora, "uma figura ridícula".

Mas Rebecca era capaz de ter vínculos afetivos ternos, profundos, até mesmo exaltados. Tinha um amor imenso pela avó, que a criara desde os três anos (quando ficou órfã de pai e mãe). Adorava a natureza e, quando a levavam aos parques e jardins botânicos da cidade, passava ali muitas horas felizes. Também era grande apreciadora de histórias, embora não conseguisse aprender a ler (apesar de tentativas assíduas e mesmo frenéticas); implorava à avó e a outras pessoas que lessem para ela. "Rebecca tem fome de histórias", disse sua avó; e esta, felizmente, adorava ler histórias e tinha uma bela voz para a leitura, que mantinha Rebecca extasiada. E não só histórias — poemas também. A poesia parecia ser para Rebecca uma necessidade ou fome descomunais — uma forma necessária de alimento, de realidade para sua mente. A natureza era bela, porém muda. Ela precisava que o mundo lhe fosse reapresentado em imagens verbais, em linguagem, e parecia não ter dificuldade para acompanhar as metáforas e símbolos inclusive de poemas muito profundos, em um contraste marcante com sua incapacidade para as proposições e instruções simples. A linguagem do sentimento, do concreto, das imagens e símbolos, formava um mundo que ela amava e no qual, em um grau notável, era capaz de penetrar. Embora fosse inepta conceitualmente (e "proposicionalmente"), ela se sentia à vontade com a linguagem poética, e era ela própria, de um modo vacilante, enternecedor, uma espécie de poeta "primitiva" instintiva. Metáforas, figuras de linguagem, analogias surpreendentes vinham-lhe com naturalidade, embora de um modo imprevisível, na forma de súbitas exclamações ou alusões poéticas. Sua avó tinha uma religiosidade serena, e isso também acontecia com Rebecca: ela amava o acender das velas do sabá, as bênçãos e orações que entremeavam o dia judaico; adorava ir à sinagoga, onde era estimada (e vista como uma filha de Deus, uma espécie de inocente, uma ingênua santa), e compreendia totalmente a liturgia, os cânticos, preces, ritos e símbolos que compõem o serviço ortodoxo. Tudo isso lhe era possível, acessível, prezado, apesar de seus graves problemas perceptivos e espaçotemporais e das enormes deficiências em todas as capacidades esquemáticas — ela não era capaz de calcular o troco, de fazer os cálculos mais simples, não conseguia aprender a ler ou escrever e sua média em testes de QI jamais ultrapassava sessenta (embora se saísse notavelmente melhor nas partes verbais do que nas de execução do teste).

Assim, ela era "débil mental", "tola", estúpida", ou parecera ser, e assim fora chamada, durante toda a sua vida, porém possuía uma capacidade poética inesperada, estranhamente comovente. Superficialmente, ela *era* um amontoado de incapacidades e deficiências, com as intensas frustrações e ansiedades que as acompanham; nesse nível ela era, e sentia que era, uma deficiente mental — não dispondo das habilidades sem esforço, das afortunadas capacidades das outras pessoas; mas em algum nível mais profundo não havia a sensação de invalidez ou incapacidade, mas um sentimento de calma e integridade, de estar plenamente viva, de ser uma alma profunda e sublime, e igual a todas as demais. Intelectualmente, portanto, Rebecca sentia-se deficiente; espiritualmente, sentia-se um ser rico e completo.

Quando a encontrei pela primeira vez — desajeitada, desengonçada, atrapalhadíssima — eu a vi meramente, ou inteiramente, como uma perda, uma criatura arruinada cujos problemas neurológicos eu podia detectar e dissecar com precisão: uma infinidade de apraxias e agnosias, um amontoado de danos e esgotamentos sensório-motores, limitações dos esquemas e conceitos intelectuais, semelhantes (pelos critérios de Piaget) às de uma criança de oito anos. Uma infeliz, pensei comigo, talvez com uma habilidade única, uma aberração, um inesperado dom, o da fala; um simples mosaico de funções corticais superiores, esquemas piagetianos — a maioria deles prejudicada.

Na vez seguinte em que a vi, tudo foi muito diferente. Não era uma situação de teste, de "avaliação" na clínica. Saí para dar uma volta — era um lindo dia de primavera —, dispondo de alguns minutos antes de começar o expediente na clínica, e então encontrei Rebecca, sentada em um banco, fitando serenamente a vegetação primaveril, com óbvio deleite. Sua postura nada tinha da falta de jeito que tanto me impressionara antes. Ali sentada, com um vestido leve, o rosto sereno e um tênue sorriso, ela subitamente me lembrou uma das moças de Tchékhov — Irene, Anya, Sonya, Nina — vista contra o pano de fundo do jardim de cerejeiras tchekoviano. Ela poderia ser qualquer moça apreciando um belo dia de primavera. Essa foi minha visão humana, que contrastava com a neurológica.

Quando me aproximei, ela ouviu meus passos e se virou, lançou-me um largo sorriso e gesticulou, sem uma palavra. "Veja o mundo", parecia dizer. "Que lindo é." E então irromperam, em arrancos jacksonianos, exclamações repentinas, singulares, poéticas: "primavera", "nascimento", "crescimento", "despertar", "ganhar vida", "estações", "tudo em seu tempo". Vi-me pensando no Eclesiastes: "Tudo tem o seu tempo, e há tempo para todo o propósito debaixo do céu. Tempo de nascer, tempo de morrer, tempo de plantar e tempo [...]". Era isso que Rebecca, no seu jeito desconexo, estava exclamando — uma visão das estações, dos tempos, como a do Pregador. "Ela é uma Eclesiastes retardada", pensei comigo. E, nessa frase, as duas visões que eu tinha dela — como uma deficiente mental e uma simbolista — encontraram-se, colidiram e se fundiram. Ela tivera resultados consternadores no teste que, em certo sentido, destinava-se, como todos os testes neurológicos e fisiológicos, não só a revelar, a trazer à luz as deficiências, mas a decompor a pessoa em funções e déficits. Ela se desintegrara horrivelmente nos testes formais, mas agora estava misteriosamente "coesa" e composta.

Por que ela estava tão fragmentada antes, como podia estar tão coesa agora? Tive uma fortíssima sensação de que havia dois modos totalmente diversos de pensamento, ou de organização, ou de ser. O primeiro, esquemático — que percebe padrões, resolve problemas —, era o que fora testado, e no qual ela fora considerada tão deficiente, tão desastrosamente em falta. Mas os testes não haviam fornecido indício algum de qualquer coisa que não fossem *déficits*, de qualquer coisa, por assim dizer, *além* de seus déficits.

Eles não me haviam dado indícios das capacidades positivas de Rebecca, de sua habilidade para perceber o mundo real — o mundo da natureza, e talvez da imaginação — como um todo coerente, inteligível, poético: sua capacidade de vê-lo, de pensá-lo e (quando possível) vivê-lo; não me haviam mostrado sinais do mundo interior de Rebecca, que claramente *era* coeso e coerente, e podia ser apreendido por algo diferente de uma série de problemas ou tarefas.

Mas qual era o princípio harmonizador que podia dar a Rebecca sua coerência (evidentemente era algo não esquemático)? Surpreendi-me pensando em seu gosto por histórias, pela composição e coerência narrativa. Será possível, pensei, que este ser diante de mim — simultaneamente uma moça encantadora e uma débil mental, um acidente cognitivo — pode *usar* um estilo narrativo (ou dramático) para compor e integrar um mundo coerente, no lugar do estilo esquemático que, nela, é tão deficiente e não funciona? E, assim pensando, lembrei-me dela dançando, de como isso conseguia organizar seus movimentos que, em outras ocasiões, eram tão desconexos e desajeitados.

Nossos testes, nossas técnicas, pensei, enquanto a observava sentada no banco — apreciando uma visão da natureza não apenas simples, mas sagrada —, nossas técnicas, nossas "avaliações" são ridiculamente inadequados. Só nos mostram déficits, não capacidades; mostram apenas problemas para resolver e esquemas, quando precisamos ver música, narrativa, brincadeira, um ser conduzindo-se espontaneamente em seu próprio modo natural.

Rebecca, tive a impressão, era completa e intacta como um ser "narrativo", em condições que lhe permitiam organizar-se de um modo narrativo; e saber disso era muito importante, pois permitia que a víssemos, e a seu potencial, de uma maneira muito diferente da imposta pelo método esquemático.

Talvez tenha sido bom eu ter visto casualmente Rebecca em suas duas facetas tão diversas — tão danificada e incorrigível em uma, tão cheia de promessa e potencial na outra — e também que ela tenha sido uma das primeiras pacientes que atendi em nossa clínica. Pois o que vi nela, o que ela me mostrou, passei a ver em todos eles.

À medida que continuei a vê-la, ela pareceu ganhar profundidade. Ou talvez, cada vez mais, ela revelasse, ou eu viesse a respeitar, seu íntimo. Não era um íntimo totalmente feliz — nenhum íntimo é — mas era predominantemente feliz durante a maior parte do ano.

Mas em novembro sua avó morreu, e a luz, a alegria que ela expressara em abril transformaram-se no mais intenso pesar e escuridão. Ela ficou arrasada, mas portou-se com grande dignidade. Dignidade e profundidade ética acrescentaram-se nesse momento, formando um grave e duradouro contraponto ao ser iluminado, lírico, que eu vira especialmente antes.

Fui visitá-la assim que soube da notícia, e ela me recebeu com grande dignidade, mas gelada de tristeza, em seu quartinho na casa agora vazia. Sua fala estava novamente em arrancos, "jacksoniana", com expressões breves de dor e lamento. "Por que ela teve de ir?", ela chorou, e depois acrescentou: "Estou chorando por mim, não por ela". E então, depois de uma pausa: "Vovó está bem. Ela foi para sua casa eterna". Casa eterna! Seria esse um símbolo dela própria ou uma lembrança inconsciente do Eclesiastes, ou uma alusão a este? "Estou com tanto frio", queixou-se, encolhendo-se toda. "Não é lá fora, é inverno aqui dentro. Frio como a morte", ela acrescentou. "Ela era parte de mim. Uma parte de mim morreu com ela."

Ela era completa em seu luto — trágica e completa —, naquele momento não havia absolutamente a sensação de ela ser uma "deficiente mental". Passada meia hora, ela degelou, recobrou um pouco de sua vivacidade e animação, comentou: "É inverno. Eu me sinto morta. Mas sei que a primavera virá de novo".

A superação do pesar foi lenta, mas bem-sucedida, como Rebecca, mesmo nas piores horas, havia previsto. Nisso foi de grande ajuda uma tia-avó que a compreendeu e apoiou, uma irmã da avó de Rebecca que foi morar com ela. Muito contribuíram também a sinagoga e a comunidade religiosa, sobretudo os ritos do *shiva* e o status especial conferido a ela por ter sido quem mais sofreu com a perda, a principal enlutada. Também foi muito útil, talvez, o fato de ela falar livremente comigo. E além disso, curiosamente, uma grande ajuda veio de seus *sonhos*, os quais ela relatou com animação e claramente marcaram *estágios* na superação do pesar (ver Peters, 1983).

Assim como me recordo dela como Nina ao sol de abril, também me lembro dela, esboçada com trágica nitidez, no escuro novembro daquele ano, em pé num desolado cemitério de Queens, recitando o Kadish diante da sepultura da avó. As preces e histórias bíblicas sempre lhe haviam despertado o interesse, atendendo ao lado alegre, "abençoante" de sua vida. Agora, nas preces do funeral, no salmo 103 e sobretudo no Kadish, ela encontrou as únicas palavras certas para lhe trazer consolo e expressar sua tristeza.

Nos meses decorridos entre a primeira vez em que a vi, em abril, e a morte de sua avó, em novembro, Rebecca — como todos os nossos "clientes" (um termo detestável que na época estava entrando em voga, por ser supostamente menos degradante do que "pacientes") — foi pressurosamente mandada para uma série de workshops e aulas, como parte de nosso Incentivo ao Desenvolvimento Cognitivo (também estes eram termos da moda na época).

Não funcionou com Rebecca, não funcionou com a maioria deles. Acabei percebendo que não era aquilo que se devia fazer, pois nós os estávamos lançando diretamente contra suas limitações, como já fora feito, em vão, e muitas vezes ao ponto de crueldade, durante toda a vida daquelas pessoas.

Dávamos demasiada atenção aos defeitos de nossos pacientes, como Rebecca foi a primeira a me mostrar, e pouquíssima atenção ao que estava intacto ou preservado. Usando aqui mais um termo do jargão, estávamos preocupados demais com a "defectologia" e muito pouco com a "narratologia", a negligenciada e necessária ciência do concreto.

Rebecca evidenciou, com ilustrações concretas, com sua própria pessoa, as duas formas de pensamento e mente totalmente diferentes, separadas, a "paradigmática" e a "narrativa" (na terminologia de Bruner). E, embora igualmente naturais e inatas na mente humana em desenvolvimento, a narrativa vem primeiro, tem prioridade espiritual. Crianças muito pequenas apreciam e pedem histórias, são capazes de entender assuntos complexos apresentados em forma de histórias, quando suas capacidades de entender conceitos gerais, paradigmas, são quase inexistentes. É esse poder narrativo ou simbólico que proporciona um *senso do mundo* — uma realidade concreta na forma imaginativa de símbolos e histórias — quando o pensamento abstrato nada pode fornecer. Uma criança entende a Bíblia antes de entender Euclides. Não porque a Bíblia seja simples (pode-se afirmar o contrário), mas porque ela é apresentada de maneira simbólica e narrativa.

E nesse aspecto Rebecca, aos dezenove anos, ainda era, como dissera sua avó, "igualzinha a uma criança". Igual a uma criança, mas não uma criança, pois ela era adulta. (O termo "retardado" sugere uma criança permanente, o termo "deficiente mental", um adulto deficiente; ambos os termos, ambos os conceitos, têm muito de verdade e muito de falsidade.)

Em Rebecca — e em outros deficientes a quem se permite ou se incentiva um desenvolvimento pessoal — as capacidades emocionais, narrativas e simbólicas podem desenvolver-se fortes e exuberantes, e podem produzir (como em Rebecca) uma espécie de poeta instintivo, ou (como em José) uma espécie de artista instintivo, enquanto as capacidades paradigmáticas ou conceituais, manifestamente fracas desde o princípio, progridem com demasiada lentidão e dificuldade, sendo capazes tão somente de um desenvolvimento muito limitado e tolhido.

Rebecca percebia isso perfeitamente, como me demonstrou com grande clareza logo no primeiro dia em que a vi, quando falou sobre sua falta de jeito e mencionou que seus movimentos desarmônicos e desorganizados tornavam-se bem organizados, harmônicos e fluentes com a música, e quando me *mostrou* o quanto ela própria adquiria harmonia graças a um cenário natural, um cenário com unidade e sentido orgânico, estético e dramático.

De um modo muito súbito, depois da morte da avó, ela foi clara e decidida: "Não quero mais aulas, nem workshops", declarou. "Eles não me ajudam em nada. Não fazem nada para me dar coerência." E então, com aquele talento para o modelo ou metáfora apropriados que eu tanto admirava e que se desenvolvera nela tão bem a despeito de seu reduzido QI, ela fitou o tapete do consultório e disse: "Sou uma espécie de tapete vivo. Preciso de um padrão, de um desenho, como esse que você vê no tapete. Eu me desmancho, me desfaço se não houver um desenho". Olhei para o tapete ao ouvir Rebecca, e me peguei pensando na famosa imagem de Sherrington que compara a mente/cérebro com um "tear encantado", tecendo padrões que sempre se desmancham mas sempre têm um significado. Pensei: é possível ter um tapete sem um desenho? Pode-se ter o desenho sem o tapete (mas isso era como ter o sorriso sem o Gato de Alice)? Um tapete "vivo", como era Rebecca, precisava ter ambos — e ela especialmente, não dispondo de estrutura esquemática (a urdidura e a trama, o *entrelaçamento* do tapete, por assim dizer), podia realmente se desmanchar sem um desenho (a estrutura cênica ou narrativa do tapete).

"Eu preciso ter significado", ela prosseguiu. "As aulas, as tarefas eventuais não têm significado... Eu gosto mesmo é de teatro", ela acrescentou, suplicante.

Tiramos Rebecca dos workshops que ela detestava e demos um jeito de inscrevê-la em um grupo teatral especial. Ela adorou — isso lhe deu coesão; ela se saiu espantosamente bem: tornou-se uma pessoa completa, equilibrada, fluente, com estilo, em cada papel. E agora, quem vê Rebecca no palco, pois o teatro e o grupo teatral logo se tornaram sua vida, nunca imaginaria que ela era deficiente mental.

PÓS-ESCRITO

O poder da música, narrativa e drama tem enorme importância prática e teórica. Pode-se perceber isso até mesmo no caso dos idiotas, com QI abaixo de vinte e extrema incapacidade e confusão motora. Seus movimentos desajeitados podem desaparecer num instante com música e dança — subitamente, com a música, eles sabem como se movimentar. Vemos que os retardados, incapazes de realizar tarefas muito simples compostas talvez de quatro ou cinco movimentos ou procedimentos em sequência, conseguem executá-las perfeitamente se trabalharem com música — a sequência de movimentos que eles não conseguem manter como esquemas torna-se perfeitamente possível de ser mantida com música, ou seja, embutida na música. O mesmo pode ser observado, notavelmente, em pacientes com graves danos no lobo frontal e apraxia — uma incapacidade para *fazer*, para reter as sequências e programas motores mais simples, até mesmo para andar, apesar de a inteligência estar totalmente preservada em outros aspectos. Essa deficiência nos procedimentos, ou idiotia motora, como a poderíamos chamar, que absolutamente não reage a nenhum sistema usual de instrução reabilitadora, desaparece de imediato quando a música é o instrutor. Tudo isso, sem dúvida, é o fundamento lógico, ou um dos fundamentos lógicos, das canções de trabalho.

O que vemos, fundamentalmente, é o poder da música para organizar — e de modo eficaz (além de prazeroso!) — quando formas de organização abstratas ou esquemáticas falham. De fato, esse poder é especialmente notável, como se poderia esperar, precisamente quando nenhuma outra forma de organização funciona. Portanto, a música, ou qualquer outra forma de narrativa, é essencial no trabalho com deficientes mentais ou apráxicos — o ensino ou a terapia, para eles, deve ter por base a música ou algo equivalente. E no drama há mais ainda: há o poder do *papel* para possibilitar organização, para proporcionar, enquanto ele dura, toda uma personalidade. A capacidade de representar, de *ser*, parece ser um "dado" na vida humana, de um modo que não tem ligação alguma com diferenças intelectuais. Observamos isso em bebês, em pessoas senis e, mais comovedoramente, nas Rebeccas deste mundo.

22

O DICIONÁRIO DE MÚSICA AMBULANTE

Martin A., de 61 anos, foi internado em nosso asilo em fins de 1983, parkinsoniano e incapaz de continuar a cuidar de si mesmo. Ele tivera quando bebê uma meningite quase fatal, que causara retardamento, impulsividade, convulsões e uma certa hipertonia unilateral. Tinha instrução muito limitada, mas uma educação musical notável — seu pai fora um cantor famoso da Metropolitan Opera Company.

Ele viveu com os pais até a morte deles, e depois disso ganhou a vida com muita dificuldade como mensageiro, carregador e cozinheiro de lanchonete — qualquer trabalho que conseguisse fazer antes de ser despedido, o que acontecia invariavelmente devido a sua lentidão, devaneios e incompetência. Teria sido uma vida apagada e desalentadora não fosse por seus marcantes dons e sensibilidades musicais e o prazer que estes proporcionavam a ele — e aos outros.

Martin possuía uma espantosa memória musical — "conheço mais de 2 mil óperas", disse-me ele certa vez —, apesar de nunca ter aprendido ou ter sido capaz de aprender a ler música. Se isso teria ou não sido possível não se sabe — ele sempre se baseara em seu ouvido extraordinário, em sua capacidade de recordar uma ópera ou oratório depois de ouvi-los uma única vez. Infelizmente, sua voz não estava à altura de seu ouvido — ele era afinado, mas rouco, com uma certa disfonia espástica. Seu dom musical inato, hereditário, claramente sobrevivera aos estragos da meningite e dano cerebral — ou teria mesmo sobrevivido? Será que Martin teria sido um Caruso não fosse a doença? Ou seria o seu desenvolvimento musical, em certa medida, uma "compensação" pelo dano cerebral e limitações intelectuais? Jamais saberemos. O certo é que seu pai transmitiu-lhe não apenas seus genes musicais, mas seu grande amor pela música, na intimidade do relacionamento entre pai e filho, e talvez na relação especialmente terna entre um pai e um filho com retardo mental. Martin — lento, desajeitado — era amado por seu pai, e o amava ardentemente em retribuição; e o amor dos dois consolidava-se com o amor comum pela música.

A grande mágoa da vida de Martin era não poder seguir o pai e ser como ele um famoso cantor de óperas e oratórios — mas isso não era uma obsessão, e Martin encontrava, e dava, muito prazer no que era *capaz* de fazer. Até mesmo pessoas famosas o consultavam, conhecendo sua memória excepcional, que se estendia da música em si a todos os detalhes da apresentação. Ele desfrutava uma fama modesta como "enciclopédia ambulante", pois conhecia não só a música de 2 mil óperas, mas todos os cantores que tinham representado os papéis em inúmeras apresentações e todos os detalhes de cenários, encenação, figurino e decoração. (Ele também se orgulhava de conhecer Nova York rua por rua, casa por casa — e de saber o itinerário de todos os ônibus e trens.) Portanto, ele era um aficionado da ópera e também uma espécie de "idiota sábio". Sentia um certo prazer infantil com tudo isso — o prazer dos eidéticos e entusiastas excêntricos. Mas o verdadeiro prazer — e única coisa que tornava a vida suportável — era a efetiva participação em eventos musicais, cantando no coro de igrejas locais (para sua tristeza, ele não podia ser o solista devido à disfonia), especialmente nos grandes eventos da Páscoa e do Natal, as Paixões de João e Mateus, o Oratório de Natal e o Messias, que ele cantara por cinquenta anos, desde menino, nas grandes igrejas e catedrais da cidade. Ele também cantara na Metropolitan e, quando a companhia se mudou, no Lincoln Center, discretamente escondido em meio aos numerosos coros de Wagner e Verdi.

Naqueles momentos — nos oratórios e paixões principalmente, mas também nos coros e corais de igreja mais modestos —, quando Martin ascendia com a música, esquecia que era "retardado", esquecia toda a tristeza e desprazer de sua vida, sentia uma grande amplitude envolvê-lo, sentia-se um homem de verdade e um verdadeiro filho de Deus.

O mundo de Martin — seu mundo interior —, que tipo de mundo era o dele? Ele tinha pouquíssimo conhecimento do mundo em geral, ou pelo menos pouquíssimo conhecimento prático, e absolutamente nenhum interesse por ele. Se lhe fosse lida uma página de uma enciclopédia ou um jornal, ou se lhe fosse mostrado um mapa dos rios da Ásia ou do metrô de Nova York, tudo ficava registrado, instantaneamente, em sua memória eidética. Mas Martin não tinha relação com aqueles registros eidéticos — eles eram "acêntricos", no termo de Richard Wollheim, sem terem Martin, sem terem pessoa ou coisa alguma como um centro vivo. Parecia haver pouca ou nenhuma emoção nessas recordações — não mais emoção do que a transmitida por um mapa da cidade de Nova York — e tampouco elas se relacionavam, ou ramificavam, ou assumiam uma forma geral, qualquer que fosse. Assim, a memória eidética de Martin — sua parte anômala — não compunha, em si mesma, um "mundo", nem transmitia uma ideia de um mundo. Ela não tinha unidade, nem sentimento, nem relação com ele. Era algo fisiológico, tinha-se a impressão, como um centro ou banco de memória, mas não uma parte de um eu vivo, real e pessoal.

E, no entanto, mesmo nesse aspecto havia uma única e surpreendente exceção, seu feito de memória ao mesmo tempo mais prodigioso, mais pessoal e mais devoto. Ele sabia de cor o *Grove dictionary of music and musicians* [Dicionário Grove de música e músicos], a imensa edição em nove volumes publicada em 1954 — de fato, Martin era um "Grove ambulante". Seu pai estava na época envelhecendo e meio enfermo, já não podia cantar ativamente, passando a maior parte do tempo em casa, ouvindo sua grande coleção de discos de canto no fonógrafo, examinando e cantando todas as suas partituras — o que fazia junto com seu filho, então com trinta anos (na mais estreita e afetuosa comunhão de suas vidas) — e lendo em voz alta o dicionário Grove — todas as 6 mil páginas —, o qual, à medida que ele ia lendo, gravava-se indelevelmente no córtex ilimitadamente retentivo, embora analfabeto, do filho. Dali por diante, aquele dicionário era "ouvido" *na voz de seu pai* — e Martin nunca podia lembrá-lo sem emoção.

Essas prodigiosas hipertrofias da memória eidética, especialmente quando empregadas ou exploradas "profissionalmente", parecem às vezes expulsar o verdadeiro eu, ou competir com este e impedir seu desenvolvimento. E, se não há profundidade, se não há sentimento, também não há sofrimento nessas lembranças — por isso, elas podem servir como "fuga" da realidade. Isso claramente ocorria, em alto grau, com o mnemonista de Luria, sendo descrito de maneira comovente no último capítulo de seu livro. Ocorria sem dúvida, em certo grau, com Martin A., José e os gêmeos, mas era *também*, em cada caso, usado para a realidade, e até mesmo "super--realidade" — um senso do mundo excepcional, intenso, místico... Poderes eidéticos à parte, e quanto ao mundo de Martin em geral? Ele era, em muitos aspectos, pequeno, fútil, desagradável e escuro — o mundo de um retardado que fora ridicularizado e excluído quando criança, e quando homem contratado e despedido com desprezo em empregos subalternos: o mundo de alguém que raramente se sentia, ou sentia que era visto, como uma criança ou homem adequado.

Ele com frequência se mostrava infantil, às vezes maldoso, e propenso a súbitos acessos de raiva — e a linguagem que empregava nesses momentos era a de uma criança. "Vou jogar um bolo de lama na sua cara!", ouvi-o gritar certa vez; ocasionalmente, ele cuspia ou batia. Ele fungava, andava sujo, limpava o nariz na manga — e nessas horas tinha a aparência (e sem dúvida os sentimentos) de uma criança pequena e ranheta. Essas características infantis, rematadas por seu exibicionismo eidético irritante, provocaram a antipatia de todos. Ele logo se tornou malquisto no asilo, e viu que a maioria dos residentes o evitava. Uma crise estava em andamento, com Martin regredindo a cada semana e a cada dia, e ninguém a princípio sabendo ao certo o que fazer. De início, o problema foi atribuído a "dificuldades de adaptação", como as que todo paciente pode ter ao deixar uma vida independente lá fora e ir para um "asilo". Mas a irmã achava que havia algo mais específico agindo — "alguma coisa que o está atormentando, uma espécie de fome, uma fome torturante que ele não consegue aplacar. Isso o está destruindo", ela prosseguiu. "Temos de *fazer* alguma coisa."

Assim, em janeiro, pela segunda vez, fui ver Martin — e encontrei um homem muito diferente: não mais petulante, exibicionista como antes, mas claramente definhando, com sofrimento físico e uma espécie de sofrimento espiritual.

"O que foi?", perguntei. "Qual é o problema?"

"Eu preciso cantar", disse ele com a voz rouca. "Não posso viver sem isso. E não é só pela música — não posso rezar sem cantar." Então, subitamente, num lampejo de sua velha memória, ele recitou: "'A música, para Bach, era o instrumento da devoção religiosa', Grove, verbete sobre Bach, página 304... Nunca passei um domingo", ele continuou, com mais brandura, pensativo, "sem ir à igreja, sem cantar no coro. Fui lá pela primeira vez com meu pai quando comecei a andar, e continuei a ir depois que ele morreu, em 1955. *Eu preciso ir*", disse com veemência. "Se não for, vou acabar morrendo."

"E você há de ir", falei. "Não sabíamos o que lhe estava faltando."

A igreja não ficava longe do asilo, e Martin foi bem recebido ao retornar — não só como um fiel membro da congregação e do coro, mas como o cérebro e o conselheiro do coro, como seu pai fora antes dele.

Com isso, sua vida teve uma mudança súbita e dramática. Martin reassumira o lugar que lhe cabia, a seu ver. Ele podia cantar, podia render culto na música de Bach todos os domingos, e também usufruir a serena autoridade que lhe era conferida.

"Pois é", ele me disse na consulta seguinte, sem petulância, mas como um fato da vida, "eles sabem que conheço toda a música litúrgica e coral de Bach. Conheço todas as cantatas de igreja — todas as 202 relacionadas no Grove — e sei em que domingos e dias santos elas devem ser cantadas. Somos a única igreja na diocese com uma orquestra e um coro de verdade, a única onde todas as obras vocais de Bach são cantadas regularmente. Executamos uma cantata todo domingo — e vamos executar a *Paixão segundo Mateus* esta Páscoa!"

Para mim, era curioso e comovente que Martin, um deficiente mental, tivesse por Bach aquela grande paixão. Bach parecia demasiado intelectual — e Martin era um simplório. O que só fui perceber depois que comecei a levar para o asilo fitas gravadas das cantatas, e certa vez do *Magnificat* quando fui vê-lo, era que, apesar de todas as suas limitações intelectuais, a inteligência musical de Martin era plenamente capaz de apreciar grande parte da complexidade técnica de Bach; porém, mais do que isso — que não era absolutamente uma questão de inteligência. Bach vivia para ele, e ele vivia em Bach.

Martin, de fato, tinha habilidades musicais "anômalas" — mas elas só pareciam anômalas quando removidas de seu contexto apropriado e natural.

O que era primordial para Martin, assim como fora para seu pai, e que fora compartilhado intimamente pelos dois, era sempre o *espírito* da música, em especial da música religiosa, e da voz como o instrumento divino feito para cantar, destinado a cantar, a elevar-se em júbilo e louvor.

Retornando ao canto e à igreja, Martin tornou-se então um homem diferente — recobrou-se, acalmou-se, tornou-se real outra vez. As pseudopessoas — o retardado estigmatizado, o ranheta, o menino maldoso — desapareceram; foram-se também o sujeito irritado, sem emoção, o eidético impessoal. A verdadeira pessoa reapareceu, um homem digno, decente, que os demais residentes passaram a respeitar e valorizar.

Mas a maravilha, a verdadeira maravilha, era ver Martin quando ele estava cantando ou em comunhão com a música — ouvindo com uma atenção que beirava o êxtase —, "um homem em sua totalidade inteiramente presente". Nessas ocasiões — o mesmo se dava com Rebecca quando ela interpretava, com José quando desenhava ou com os gêmeos em sua estranha comunhão numérica —, Martin ficava, em uma palavra, transformado. Tudo o que havia de deficiente ou patológico desaparecia, e o que se via era só enlevo e animação, integridade e sanidade.

PÓS-ESCRITO

Quando escrevi esta seção, bem como as duas seguintes, tive por base apenas minha experiência, possuindo pouquíssimo conhecimento da literatura sobre o assunto, e na verdade desconhecendo que *havia* uma vasta literatura (ver, por exemplo, as 52 referências em Lewis Hill, 1974). Só vim a ter uma vaga noção dessa literatura, muitas vezes desconcertante e intrigante, depois da primeira publicação de "Os gêmeos", quando me chegou uma avalanche de cartas e separatas.

Minha atenção foi atraída em especial por um primoroso e pormenorizado estudo de caso de David Viscott (1970). Há muitas semelhanças entre Martin e Harriet G., a paciente do dr. Viscott. Em ambos os casos, estavam presentes capacidades extraordinárias — que ora eram usadas de um modo "acêntrico", negando a vida, ora de um modo criativo, afirmando a vida; por exemplo, depois de seu pai ter lido para ela as três primeiras páginas da Lista Telefônica de Boston,

Harriet reteve tudo na memória ("e por muitos anos foi capaz de informar qualquer número constante daquelas páginas se solicitado"); porém, de um modo totalmente diferente, e espantosamente criativo, ela podia compor e improvisar no estilo de qualquer compositor. Está claro que ambos — assim como os gêmeos (ver capítulo seguinte) — podiam ser impelidos, ou atraídos, para o tipo de façanhas mecânicas consideradas típicas de "sábios idiotas", façanhas ao mesmo tempo prodigiosas e sem sentido; mas igualmente está claro que ambos (assim como os gêmeos), quando não eram impelidos ou atraídos dessa maneira, também demonstravam uma busca coerente da beleza e da ordem. Embora Martin possua uma espantosa memória para fatos aleatórios, sem sentido, seu verdadeiro prazer emana da ordem e coerência, seja com a ordem musical e espiritual de uma cantata, seja com a ordem enciclopédica do Dicionário Grove de Música. Tanto Bach como o Grove comunicam *um mundo*. De fato, Martin não tem mundo algum *além* da música — como ocorre com a paciente de Viscott —, mas esse mundo é real, torna Martin real, pode transformá-lo. Isso é fascinante de se ver no caso de Martin — e, evidentemente, também no de Harriet G.:

> Essa senhora desengonçada, desajeitada, deselegante, essa criança de cinco anos demasiado crescida, transformou-se totalmente quando do lhe pedi que tocasse em um seminário no Hospital Psiquiátrico de Boston. Ela sentou circunspecta, fitou tranquila o teclado até que todos fizéssemos silêncio, levou lentamente as mãos ao teclado e as deixou ali em repouso por um momento. Então, meneou a cabeça e começou a tocar com todo o sentimento e movimentos de um solista profissional. A partir daquele momento, ela foi outra pessoa.

Fala-se dos "sábios idiotas" como se eles tivessem uma aptidão ou talento mecânico singular, sem uma verdadeira inteligência ou compreensão. De fato, isso foi o que pensei de início com relação a Martin — e que continuei a pensar até que trouxe o *Magnificat* para o asilo. Só então realmente ficou claro para mim que Martin era capaz de entender toda a complexidade de uma obra como aquela e que não se tratava apenas de uma aptidão, ou de uma notável memória maquinal em ação, mas de uma genuína e poderosa inteligência musical. Por isso, interessei-me particularmente, depois da primeira publicação do livro, por um fascinante artigo que recebi de L. K. Miller, de Chicago, intitulado "Sensitivity to tonal structure in a developmentally disabled musical savant" [Sensibilidade para a estrutura tonal em um sábio musical com deficiência de desenvolvimento], apresentado à Psychonomics Society [Sociedade de Psiconomia] de Boston em novembro de 1985 (no prelo). O estudo meticuloso desse prodígio de cinco anos de idade, com graves deficiências mentais e outras incapacitações causadas por rubéola materna, mostrou não só a existência de uma memória para decorar de um tipo mecânico, mas "[...] impressionante sensibilidade para as regras que governam a composição, em especial o papel de diferentes notas na determinação da estrutura [diatônica] dos tons [...] [implicando] conhecimento implícito de regras estruturais em um sentido produtivo, ou seja, regras não limitadas aos exemplos específicos fornecidos pela experiência da pessoa". Estou convencido de que isso vale também para Martin — e não podemos deixar de imaginar se não valeria para *todos* os "sábios idiotas": se eles não poderiam ser verdadeira e criativamente inteligentes, e não apenas ter uma aptidão mecânica nas áreas específicas — musical, numérica, visual etc. — nas quais se destacam. É a *inteligência* de um Martin, de um José, dos gêmeos, embora em uma área específica e restrita, que em última análise se impõe à nossa atenção; e é essa *inteligência* que tem de ser reconhecida e incentivada.

23

OS GÊMEOS

Quando conheci os gêmeos, John e Michael, em 1966, em um hospital psiquiátrico, eles já eram célebres. Haviam se apresentado no rádio e na televisão e haviam sido tema de minuciosos informes científicos e populares.[1] Eu desconfiava que eles tinham inclusive penetrado na ficção científica, um tanto "ficcionalizados" mas essencialmente conforme haviam sido retratados nas descrições publicadas.[2]

Os gêmeos, que na época estavam com 26 anos, viviam em asilos desde os sete anos de idade, sob diagnósticos variados, como autistas, psicóticos ou gravemente retardados. A maioria dos informes concluía que, em se tratando de "idiotas sábios", nada havia de "muito especial" neles — exceto por sua notável memória "documental" para os mínimos detalhes de sua própria experiência e seu uso de um algoritmo inconsciente de calendário que lhes permitia dizer de imediato em que dia da semana cairia uma data no futuro ou passado distante. Essa é a opinião de Steven Smith em seu livro abrangente e imaginativo, *The great mental calculators* (1983). Pelo que eu saiba, não houve outros estudos sobre os gêmeos depois de meados dos anos 1960, sendo o breve interesse que despertaram dissipado pela aparente "solução" dos problemas que apresentavam.

Mas isso, a meu ver, é um equívoco, talvez natural considerando a abordagem estereotipada, o formato fixo das questões, a concentração em uma ou outra "tarefa" presentes nas primeiras investigações sobre os gêmeos, que os reduziam — sua psicologia, seus métodos, sua vida — a quase nada.

---

[1] W. A. Horwitz et al. (1965), Hamblin (1966).

[2] Ver o romance *Thorns* (1967), de Robert Silverberg, em especial pp. 11-7.

A realidade é muito mais estranha, muito mais complexa, muito menos explicável do que sugere qualquer um desses estudos, porém é impossível até mesmo vislumbrá-la por meio de "testes" formais dinâmicos ou pela usual entrevista dos gêmeos no estilo *60 Minutes*. Não que qualquer um desses estudos, ou apresentações na tevê, esteja "errado". Eles são muito aceitáveis, com frequência informativos, no que se propõem a fazer, porém restringem-se à "superfície" óbvia e passível de ser testada, não se aprofundando — e nem mesmo dando a entender, ou talvez supondo, que existe algo além.

De fato, não obtemos indício algum de haver algo mais profundo, a menos que deixemos de testar os gêmeos, de considerá-los "sujeitos de experiência". É preciso pôr de lado o impulso de limitar e testar e gradualmente travar conhecimento com os gêmeos — observá-los, abertamente, com serenidade, sem pressuposições, porém com uma total e compreensiva receptividade fenomenológica, enquanto eles vivem, pensam e interagem tranquilamente, tratando da própria vida, com espontaneidade, em sua maneira singular. Descobrimos então que existe algo extraordinariamente misterioso em ação, poderes e intensidades de um tipo talvez fundamental, os quais não fui capaz de "desvendar" ao longo desses dezoito anos em que os conheço.

De fato, eles nada têm de extraordinário à primeira vista — são uma espécie de Tweedledum e Tweedledee (os gêmeos de *Alice no país das maravilhas*), grotescos, impossíveis de distinguir, reflexos no espelho, idênticos no rosto, nos movimentos corporais, na personalidade, na mente, idênticos também em seu estigma de dano cerebral e tecidual. Têm estatura muito baixa, cabeça e mãos tremendamente desproporcionais, palato e pés muito arqueados, voz esganiçada e monótona, uma profusão de tiques e maneirismos muito peculiares e uma fortíssima miopia degenerativa, requerendo óculos tão grossos que faz seus olhos parecerem distorcidos e lhes dá a aparência de absurdos professorezinhos, examinando de perto e apontando, com uma concentração mal dirigida, obsessiva e absurda. E essa impressão é fortalecida assim que os questionamos — ou lhes permitimos começar espontaneamente, o que tendem a fazer, como marionetes de pantomima, uma de suas "rotinas".

Esse é o quadro que tem sido apresentado nos artigos publicados e no palco — eles tendem a ser "apresentados" no show anual do hospital em que trabalho — e em suas não raras, e muito embaraçosas, aparições na tevê.

Os "fatos", nessas circunstâncias, são demonstrados até se tornarem monótonos. Os gêmeos pedem: "Digam-nos uma data — qualquer data nos últimos ou próximos 40 mil anos". Uma data é mencionada e, quase instantaneamente, eles informam em que dia da semana ela cairá. "Outra data!", bradam eles, e a proeza se repete. Eles também dizem a data da Páscoa durante o mesmo período de 80 mil anos. Podemos observar, embora isso não seja normalmente mencionado nos relatórios, que seus olhos movem-se e se fixam de maneira singular quando se dedicam a essa operação — como se estivessem desenrolando, ou examinando minuciosamente, uma paisagem interior, um calendário mental. Parecem estar "vendo", visualizando intensamente, apesar de ter sido concluído que se tratava de puro cálculo.

Sua memória para algarismos é notável — e possivelmente ilimitada. Eles repetem um número de três dígitos, de trinta dígitos, de trezentos dígitos com a mesma facilidade. Também isso foi atribuído a um "método".

Mas quando alguém testa sua habilidade para calcular — a típica especialidade de prodígios em aritmética e "calculadores mentais" — seus resultados são espantosamente ruins, tão ruins quanto seu QI de sessenta nos faria imaginar. Eles são incapazes de fazer corretamente adições ou subtrações simples, e nem sequer conseguem compreender o que significa multiplicação ou divisão. O que é isto: "calculadores" que não sabem calcular e não têm nem mesmo as mais rudimentares habilidades aritméticas?

E no entanto eles são chamados de "calculadores de calendário" — e tem sido inferido ou aceito, praticamente sem fundamentos, que não se trata absolutamente da memória em ação, mas do uso de um algoritmo inconsciente para cálculos de calendário. Quando lembramos que até Carl Friedrich Gauss, ao mesmo tempo um dos maiores matemáticos e peritos em cálculo, teve enorme dificuldade para descobrir um algoritmo para a data da Páscoa, torna-se impossível acreditar que esses gêmeos, incapazes até mesmo dos mais simples métodos aritméticos, poderiam ter inferido, descoberto e empregado um algoritmo desses. É verdade que muitos "calculadores" possuem um repertório mais amplo de métodos e algoritmos que descobriram para uso próprio, e talvez isso tenha predisposto W. A. Horwitz et al. a concluir que isso valia também para os gêmeos. Steven Smith, interpretando ao pé da letra esses estudos iniciais, comentou:

> Algo misterioso, embora banal, está em ação aqui — a misteriosa habilidade humana para formar algoritmos inconscientes com base em exemplos.

Se isso fosse tudo, eles de fato poderiam ser vistos como banais, e não como um mistério — pois o cálculo de algoritmos, que uma máquina pode fazer com precisão, é essencialmente mecânico e pertence à esfera dos "problemas", mas não dos "mistérios".

Contudo, mesmo em algumas das "apresentações" dos gêmeos, em seus "truques" há uma qualidade que espanta. Eles são capazes de dizer como estava o tempo e quais foram os eventos de qualquer dia de suas vidas — qualquer dia a partir de seus quatro anos de idade. Sua maneira de falar — bem descrita por Robert Silverberg em seu retrato do personagem Melangio — é ao mesmo tempo infantil, detalhada e desprovida de emoção. Ao lhes ser dita uma data, eles reviram os olhos por um momento, depois os fixam, e com uma voz apática e monótona informam o tempo, enunciam superficialmente os eventos políticos de que ouviram falar e os eventos de suas próprias vidas — estes últimos incluindo, com frequência, as dolorosas e comoventes angústias da infância, o desprezo, a zombaria, as mortificações que sofreram, mas tudo recitado em um tom uniforme, invariável, sem o menor indício de inflexão pessoal ou emoção. Aqui, claramente, trata-se de lembranças que parecem ser de um tipo "documental", nas quais não existem referências pessoais, relações pessoais, absolutamente nenhum centro vivo.

Poderíamos afirmar que o envolvimento pessoal, a emoção, foram apagados dessas lembranças, no modo defensivo que podemos observar em tipos obsessivos ou esquizoides (e os gêmeos sem dúvida devem ser considerados obsessivos e esquizoides). Mas poderíamos afirmar, igualmente, e na verdade com mais plausibilidade, que lembranças desse tipo nunca *tiveram* um caráter pessoal, pois isso é, de fato, uma característica fundamental de uma memória eidética como a deles.

Mas o que precisa ser ressaltado — e que é insuficientemente salientado por quem os estudou, embora perfeitamente óbvio para um ouvinte ingênuo disposto a se maravilhar — é a magnitude da memória dos gêmeos, sua extensão aparentemente ilimitada (ainda que infantil e banal) e, com ela, o modo como as lembranças são recuperadas. E se lhes perguntamos como é que conseguem reter tanto na mente — um número com trezentos dígitos ou os trilhões de eventos de quatro décadas — eles dizem, simplesmente: "Nós vemos tudo isso". E "ver" — "visualizar" — com extraordinária intensidade, alcance ilimitado e perfeita fidelidade, parece ser a chave de tudo. Parece ser uma capacidade fisiológica inata de suas mentes, de um modo que guarda certas analogias com a maneira como o famoso paciente de A. R. Luria, descrito em *The mind of a mnemonist*, "via", embora talvez aos gêmeos falte a rica sinestesia e organização consciente das lembranças do mnemonista. Mas não resta dúvida, pelo menos a meu ver, de que os gêmeos têm à sua disposição um prodigioso panorama, uma espécie de paisagem ou fisionomia, de tudo o que já ouviram, viram, pensaram ou fizeram, e que, num piscar de olhos, externamente óbvio quando eles os reviram brevemente e depois os fixam, eles são capazes (com os "olhos da mente") de recuperar e "ver" quase qualquer coisa que esteja nessa vasta paisagem.

Tais poderes de memória são raríssimos, porém não únicos. Pouco ou nada sabemos das razões por que os gêmeos ou qualquer outra pessoa os têm. Haverá, então, alguma coisa nos gêmeos que seja de um interesse mais profundo, como vim insinuando? Acredito que sim.

Conta-se que sir Herbert Oakley, o professor oitocentista de música em Edimburgo, ao ser levado a uma fazenda e ouvir um porco guinchar, bradou no mesmo instante: "Sol sustenido!". Alguém correu para o piano, e era sol sustenido mesmo. Minha primeira impressão das capacidades "naturais" e do modo "natural" dos gêmeos veio de maneira semelhante, espontânea e (não pude deixar de sentir) bastante cômica.

Uma caixa de fósforos que estava em cima da mesa caiu e o conteúdo espalhou-se no chão: "111", gritaram os gêmeos simultaneamente; a seguir, John disse baixinho: "37". Michael repetiu esse número, John disse-o pela terceira vez e parou. Contei os fósforos — demorei um pouco — e havia 111.

"Como conseguiram contar os fósforos tão depressa?", perguntei. "Não contamos", eles responderam. "Nós *vimos* os 111."

Histórias semelhantes contam-se a respeito de Zacharias Dase, o prodígio dos números, que declarava instantaneamente "183" ou "79" quando se derramava um punhado de ervilhas e indicava do melhor modo possível — ele também era deficiente mental — que não tinha contado as ervilhas, mas apenas "visto" o número delas, num todo, de relance.

"E por que vocês murmuraram '37' e repetiram isso três vezes?", perguntei aos gêmeos. Eles responderam em uníssono "37, 37, 37, 111".

E isso eu achei ainda mais intrigante, se possível. O fato de eles *verem* 111 — a "condição de 111" — em um lampejo era extraordinário, mas talvez não mais extraordinário que o "sol sustenido" de Oakley — uma espécie de "tom absoluto" para números, por assim dizer. Mas eles em seguida "fatoraram" o número 111 — sem contar com nenhum método, sem mesmo "conhecer" (da maneira usual) o que significavam fatores. Pois eu já não observara que eles eram incapazes de fazer os mais simples cálculos e não "entendiam" (ou não pareciam entender) o que *era* multiplicação ou divisão? E no entanto, ali, espontaneamente, eles haviam dividido um número composto em três partes iguais.

"Como foi que vocês calcularam isso?", perguntei, ardendo de curiosidade. Eles indicaram, do melhor modo que puderam, em termos pobres, insuficientes — mas talvez não haja palavras que correspondam a coisas assim — que não tinham "calculado", apenas "visto" aquilo, num lampejo. John fez um gesto com dois dedos esticados e o polegar, o que parecia sugerir que eles haviam espontaneamente dividido o número em três partes ou que o número "dividira-se" por conta própria nessas três partes iguais, por uma espécie de "fissão" numérica espontânea. Eles pareciam surpresos diante de minha surpresa — como se *eu* fosse cego de alguma forma; e o gesto de John transmitiu um extraordinário senso de realidade imediata, *sentida*. Será possível, pensei comigo, que eles possam de algum modo "ver" as propriedades, não da maneira conceitual, abstrata, mas como *qualidades* sentidas, sensíveis, de algum modo imediato, concreto? E não simplesmente qualidades isoladas — como a "qualidade de 111" — mas qualidades de relações?

Talvez mais ou menos do mesmo modo como sir Herbert Oakley teria dito "uma terça" ou "uma quinta".

Eu já chegara à ideia, com base na "visão" de eventos e datas pelos gêmeos, de que eles podiam reter na mente, que *haviam retido*, uma imensa tapeçaria mnemônica, uma vasta (ou possivelmente infinita) paisagem na qual tudo podia ser visto, isoladamente ou em relação. Era o isolamento, em vez de um senso de relação, que era primordialmente exibido quando eles despejavam seu implacável "documentário" desordenado. Mas não poderiam esses prodigiosos poderes de visualização — poderes essencialmente concretos e muito distintos da capacidade de conceituar — dar-lhes o potencial de ver relações, relações formais, relações de forma, arbitrárias ou significativas? Se eles podiam "ver" a "qualidade de 111" em um lampejo (se podiam ver toda uma "constelação" de números), não poderiam também "ver", num lampejo — ver, reconhecer, relacionar e comparar, de um modo inteiramente sensitivo e não intelectual —, formações e constelações de números enormemente complexas? Uma habilidade ridícula, até mesmo incapacitante. Pensei no "Funes" de Borges:

> Nós, de relance, podemos perceber três copos em uma mesa; Funes, todas as folhas, gavinhas e frutos que compõem uma videira [...] Um círculo desenhado no quadro-negro, um ângulo reto, um losango — todas estas são formas que podemos entender intuitivamente e por completo; Ireneo podia fazer o mesmo com a emaranhada crina de um pônei, com uma manada de gado na colina [...] não sei quantas estrelas ele era capaz de enxergar no céu.

Poderiam os gêmeos, que pareciam ter uma singular paixão pelos números e "domínio" dos mesmos — poderiam eles, que tinham visto a "qualidade de 111" num relance, talvez ver em suas mentes uma "videira" numérica, com todas as folhas-números, gavinhas-números, frutas-números que a compunham? Uma ideia estranha, talvez absurda, quase impossível — mas o que eles já me haviam mostrado era tão estranho que quase não se prestava à compreensão. E, pelo que eu soubesse, aquilo era tão somente um indício mínimo do que eles podiam fazer.

Refleti sobre o assunto, mas ele quase não permitia reflexão. Depois, deixei-o de lado. Esqueci-o até que deparei, totalmente por acaso, com uma segunda cena espontânea, uma cena mágica.

Nessa segunda vez, eles estavam sentados juntos em um canto, com um sorriso misterioso, secreto, um sorriso que eu nunca tinha visto antes, desfrutando o estranho prazer e paz que agora pareciam ter. Furtivamente, para não os perturbar, eu me aproximei. Pareciam absortos em uma conversa singular, puramente numérica. John dizia um número — um número de seis dígitos. Michael ouvia, assentia com a cabeça, sorria e parecia saborear o número. Em seguida, ele próprio dizia um número de seis dígitos, e dessa vez era John quem o recebia e apreciava com prazer. À primeira vista, lembravam dois *connoisseurs* provando vinho, compartilhando gostos raros, raras apreciações. Sentei-me quieto, sem que eles me vissem, hipnotizado, perplexo.

O que eles estavam fazendo? Que diabos estava acontecendo? Eu não conseguia entender. Talvez se tratasse de algum tipo de jogo, mas tinha uma gravidade e intensidade, uma espécie de intensidade serena, meditativa e quase sagrada, que eu nunca vira em nenhum jogo comum e que certamente nunca vira antes nos gêmeos, normalmente tão agitados e distraídos. Contentei-me com anotar os números que eles diziam — números que manifestamente lhes proporcionavam tanto prazer e que eles "contemplavam", saboreavam, compartilhavam em comunhão.

Teriam aqueles números algum significado, perguntei-me a caminho de casa, teriam algum sentido "real" ou universal, ou (se é que tinham algum) apenas um sentido estapafúrdio ou particular, como as "línguas" secretas e tolas que irmãos e irmãs às vezes inventam para si mesmos? E, dirigindo na volta para casa, pensei nas gêmeas de Luria — Liosha e Yura, gêmeas idênticas com dano no cérebro e na fala — e em como elas brincavam e tagarelavam entre si em uma língua própria, primitiva, balbuciante (Luria e Yudovich, 1959). John e Michael nem sequer estavam usando palavras ou meias palavras — simplesmente jogavam números um para o outro. Seriam números "borgenses" ou "funesianos", meras videiras numéricas, crinas de pônei ou constelações, formas numéricas privadas — uma espécie de jargão numérico, conhecido apenas pelos gêmeos?

Assim que cheguei, fui buscar tabelas de potências, fatores, logaritmos e números primos — lembranças e relíquias de um período singular e isolado de minha infância, quando eu também fora uma espécie de ruminante de números, um "vidente" de números, nutrindo por estes uma paixão peculiar. Eu já tinha um palpite — e então o confirmei. *Todos os números, os números de seis dígitos que os gêmeos tinham compartilhado, eram primos* — ou seja, números que só podem ser divididos em partes iguais por eles mesmos ou por um. Teriam os gêmeos, de algum modo, visto ou possuído algum livro como o meu — ou estariam, de algum modo inimaginável, "vendo" números primos, mais ou menos da mesma forma que tinham "visto" a qualidade de 111 ou a triplicidade de 37? Sem dúvida não poderiam tê-los *calculado* — não eram capazes de fazer cálculo algum.

Voltei à enfermaria no dia seguinte, levando comigo o precioso livro dos números primos. Novamente os encontrei encerrados em sua comunhão numérica, mas dessa vez, sem nada dizer, juntei-me a eles de mansinho. De início ficaram surpresos, mas, vendo que eu não os interrompia, retomaram seu "jogo" de números —, primos de seis dígitos. Após alguns minutos, decidi tomar parte e arrisquei dizer um número, um número primo de oito dígitos. Ambos se voltaram para mim, e subitamente ficaram quietos, com uma expressão de concentração intensa e talvez espanto. Houve uma longa pausa — a mais longa que eu já os vira fazer, deve ter durado meio minuto ou mais — e então, de súbito, simultaneamente, os dois abriram um sorriso.

Depois de algum inimaginável processo de teste, eles de repente haviam visto meu número de oito dígitos como um número primo — e isso manifestamente era para eles um grande prazer, um duplo prazer; primeiro, porque eu introduzira um delicioso brinquedo novo, um número primo de uma ordem que eles nunca haviam encontrado antes, e segundo porque era evidente que eu tinha visto o que eles estavam fazendo, que tinha gostado, que admirava e era capaz de participar também.

Os dois se afastaram ligeiramente um do outro, dando lugar para mim, um novo colega de brincadeiras numéricas, um terceiro em seu mundo. Em seguida, John, que sempre saía na frente, pensou por um tempo muito longo — deve ter sido pelo menos cinco minutos, embora eu não ousasse me mexer e mal respirasse — e enunciou um número de nove dígitos; depois de um tempo semelhante, seu irmão gêmeo, Michael, respondeu com um número do mesmo tipo. E então, eu, na minha vez, depois de olhar furtivamente o livro, acrescentei minha própria e desonesta contribuição, um número primo de dez dígitos.

Fez-se novamente, e por um tempo ainda mais longo, um silêncio repleto de fascinação e quietude; em seguida, John, depois de uma prodigiosa contemplação interna, saiu-se com um número de doze dígitos. Esse eu não tinha como verificar, e assim não pude responder à altura, pois meu livro — que, pelo que eu sabia, era o único de seu gênero — não ia além dos números primos de dez dígitos. Mas Michael mostrou-se apto para o desafio, embora demorasse cinco minutos — e uma hora mais tarde os gêmeos estavam trocando números primos de vinte dígitos, ou pelo menos supus que fosse isso, pois não havia meio de comprovar. Também não existia uma maneira fácil, em 1966, sem ter à disposição um computador sofisticado. E, mesmo então, teria sido difícil, pois quer usemos o crivo de Erastótenes ou qualquer outro algoritmo, não existe um método simples de calcular números primos. *Não existe um método simples para os números primos dessa ordem — e no entanto os gêmeos os estavam descobrindo.* (Ver, porém, o pós-escrito.)

Novamente pensei em Dase, sobre quem eu tinha lido anos antes, no fascinante livro *Human personality*, de F. W. H. Myers (1903).

> Sabemos que Dase (talvez o mais bem-sucedido desses prodígios) era singularmente desprovido de compreensão matemática [...] Apesar disso, em doze anos ele produziu tabelas de fatores e números primos para o sétimo e quase todo o oitavo milhão — uma tarefa que poucos homens poderiam ter realizado, sem auxílio mecânico, ao longo de todo um período normal de vida.

Portanto, concluiu Myers, ele pode ser considerado o único homem a ter prestado um valioso serviço à matemática sem ser capaz de entender os conceitos matemáticos mais simples.

O que Myers não esclarece, e que talvez não estivesse claro, era se Dase possuía algum método para produzir as tabelas ou se, como sugerido por seus simples experimentos de "ver números", ele de algum modo "via" aqueles grandes números primos, como aparentemente os gêmeos viam.

Observando-os discretamente — isso era fácil de fazer, pois eu tinha uma sala na enfermaria onde os gêmeos estavam alojados —, vi-os em inúmeros outros tipos de jogos numéricos ou comunhão numérica, cuja natureza não pude apurar ou mesmo supor.

Mas parece provável, ou certo, que eles estejam lidando com propriedades ou qualidades "reais" — pois o arbitrário, como os números aleatórios, não lhes dá prazer, ou lhes dá muito pouco. Está claro que eles precisam ter "sentido" em seus números — do mesmo modo, talvez, como um músico precisa ter harmonia. De fato, eu me surpreendi comparando-os a músicos — ou a Martin (capítulo 22), também retardado, que encontrava na serena e magnífica arquitetônica de Bach uma manifestação sensível da suprema harmonia e ordem do mundo, inacessível para ele conceitualmente devido às suas limitações intelectuais.

"Todo aquele que é composto harmonicamente", escreve sir Thomas Browne, "deleita-se com a harmonia [...] e uma profunda contemplação do primeiro compositor. Há nela algo da divindade mais do que descobre o ouvido; é uma hieroglífica e obscurecida lição sobre todo o mundo [...] uma pequenina seção da harmonia que soa intelectualmente nos ouvidos de Deus [...] A alma [...] é harmônica e tem sua afinidade mais estreita com a música."

Richard Wollheim, em *The thread of life* (1984), faz uma distinção absoluta entre cálculos e o que ele denomina estados mentais "icônicos", e antevê uma possível objeção a tal distinção.

Alguém poderia contestar o fato de que todos os cálculos são não icônicos alegando que, quando a pessoa calcula, às vezes o faz visualizando o cálculo em uma página. Mas isso não constitui um contraexemplo. Pois o que está representado em tais casos não é o cálculo em si, mas uma representação do mesmo; os *números* é que são calculados, mas o que se visualiza são os *numerais*, que representam números.

Leibniz, por outro lado, apresentou uma instigante analogia entre números e música: "O prazer que obtemos da música vem de *contar*, mas contar inconscientemente. A música nada mais é do que aritmética inconsciente".

Até onde podemos apurar, qual é a situação dos gêmeos, e talvez de outros? O compositor Ernst Toch — contou-me seu neto, Lawrence Weschler — conseguia prontamente reter na memória, depois de ouvir uma única vez, uma série muito longa de números; mas fazia isso "convertendo" a série de números em uma melodia (que ele próprio criava, "correspondendo" aos números). Jedediah Buxton, calculador dos menos elegantes mas dos mais tenazes de todos os tempos, que tinha uma grande, até mesmo patológica, paixão por cálculos e cômputos (ele ficava, em suas próprias palavras, "bêbado de contar"), "convertia" música e drama em números. Segundo um relato contemporâneo sobre ele, escrito em 1754: "Durante a dança, ele fixava a atenção no número de passos; depois de um belo trecho musical, declarava que os inúmeros sons produzidos pela música o haviam deixado imensamente perplexo, e ia até mesmo assistir às peças do sr. Garrick só para contar as palavras que este proferia, no que afirmava ter pleno êxito".

Eis um belo, ainda que extremo, par de exemplos — o músico que transforma números em música e o perito em contar que transforma a música em números. Fica-se com a impressão de que é impossível encontrar tipos de mentes mais opostos ou, pelo menos, estilos mentais mais opostos.[3]

A meu ver, os gêmeos, que têm uma "sensibilidade" extraordinária para números, sem serem capazes de calcular coisa alguma, têm nesse aspecto uma afinidade não com Buxton, mas com Toch. Exceto — e isto nós, pessoas comuns, achamos dificílimo imaginar — pelo fato de que eles não "convertem" números em música, mas realmente sentem os números, em si mesmos, como "formas", como "tons", como as numerosíssimas formas que compõem a própria natureza. Eles não são calculadores, e sua habilidade numérica é "icônica". Eles convocam, habitam estranhos cenários numéricos; perambulam livremente por vastas paisagens de números, criam dramaturgicamente todo um mundo feito de números. Eles têm, creio, uma imaginação extremamente singular — da qual a singularidade maior é o fato de que ela só pode imaginar números. Não parecem "operar" com números, de um modo "não icônico", como um calculador; eles os "veem", diretamente, como um vasto cenário natural.

E se nos perguntarmos "existem analogias, pelo menos, com uma iconicidade assim?", nós as descobriremos, acredito, em certas mentes científicas. Dmitri Mendeleev, por exemplo, carregou consigo, escritas em cartões, as propriedades numéricas dos ele-

---

[3] Algo comparável ao estilo de Buxton, que talvez pareça o mais "antinatural" dos dois, foi observado em minha paciente Miriam H., em *Tempo de despertar*, quando ela sofria ataques de "aritmomania".

mentos até que elas se tornaram totalmente "familiares" para ele — tão familiares que ele não mais pensava nelas como agregados de propriedades, mas (segundo ele próprio afirmou) "como rostos conhecidos". Ele passou a ver os elementos, iconicamente, fisionomicamente, como "rostos" — rostos que se relacionavam, como membros de uma família, e que compunham, *in toto*, periodicamente organizados, todo o rosto formal do universo. Uma mente científica assim é essencialmente "icônica" e "vê" toda a natureza como rostos e cenas, talvez também como música. Essa "visão", essa visão interna, envolta pelo fenomênico, tem ainda assim uma relação integral com o físico, e devolvê-la do psíquico para o físico constitui o trabalho secundário, ou externo, dessa ciência. ("O filósofo procura ouvir dentro de si os ecos da sinfonia do mundo", escreveu Nietzsche, "e volta a projetá-los na forma de conceitos.") Os gêmeos, embora deficientes mentais, ouvem a sinfonia do mundo, imagino, mas a ouvem inteiramente em forma numérica.

A alma é "harmônica" seja qual for o QI da pessoa, e para alguns, como os cientistas físicos e os matemáticos, o senso de harmonia, talvez, é primordialmente intelectual. No entanto, não consigo pensar em algo intelectual que não seja, de algum modo, também sensível — de fato, a própria palavra "senso" tem sempre essa dupla conotação. Sensível e, de certo modo, também "pessoal", pois é impossível alguém sentir alguma coisa, julgar uma coisa "sensível" sem que ela seja, de algum modo, relacionada ou passível de relacionar-se com a pessoa. Assim, a imponente arquitetônica de Bach proporciona, como fazia para Martin A., "uma hieroglífica e obscurecida lição sobre todo o mundo", mas ela também é, reconhecível, única e afetuosamente Bach; e isso também era sentido, comoventemente, por Martin A., e por ele relacionado ao amor que sentia pelo pai.

Os gêmeos, a meu ver, não possuem apenas uma estranha "faculdade" — mas uma sensibilidade, uma sensibilidade harmônica, talvez afim à musical. Poderíamos chamá-la, com muita propriedade, de sensibilidade "pitagórica" — e o singular não é sua existência, mas sua evidente raridade. A alma da pessoa é "harmônica" seja qual for o seu QI, e talvez a necessidade de encontrar ou sentir alguma harmonia ou ordem suprema seja um universal da mente, independentemente das capacidades desta ou da forma que ela assuma. A matemática sempre foi considerada a "rainha das ciências", e os matemáticos sempre viram o número como o grande mistério e o mundo como sendo organizado, misteriosamente, pelo poder do número. Isso é expresso com primor no prólogo à autobiografia de Bertrand Russell:

> Com igual paixão tenho buscado o conhecimento. Desejo compreender o coração dos homens. Desejo saber por que as estrelas brilham. E tento entender o poder pitagórico pelo qual os números têm influência sobre o fluxo.

É estranho comparar esses gêmeos deficientes mentais a um intelecto, um espírito como o de Bertrand Russell. E no entanto, em minha opinião, não é tão absurdo. Os gêmeos vivem exclusivamente em um mundo de pensamentos numéricos. Não têm interesse pelas estrelas que brilham nem pelos corações dos homens. Mas acredito que para eles os números não são "apenas" números, mas significâncias, significantes cujo "significando" é o mundo.

Eles não lidam com os números levianamente, como faz a maioria dos calculadores. Não estão interessados em cálculos, não têm capacidade para os mesmos e não são capazes de compreendê-los. São, antes, serenos contempladores do número — e lidam com os números com um senso de reverência e pasmo. Os números, para eles, são sagrados, repletos de significação. Essa é a sua maneira — como a música é a maneira de Martin — de entender o primeiro compositor.

Mas os números não são apenas impressionantes para eles, são também amigos — talvez os únicos amigos que eles já tiveram em sua vida isolada de autistas. Esse é um sentimento muito comum nas pessoas que têm um dom para os números — e Steven Smith, embora considerasse o "método" o mais importante, fornece muitos exemplos fascinantes disso: George Parker Bidder, que escreveu sobre sua primeira infância numérica: "Adquiri total familiaridade com os números até cem; eles se tornaram, por assim dizer, meus amigos, e eu conhecia todos os parentes e conhecidos"; ou o contemporâneo Shyam Marathe, da Índia: "Quando digo que os números são meus amigos, quero dizer que em alguma época passada lidei com aquele número específico de várias maneiras e, em muitas ocasiões, descobri novas e fascinantes qualidades nele ocultas [...]

Assim, se em um cálculo deparo com um número conhecido, imediatamente o vejo como um amigo".

Hermann von Helmholtz, discorrendo sobre a percepção musical, afirma que, embora tons compostos *possam* ser analisados e divididos em seus componentes, eles são normalmente ouvidos como qualidades, qualidades únicas de tom, todos indivisíveis. Ele fala, nesse sentido, de uma "percepção sintética" que transcende a análise e é a essência, impossível de analisar, de todo senso musical. Compara esses tons a rostos, e reflete que podemos reconhecê-los mais ou menos da mesma maneira pessoal. Em suma, parece sugerir que os tons musicais, e certamente as melodias, *são* de fato "rostos" para os ouvidos e são reconhecidos, sentidos, imediatamente como "pessoas" (ou como tendo "qualidade de pessoa"), um reconhecimento que implica afeto, emoção, relação pessoal.

Isso parece ocorrer com os que amam os números. Estes também se tornam reconhecíveis como tais — em um único, intuitivo, pessoal: "Eu conheço você!".[4] O matemático Wim Klein expressou isso muito bem: "Os números são amigos para mim, mais ou menos. Para você, 3844 não significa o mesmo, não é? Para você, é apenas um três, um oito, um quatro e outro quatro. Mas eu digo: 'Olá, 62 ao quadrado!'".

Acredito que os gêmeos, aparentemente tão isolados, vivem num mundo cheio de amigos, tendo milhões, bilhões de números aos quais dizem "Olá!" e que, tenho certeza, respondem "Olá!" para eles. Mas nenhum dos números é arbitrário — como 62 ao quadrado — nem (e este é o mistério) se chega a ele por algum dos métodos usuais, ou por qualquer método que eu consiga discernir. Os gêmeos parecem empregar uma cognição direta — como anjos. Eles veem, diretamente, um universo e um céu de números. E isso, embora singular, embora bizarro — mas que direito temos de chamá-lo "patológico"? —, proporciona uma singular autossuficiência e serenidade às suas vidas, e poderia ser trágico interferir nelas ou destruí-las.

---

[4] Problemas particularmente fascinantes e fundamentais originam-se da percepção e reconhecimento de rostos — pois há muitas evidências de que reconhecemos rostos (ou pelo menos rostos familiares) diretamente, e não por um processo de análise ou agregação gradativa. Isso, como já vimos, salienta-se de maneira notável na "prosopagnosia", na qual, em consequência de uma lesão no córtex occipital direito, os pacientes tornam-se incapazes de reconhecer os rostos como tais, precisando empregar um método complexo, absurdo e indireto que envolve uma análise ponto a ponto de características insignificantes e separadas (capítulo 1).

Essa serenidade foi, de fato, interrompida e destruída dez anos mais tarde, quando se julgou que os gêmeos deviam ser separados — "para seu próprio bem", a fim de prevenir sua "prejudicial comunicação entre si" e que pudessem "sair e enfrentar o mundo [...] de um modo adequado, socialmente aceitável" (segundo explicado pelo jargão médico e sociológico). Assim, foram separados em 1977, com resultados que podem ser considerados tanto gratificantes como calamitosos. Ambos foram transferidos para "semi-internatos" e executam trabalhos simples e subalternos em troca de um pagamento mínimo, sob estrita supervisão. Eles são capazes de tomar ônibus, se forem cuidadosamente orientados e receberem um passe para pagar a condução, e de se manterem moderadamente apresentáveis e limpos, embora seu caráter de retardados mentais e psicóticos ainda seja reconhecível à primeira vista.

Esse é o lado positivo — mas também há um lado negativo (não mencionado em suas fichas, pois antes de mais nada nunca foi reconhecido). Privados da "comunhão" numérica entre si e de tempo e oportunidade para qualquer "contemplação" ou "comunhão" — sempre sendo apressados e empurrados de uma tarefa para outra —, eles parecem ter perdido sua estranha capacidade numérica e, com ela, o principal prazer e sentido de suas vidas. Mas isso é considerado um pequeno preço a ser pago, sem dúvida, por se terem tornado semi-independentes e "socialmente aceitáveis".

Isso nos lembra um pouco o tratamento dado a Nadia — criança autista com um dom fenomenal para o desenho (ver capítulo seguinte). Nadia também foi submetida a um regime terapêutico "para encontrar maneiras nas quais suas potencialidades em outras direções poderiam ser maximizadas". O efeito líquido foi que ela começou a falar — e parou de desenhar. Nigel Dennis comenta: "Ficamos com um gênio que teve seu gênio removido, nada restando além de uma deficiência generalizada. O que devemos pensar de uma cura assim tão curiosa?".

Cabe acrescentar — este é um aspecto ressaltado por F. W. H. Myers, cuja reflexão sobre os prodígios numéricos abre seu capítulo sobre "Gênios" — que essa faculdade é "estranha" e pode desaparecer espontaneamente, embora com a mesma frequência seja vitalícia. No caso dos gêmeos, obviamente, não se tratava apenas de uma "faculdade", mas do centro pessoal e emocional de suas vidas. E agora que eles estão separados, agora que ela desapareceu, já não há mais um sentido ou um centro em suas vidas.[5]

PÓS-ESCRITO

Quando Israel Rosenfield leu o original deste texto, salientou que existem outras aritméticas, superiores e mais simples do que a aritmética "convencional" das operações, e aventou a possibilidade de as singulares capacidades (e limitações) dos gêmeos refletirem o uso, por eles, de uma aritmética "modular" desse tipo. Em um bilhete que me escreveu, ele sugeriu que os algoritmos modulares, do tipo descrito por Ian Stewart em *Concepts of modern mathematics* (1975), poderiam explicar as habilidades dos gêmeos com o calendário:

> Sua habilidade para determinar os dias da semana ao longo de um período de 80 mil anos sugere um algoritmo bastante simples. Divide-se o número total de dias entre o "agora" e o "então" por sete. Se não houver resto, a data cai no mesmo dia que "agora"; se o resto for um, a data cairá um dia mais tarde e assim por diante. Observe que a aritmética modular é cíclica: ela consiste em padrões repetitivos. Talvez os gêmeos estivessem visualizando esses padrões, seja na forma de tabelas fáceis de construir, seja na de algum tipo de "paisagem" como a espiral de inteiros mostrada na página 30 do livro de Stewart.

Isso não responde por que os gêmeos comunicavam-se com números primos. Mas a aritmética do calendário requer o sete, que é primo. E quando se pensa em aritmética modular em geral, a divisão modular produzirá padrões cíclicos distintos *apenas* se forem usados números primos. Como o número primo sete ajuda os gêmeos a identificar datas e, consequentemente, os eventos de dias específicos de suas vidas, eles podem ter descoberto que outros números primos produzem padrões semelhantes àqueles que são tão importantes para seus atos de recordação. (Observemos que, quando a caixa de fósforos caiu e eles disseram "111 — 37 três vezes", eles estavam tomando o número primo 37 e multiplicando por três.) De fato, apenas os padrões de números primos podiam ser "visualizados". Os diferentes padrões

---

[5] Por outro lado, no caso de esta discussão ser julgada demasiado singular ou perversa, é importante mencionar que no caso das gêmeas estudadas por Luria a separação foi essencial para seu desenvolvimento, "libertando-as" de um apego estéril e balbuciante e permitindo-lhes desenvolver-se como pessoas sadias e criativas.

produzidos pelos diferentes números primos (por exemplo, tabelas de multiplicação) podem ser os elementos de informação visual que eles estão comunicando um ao outro quando repetem um dado número primo. Em suma, a aritmética modular pode ajudá-los a recuperar seu passado e, em consequência, os padrões criados para usar esses cálculos (que só ocorrem com números primos) podem assumir uma importância particular para os gêmeos.

Com o uso de uma aritmética modular como essa, ressalta Stewart, pode-se chegar com rapidez a uma solução única que não se presta a nenhuma aritmética "ordinária" — em especial visando exatamente (pelo chamado *pigeon-hole principle*, o princípio da classificação sistemática) números primos extremamente grandes e incomputáveis (por métodos convencionais).

Se tais métodos, tais visualizações, são vistos como algoritmos, eles são algoritmos de um tipo muito singular — organizados não algebricamente, mas espacialmente, como árvores, espirais, arquiteturas, "paisagens de pensamentos" —, configurações em um espaço mental formal e contudo quase sensorial. Os comentários de Israel Rosenfield e as exposições de Ian Stewart sobre aritmética "superior" (e especialmente modular) empolgaram-me, pois parecem prometer, se não uma "solução", pelo menos uma grande chance de se chegar à compreensão de capacidades de outra forma inexplicáveis como as dos gêmeos.

Essas aritméticas superiores ou mais profundas foram concebidas, em princípio, por Gauss em *Disquisitiones arithmeticae*, em 1801, mas só receberam aplicações práticas em anos recentes. Não se pode deixar de pensar que talvez exista uma aritmética "convencional" (ou seja, uma aritmética de operações) — muitas vezes irritante para o professor e para o aluno, "antinatural" e difícil de aprender — e também uma aritmética íntima do tipo descrito por Gauss, que pode ser verdadeiramente inata ao cérebro, tão inata quanto a gramática sintática e gerativa "íntima" de Chomsky. Uma aritmética dessas, em mentes como as dos gêmeos, poderia ser dinâmica e quase viva — aglomerados globulares e nebulosas de números turbilhonando e evoluindo em um céu mental sempre em expansão.

Como já mencionei, depois da publicação de "Os gêmeos" recebi uma vasta correspondência, tanto pessoal como científica. Algumas cartas tratavam dos temas específicos de "ver" ou apreender números, outras do sentido ou importância que pode haver nesse fenômeno, outras ainda do caráter geral de inclinações e sensibilidades autistas e como elas podem ser incentivadas ou inibidas, e finalmente outras da questão dos gêmeos idênticos. Especialmente interessantes foram as cartas de pais de crianças desse tipo, as mais raras e notáveis provenientes de pais que tinham sido, eles próprios, forçados a refletir e pesquisar e que haviam conseguido combinar o mais profundo sentimento e envolvimento com uma acentuada objetividade. Nessa categoria estavam os Park, pais muito inteligentes de uma criança muito talentosa, porém autista (ver C. C. Park, 1967, e D. Park, 1974, pp. 313-23). A filha dos Park, "Ella", era uma exímia desenhista e também muito habilidosa com números, especialmente quando bem pequena. Ella fascinava-se com a "ordem" dos números, especialmente os primos. Esse sentimento singular pelos números primos evidentemente não é raro. C. C. Park escreveu-me sobre uma outra criança autista que ela conhecia, a qual enchia folhas de papel com números escritos "compulsivamente". Todos eram primos, observou ela, e acrescentou: "São janelas para um outro mundo". Posteriormente, ela mencionou uma experiência recente com um jovem autista que também sentia fascinação por fatores e números primos e que os percebia instantaneamente como "especiais". De fato, a palavra "especial" precisava ser usada para provocar uma reação:

"Há alguma coisa de especial, Joe, nesse número (4875)?"
Joe: "Só é divisível por 13 e 25".
Sobre outro (7241): "É divisível por 13 e 557".
E sobre 8741: "É um número primo".

Park comenta: "Ninguém na família dele incentiva seus números primos; eles são um prazer solitário".

Não está claro, nesses casos, o *modo* como se chega às respostas quase instantaneamente: se elas são "pensadas", "conhecidas" (lembradas) ou — de alguma forma — apenas "vistas". O que está claro é o singular senso de prazer e significação ligado aos números primos. Parte disso parece dever-se a um senso de beleza formal e simetria, mas uma outra parte, também, a um singular "significado" ou "potencial" associativo. Isso com frequência foi considerado "mágico" no caso de Ella: números, especialmente os primos, evocavam pensamentos, imagens, sentimentos, relações especiais — alguns quase "especiais" ou "mágicos" demais para serem mencionados. Isso é bem descrito no artigo de David Park (op. cit.).

Kurt Gödel, de uma maneira muito abrangente, expôs como os números, em especial os primos, podem servir como "marcadores" — para ideias, pessoas, lugares, qualquer coisa; e esse marcador gödeliano abriria caminho para uma "aritmetização" ou "numeralização" do mundo (ver E. Nagel e J. R. Newman, 1958). Se isso realmente ocorre, é possível que os gêmeos, e outros como eles, não meramente vivam em um mundo *de* números, mas em um mundo, *no* mundo, *como* números, sendo sua meditação ou brincadeira numérica uma espécie de meditação existencial e, se for possível alguém entendê-la, ou encontrar a chave (como David Park às vezes consegue), também uma estranha e precisa comunicação.

24
O ARTISTA AUTISTA

"Desenhe isto", eu disse a José, dando a ele meu relógio de bolso.

Ele tinha mais ou menos 23 anos, era considerado irremediavelmente retardado e pouco antes havia sofrido um dos violentos ataques que o acometiam. Era magro, de aparência frágil.

Sua perturbação, sua inquietação cessaram de pronto. Ele pegou o relógio com cuidado, como se fosse um talismã ou uma joia, colocou-o diante de si e o fitou, concentrado e imóvel.

"Ele é retardado", interrompeu a servente. "Nem perca tempo

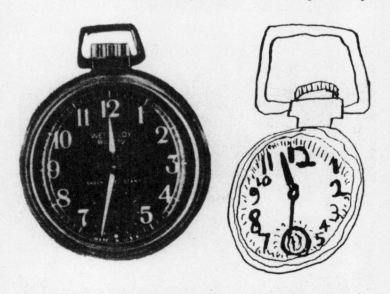

perguntando. Ele não sabe o que é isso — não sabe ver as horas. Nem falar ele sabe. Dizem que é 'austista', mas é só um retardado."

José empalideceu, talvez mais devido ao tom do que às palavras da servente — ela já havia informado que José não usava palavras.

"Vá em frente", falei. "Sei que você é capaz de fazer isso."

José desenhou com a mais absoluta calma, concentrando-se totalmente no pequeno relógio à sua frente, excluindo tudo o mais. Agora, pela primeira vez, ele se mostrava ousado, sem hesitação, sereno, sem perturbação. Desenhou rápido mas detalhadamente, com um traçado nítido, sem correções.

Quase sempre peço aos pacientes, quando lhes é possível, que escrevam e desenhem, em parte como um indicador improvisado de diversas capacidades, mas também como uma expressão do "caráter" ou "estilo".

José desenhara o relógio com notável fidelidade, incluindo cada característica (ou pelo menos cada característica essencial — deixou de incluir "Westclox, shock resistant, made in USA"), não só a "hora" (embora esta fosse registrada fielmente, 11h31), mas também cada segundo e o mostrador interno dos segundos e, não menos importante, a coroa saliente e a presilha trapezoide do relógio, usada

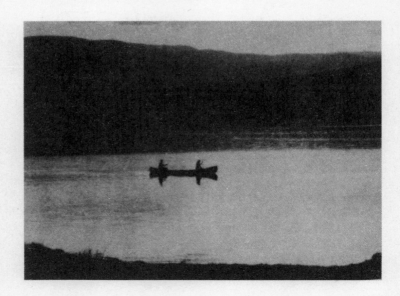

para prendê-lo à corrente. A presilha fora marcantemente ampliada, embora tudo o mais permanecesse nas devidas proporções. E os números, observando bem, eram de tamanhos, formas e estilos diferentes — alguns grossos, outros finos, uns alinhados, outros inseridos, ora simples, ora rebuscados, até mesmo um tanto "góticos". E o ponteiro interno dos segundos, no original bem discreto, ganhara uma evidente proeminência, como os pequenos mostradores internos de relógios estelares, ou astrolábios.

A compreensão geral do objeto, a "impressão", fora expressa de maneira surpreendente — mais surpreendente ainda se, como dissera a servente, José não soubesse mesmo ver as horas. E em outros aspectos havia uma singular mistura de precisão estrita, até mesmo obsessiva, com elaborações e variações curiosas (e, a meu ver, cômicas).

Fiquei intrigado com isso, não parava de pensar no assunto no caminho de volta para casa. Um "retardado"? Autismo? Não. Alguma coisa mais estava acontecendo ali.

Não fui chamado novamente para ver José. O primeiro chamado, num domingo à noite, fora para uma emergência. Ele vinha tendo ataques ao longo de todo o fim de semana, e à tarde, por telefone, eu prescrevera alterações em seus anticonvulsivos. Agora que os

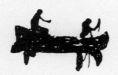

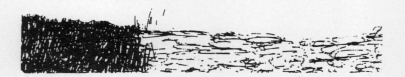

ataques estavam "controlados", não me solicitavam mais orientações neurológicas. Mas eu continuava perturbado pelos problemas originados pelo relógio, com uma sensação de mistério não solucionado me perseguindo. Eu precisava revê-lo. Assim, marquei uma nova visita e providenciei para que me mandassem toda a sua ficha — na vez anterior tinham me dado apenas uma papeleta de consulta, pouco informativa.

José entrou indiferente no consultório — não tinha ideia da razão por que fora chamado (e talvez não se importasse) —, mas seu rosto iluminou-se com um sorriso quando ele me viu. O semblante apático, indiferente, a máscara de que eu me lembrava, foi tirada. Houve um sorriso repentino, tímido, como uma olhadela por uma porta.

"Andei pensando em você, José", falei. Ele podia não entender minhas palavras, mas compreendia meu tom. "Quero ver mais desenhos" — e dei a ele minha caneta.

O que eu deveria pedir a ele para desenhar dessa vez? Eu tinha ali, como sempre, uma cópia de *Arizona Highways*, uma revista ricamente ilustrada que eu especialmente apreciava e que sempre trazia comigo com objetivos neurológicos, para testar meus pacientes. A capa mostrava uma cena idílica de pessoas passeando de canoa em

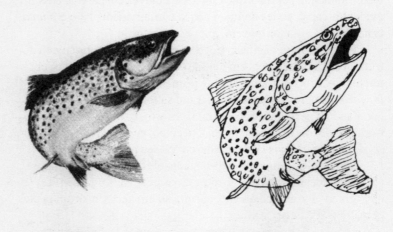

um lago, ao pôr do sol, com montanhas ao fundo. José começou com o primeiro plano, uma massa quase negra em silhueta contra a água, esboçou-a com extrema precisão e começou a encher o desenho. Mas isso claramente era trabalho para um *paintbrush*, não para uma caneta. "Deixe isso de lado", falei, e apontei, "prossiga com a canoa." Rápido, sem hesitar, José esboçou as figuras em silhueta na canoa. Olhou para elas, depois desviou o olhar, tendo fixado suas formas na mente — e então pintou-as depressa com o lado da caneta.

Mais uma vez, e de modo mais impressionante, pois se tratava de toda uma cena, espantei-me com a rapidez e a precisão minuciosa da reprodução, mais ainda porque José fitara a canoa e depois não a olhara mais, tendo assimilado a figura. Isso contestava veementemente a ideia de seu desenho ser uma mera cópia — "Ele não passa de uma Xerox", a servente afirmara antes — e sugeria que José o apreendera como uma imagem, exibindo uma notável habilidade não só para copiar mas para perceber. Pois a imagem possuía uma qualidade dramática ausente no original. As minúsculas figuras, ampliadas, eram mais intensas, mais vivas, davam a sensação de envolvimento e propósito não evidenciados pelo original. Todas as marcas registradas do que Richard Wollheim denomina "iconicidade" — subjetividade, intencionalidade, dramatização — estavam presentes. Assim, muito mais do que a mera capacidade de reproduzir fielmente, por mais que esta fosse notável, ele parecia possuir evidentes capacidades de imaginação e criatividade. Não era *uma* canoa, mas *sua* canoa que emergira no desenho.

Procurei outra página na revista, em um artigo sobre pesca de trutas, com uma aquarela em tons de pastel de um rio de trutas, com um fundo de rochas e árvores e em primeiro plano uma truta, a *rainbow trout* americana, prestes a dar um salto. "Desenhe isto", falei, apontando o peixe. Ele fitou a truta, absorto, pareceu sorrir para si mesmo e depois desviou o olhar — e então, com evidente prazer, o sorriso cada vez mais largo, ele desenhou seu próprio peixe.

Sem querer, também sorri enquanto ele desenhava, pois agora, sentindo-se à vontade comigo, ele estava se soltando, e o que estava emergindo, dissimuladamente, não era só um peixe, mas um peixe com uma espécie de "caráter".

O original carecia de caráter, parecia sem vida, bidimensional, até mesmo empalhado. O peixe de José, em contraste, inclinado e equilibrado, era ricamente tridimensional, muito mais parecido com um peixe de verdade do que o original. Não era apenas verossimilhança e animação que tinham sido acrescentadas, mas algo mais, algo ricamente expressivo, embora não por completo, da natureza dos peixes: uma boca enorme, cavernosa, lembrando a da baleia, um focinho meio crocodiliano, um olho distintamente humano, ninguém negaria; e o peixe tinha uma aparência geral positivamente marota. Era um peixe muito engraçado — não admira que José tivesse sorrido —, uma espécie de pessoa-peixe, um personagem de história infantil, como o sapo lacaio de *Alice*.

Agora eu tinha algo para prosseguir. O desenho do relógio me espantara, despertara meu interesse, mas não permitia, em si mesmo, reflexões ou conclusões de qualquer tipo. A canoa mostrara que José possuía uma impressionante memória visual, e mais. O peixe revelara uma imaginação ativa e distinta, um senso de humor e um quê de arte de conto de fadas. Certamente não uma grande arte, era "primitiva", talvez infantil, mas, sem dúvida, uma espécie de arte. E imaginação, senso de humor, arte é precisamente o que não se espera em idiotas, ou *sábios idiotas*, nem nos autistas. Essa, pelo menos, é a opinião predominante.

Minha amiga e colega Isabelle Rapin, na verdade, tinha examinado José anos antes, quando o haviam levado com "ataques intratáveis" à clínica de neurologia infantil — e ela, com sua grande experiência, não duvidou que ele fosse "autista". Ela escrevera a respeito do autismo em geral:

> Algumas crianças autistas são excepcionalmente hábeis para decodificar a linguagem escrita, tornando-se hiperléxicas ou obcecadas por números [...] As habilidades extraordinárias de algumas crianças autistas para montar quebra-cabeças, desmontar brinquedos mecânicos ou decodificar textos escritos podem refletir as consequências de a atenção e o aprendizado serem incomumente fundamentados em tarefas visuais-espaciais não verbais, a ponto de excluir-se a exigência de aprendizado de habilidades verbais ou talvez devido a essa exclusão. (1982, pp. 146-50.)

Observações mais ou menos semelhantes, especificamente concernentes ao desenho, foram mencionadas por Lorna Selfe em seu espantoso livro *Nadia* (1977). Todos os *sábios idiotas* ou habilidades e desempenhos autistas, concluiu a dra. Selfe com base na literatura sobre o tema, aparentemente fundamentavam-se apenas em cálculo e memória, nunca em algo imaginativo ou pessoal. E, se aquelas crianças eram capazes de desenhar — supostamente uma ocorrência raríssima —, também seus desenhos eram meramente mecânicos. "Ilhas isoladas de proficiência" e "habilidades isoladas" são os termos usados na literatura. Nenhum espaço é deixado para uma personalidade individual, e muito menos criativa.

Então o que era José, tive de me perguntar. Que espécie de ser? O que se passava dentro dele? Como ele chegara ao estado em que estava? E que estado era esse — e o que poderia ser feito?

As informações disponíveis ao mesmo tempo me ajudaram e desnortearam — a massa de "dados" que fora reunida desde o primeiro surto de sua estranha doença, de seu "estado". Eu tinha à minha disposição uma extensa ficha médica contendo as primeiras descrições de sua doença original: uma febre altíssima aos oito anos de idade, associada ao início de ataques incessantes e, subsequentemente, contínuos, além do rápido aparecimento de problemas originados por dano cerebral e autismo. (Desde o início houve dúvidas quanto ao que, exatamente, estava acontecendo.)

Seu líquido espinhal mostrara-se anormal durante o estágio agudo da doença. O consenso era que ele provavelmente sofrera alguma espécie de encefalite. Seus ataques eram de muitos tipos diferentes — pequeno mal, grande mal, "acinéticos" e "psicomotores", sendo estes últimos de um tipo excepcionalmente complexo.

Ataques psicomotores também podem associar-se a súbitos arrebatamentos e violência e à ocorrência de estados de comportamento singulares até mesmo entre ataques (a chamada personalidade psicomotora). Eles surgem invariavelmente associados a distúrbio ou dano dos lobos temporais, e graves distúrbios do lobo temporal, tanto do lado esquerdo como do direito, foram comprovados em José por meio de inúmeros eletroencefalogramas.

Os lobos temporais também são associados às capacidades auditivas e, em especial, à percepção e produção da fala. A dra. Rapin não só considerara José "autista" mas aventara a possibilidade de um distúrbio do lobo temporal ter provocado uma "agnosia auditivo-verbal" — uma incapacidade para reconhecer sons da fala que interferia em sua capacidade de usar ou compreender a palavra falada. Pois o que era espantoso, independentemente do modo como fosse interpretado (e foram apresentadas explicações psiquiátricas e neurológicas), era a perda ou regressão da fala, de modo que José, previamente "normal" (ou pelo menos assim o afirmavam seus pais), tornou-se "mudo" e deixou de falar com as pessoas quando adoeceu.

Uma capacidade aparentemente foi "poupada" — talvez acentuada, de maneira compensatória: a paixão incomum pelo desenho e habilidade para desenhar, que se evidenciara desde tenra infância e parecia ser, em certa medida, hereditária ou familiar, pois seu pai sempre gostara de fazer esboços, e seu irmão (muito) mais velho era um artista de sucesso. Com o início da doença, os ataques aparentemente intratáveis (ele podia ter de vinte a trinta graves convulsões por dia e incontáveis "pequenos ataques", quedas, "brancos" ou "estados oníricos"), com a perda da fala e a regressão intelectual e emocional geral, José viu-se em um estado estranho e trágico. Seus estudos foram interrompidos, embora lhe arranjassem um professor particular por algum tempo, e ele foi devolvido permanentemente à família, como uma criança epiléptica "em tempo integral", autista, talvez afásico e retardado. Ele foi considerado ineducável, intratável e absolutamente sem esperanças. Aos nove anos, "abandonou" a escola, a sociedade, quase tudo o que, para uma criança normal, seria a "realidade".

Durante quinze anos ele quase não saiu de sua casa, ostensivamente em razão dos "ataques intratáveis", com a mãe alegando que não ousava levá-lo para fora, pois ele poderia ter vinte ou trinta ataques na rua todos os dias. Tentaram-se todos os tipos de anticonvulsivos, mas sua epilepsia parecia "intratável"; pelo menos, essa foi a opinião declarada em sua ficha. Havia irmãos e irmãs mais velhos, mas José era bem mais novo do que eles — o filho temporão de uma mulher beirando os cinquenta anos.

Dispomos de pouquíssimas informações a respeito desses anos intermediários. José efetivamente desapareceu do mundo, ficou perdido para o acompanhamento não apenas médico mas geral, e poderia ter se perdido para sempre, confinado e em convulsões em seu quarto no porão, se não houvesse "explodido" em violência recentemente e sido levado ao hospital pela primeira vez. Ele não estivera inteiramente destituído de vida interior no porão. Mostrava paixão por revistas ilustradas, em especial de história natural, do tipo

National Geographic, e quando podia, nos intervalos dos ataques e imprecações, encontrava tocos de lápis e desenhava o que via.

Esses desenhos eram talvez o único elo com o mundo exterior, e especialmente com o mundo de animais e plantas, da natureza, que ele tanto amara quando criança, principalmente ao sair para desenhar com o pai. Isso, e apenas isso, lhe foi permitido manter, sua única ligação restante com a realidade.

Esse foi, portanto, o relato que recebi, ou melhor, que montei com base na ficha ou fichas de José, documentos tão notáveis pelo que lhes faltava quanto pelo que continham — uma omissão documentando um "hiato" de quinze anos: de uma assistente social que visitara a casa, interessara-se por ele mas nada pudera fazer, e também de seus pais, agora idosos e doentes. Mas nada disso teria vindo à luz não fosse por um súbito acesso de violência, sem precedentes e assustador — um ataque nos quais ele despedaçou objetos — e que o levou pela primeira vez a um hospital psiquiátrico.

Não estava claro o que provocara essa fúria, se fora uma irrupção de violência epiléptica (como se pode observar, em raras ocasiões, em ataques muito graves do lobo temporal), ou se fora, nos termos simplistas de seu registro de internação, meramente uma "psicose", ou ainda se representava algum derradeiro, desesperado pedido de ajuda de uma alma torturada que estava muda e não tinha uma maneira direta de expressar seu sofrimento, suas necessidades.

O que estava claro era que ir para o hospital e ter seus ataques "controlados" por drogas novas e poderosas pela primeira vez deu a José algum espaço e liberdade, uma "libertação" tanto fisiológica como psicológica, de um tipo que ele não tinha desde os oito anos de idade.

Os hospitais psiquiátricos são com frequência considerados "instituições totais", na acepção de Erving Goffman, contribuindo principalmente para a degradação dos pacientes. Isso ocorre, sem dúvida, e em larga escala. Mas eles podem ser "asilos", no melhor sentido do termo, um sentido talvez não aceito por Goffman: lugares que ofereçem um refúgio para os indivíduos atormentados, perturbados, proporcionando exatamente aquela combinação de ordem e liberdade de que eles tanto necessitam. José sofrera com confusão e caos — em parte causados pela epilepsia orgânica, em parte pela desorganização de sua vida — e com o confinamento e cativeiro, tanto epiléptico como existencial. O hospital foi bom para ele, talvez lhe tenha salvo a vida àquela altura, e não há dúvida de que o próprio José percebeu isso perfeitamente.

Subitamente, também, depois do constrangimento moral, da febril intimidade de sua casa, ele agora descobria outras pessoas, encontrava um mundo, ao mesmo tempo "profissional" e solícito: sem moralismos, sem censuras, imparcial, mas ao mesmo tempo com uma preocupação verdadeira por ele e por seus problemas. Por isso, nesse momento (ele estava no hospital havia quatro semanas), ele começou a ter esperança, a tornar-se mais animado, a recorrer a outras pessoas como nunca fizera antes — pelo menos, não desde o início do autismo, quando ele tinha oito anos.

Mas ter esperança, recorrer a outras pessoas, interagir, era "proibido", e sem dúvida assustadoramente complexo e "perigoso" também. José vivera por quinze anos em um mundo vigiado, fechado — no que Bruno Bettelheim, em seu livro sobre autismo, denominou "fortaleza vazia". Mas aquele mundo não era, nunca fora para ele inteiramente vazio; sempre existira seu amor pela natureza, pelos animais e plantas. *Essa* parte de José, *essa* porta, sempre permanecera aberta. Mas então surgiu a tentação, e a pressão, para

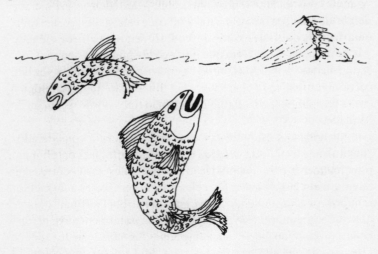

"interagir", pressão que muitas vezes foi demasiada, muito precoce. E precisamente nessa ocasião José teve uma "recaída": voltou, como que em busca de conforto e segurança, ao isolamento, aos primitivos movimentos de balanço que ele apresentara de início. Na terceira vez que vi José, não mandei chamá-lo ao consultório, mas subi, sem avisar, à enfermaria dos recém-internados. Ele estava sentado, balançando-se, na pavorosa sala de estar dos pacientes, rosto e olhos fechados, a imagem da regressão. Tive um arrepio de horror ao vê-lo daquele jeito, pois tinha imaginado, tinha acalentado a ideia de uma "firme recuperação". Precisei ver José naquele estado de regressão (como voltaria a ver muitas e muitas vezes) para perceber que não havia para ele um simples "despertar", mas um caminho marcado pelo senso de perigo, de duplo risco, aterrador e ao mesmo tempo excitante — porque ele acabara por amar as grades de sua prisão.

Assim que o chamei, ele se ergueu num pulo e, ansioso, ávido, seguiu-me até a sala de arte. Mais uma vez, peguei no bolso uma boa caneta, pois ele parecia ter aversão aos gizes de cera, que eram os únicos usados na enfermaria. "Aquele peixe que você desenhou", dei a entender com gestos no ar, sem saber quanto de minhas palavras ele conseguiria compreender, "aquele peixe, você consegue se lembrar, consegue desenhá-lo de novo?" Ele assentiu avidamente com a cabeça e tirou a caneta de minha mão. Fazia três semanas que ele vira o peixe. O que iria desenhar agora?

Ele fechou os olhos por um momento — convocando uma imagem? — e depois desenhou. Ainda era uma truta, com manchas nas cores do arco-íris, barbatanas franjadas e cauda fendida, mas dessa vez com características flagrantemente humanas, uma narina singular (que peixe tem narinas?) e um par de lábios definitivamente humanos. Eu já ia pegar a caneta, mas ele não terminara. O que teria em mente? A imagem estava completa. A imagem talvez, mas não a cena. O peixe de antes existira — como um ícone — em isolamento; agora ele se tornaria parte de um mundo, de uma cena. Com rapidez, José esboçou um peixinho, um companheiro, mergulhando em pirueta na água, obviamente brincando. A seguir, ele esboçou a superfície da água, erguendo-se numa onda súbita, tumultuosa. Ao desenhar a onda ele se excitou, emitindo um grito estranho, misterioso.

Não pude evitar a impressão, talvez cômoda, de que aquele desenho era simbólico — o peixe pequeno e o peixe grande, talvez ele e eu? Mas o que era muito interessante e instigante era a representação espontânea, o impulso, não sugestão minha, mas partindo totalmente dele, para introduzir esse novo elemento — uma interação viva no que ele desenhara. Em seus desenhos, como em sua vida, até então, a interação sempre estivera ausente. Agora, mesmo que apenas de brincadeira, em símbolos, era-lhe permitido voltar. Seria mesmo? O que seria aquela onda irada, vingativa?

Melhor voltar para terreno seguro, pensei; chega de livre associação. Eu vira potencial, mas vira, e ouvira, perigo também. Voltemos à segura, edênica, virginal mãe natureza. Encontrei um cartão de Natal em cima da mesa, um tordo de peito vermelho sobre um tronco de árvore, com neve e ramos ressequidos à sua volta. Gesticulei apontando o pássaro e dei a caneta a José. O pássaro foi desenhado com primor, e José usou uma caneta vermelha para o peito. Os pés lembravam garras segurando-se na casca da árvore (surpreendi-me, nessa ocasião e em outras posteriores, com sua necessidade de enfatizar o poder de agarrar das mãos e pés, de fazer um contato seguro, quase apertando, obsessivamente). Mas — o que estava acontecendo? — o seco raminho invernal, ao lado do tronco da árvore, cresceu no desenho, expandiu-se e floresceu. Havia outras coisas que talvez fossem simbólicas, embora eu não pudesse ter certeza. Mas a transformação evidente, excitante e mais significativa era esta: José transformara o inverno em primavera.

Então, finalmente, ele começou a falar — embora "falar" seja um termo por demais ousado para os sons estranhos, vacilantes, em grande parte ininteligíveis que ele proferia e que às vezes o espantavam tanto quanto a nós — pois todos nós, inclusive o próprio José, o havíamos considerado totalmente, incorrigivelmente mudo, fosse por incapacidade, relutância ou ambas as coisas (existira a *atitude*, tanto quanto o fato, de não falar). E também nesse aspecto nos foi impossível saber o quanto era "orgânico", o quanto era uma questão de "motivação". Havíamos reduzido, embora não anulado, seus distúrbios do lobo temporal — seus eletroencefalogramas nunca eram normais; ainda mostravam nos lobos temporais uma espécie de mur-

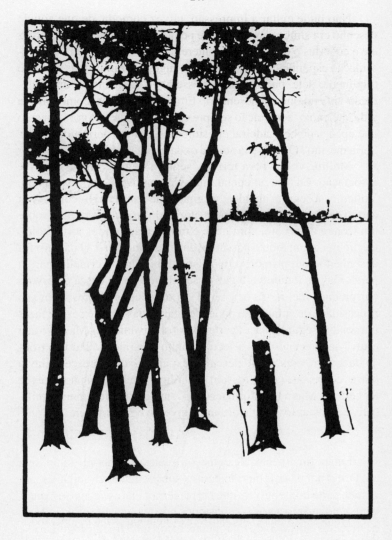

múrio elétrico de baixo grau, espículas ocasionais, disritmia, ondas lentas. Mas estavam imensamente melhores em comparação com os feitos na época em que José fora internado. Mesmo conseguindo eliminar a convulsividade dos lobos temporais, seria impossível reverter o dano que eles causaram.

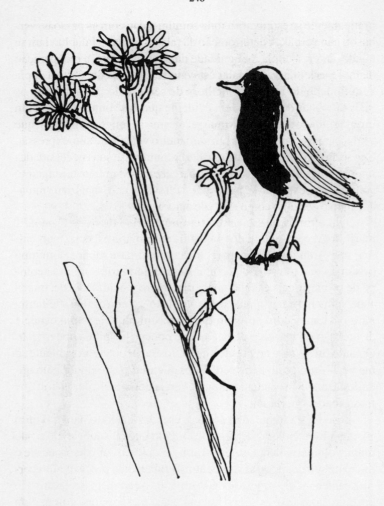

Tínhamos melhorado, não se podia negar, suas potencialidades fisiológicas para a fala, embora existisse a deterioração de suas habilidades para usar, entender e reconhecer a fala, deterioração essa que José sem dúvida teria de enfrentar para sempre. Porém, igualmente importante, ele agora estava lutando pela recuperação de sua compreensão e fala (encorajado por todos nós e orientado especialmente pela terapeuta da fala), quando anteriormente ele aceitara sua condição, sem esperanças e com masoquismo, e de fato praticamente se esquivara a toda comunicação com as pessoas, verbal ou não verbal. A deterioração da fala e a recusa a falar haviam se aliado, antes, à dupla malignidade da doença; agora, a recuperação da fala e as tentativas de falar estavam se aliando com êxito à dupla benignidade do início da melhora de seu estado. Mesmo para os mais otimistas dentre nós, era evidente que José nunca falaria com uma facilidade que se aproximasse, mesmo de longe, do normal, que a fala, para ele, jamais seria um verdadeiro veículo de autoexpressão e poderia servir apenas para que ele comunicasse suas necessidades mais simples. Ele próprio parecia perceber isso também e, enquanto continuava a esforçar-se para falar, voltava-se com mais determinação para o desenho como meio de autoexpressão.

Um último episódio. José fora transferido da frenética enfermaria dos recém-internados para uma enfermaria especial mais calma, mais tranquila, mais parecida com um lar e menos com uma prisão do que o resto do hospital: uma enfermaria com uma equipe de profissionais excepcional em número e qualidade, destinada especialmente a ser "um lar para o coração", como diria Bettelheim, para pacientes com autismo que parecem requerer uma espécie de atenção carinhosa e dedicada que poucos hospitais podem dar. Quando fui até essa nova enfermaria, José acenou vigorosamente ao me ver — um gesto extrovertido, explícito. Eu não poderia imaginá-lo fazendo isso antes. Apontou para a porta fechada, queria que fosse aberta, queria sair.

José foi na frente, descendo as escadas e saindo para o jardim ensolarado, recoberto de vegetação. Pelo que eu soubesse, ele não tinha, voluntariamente, saído ao ar livre desde os oito anos, desde o início de sua doença e afastamento. Também não precisei oferecer-lhe caneta — ele próprio pegou uma. Passeamos pelos jardins do hospital, com José às vezes fitando o céu e as árvores, porém com mais frequência o chão, o tapete malva e amarelo de trevos e dentes-de-leão sob nossos pés. Ele era muito rápido em identificar as formas e cores das plantas, avistou e colheu depressa um trevo branco raro e descobriu um de quatro folhas ainda mais raro. Encontrou nada menos do que sete tipos de grama, parecendo reconhecer, saudar cada um como um amigo. Encantou-se sobretudo com os grandes dentes-de-leão amarelos, abertos, com todos os florículos procurando o sol. Aquela era sua planta — era isso que ele sentia

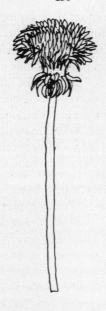

e, para mostrar seu sentimento, quis desenhá-la. A necessidade de desenhar, de prestar reverência gráfica, era imediata e imperiosa: ele se ajoelhou, colocou a prancheta no chão e, segurando o dente-de-leão, desenhou-o.

Esse, acredito, é o primeiro desenho inspirado na vida real que José fez desde o tempo em que seu pai o levava para desenhar quando pequeno, antes de adoecer. É um desenho esplêndido, preciso e vivo. Mostra seu amor pela realidade, por uma outra forma de vida. Em minha opinião, ele é muito semelhante, e não inferior, às belas e vívidas flores que encontramos nos herbários e tratados de botânica medievais — meticuloso, botanicamente exato, muito embora José não possuísse conhecimentos formais de botânica e não pudesse aprender ou compreender essa ciência mesmo que tentasse. Sua mente não está estruturada para o abstrato, o conceitual. *Isso* não está disponível para ele como um caminho para a verdade. Mas ele tem paixão e real capacidade para o particular — ele o ama, entra nele, recria-o. E o particular, quando se é minucioso o bastante, também é um caminho — poderíamos dizer o caminho da natureza — para a realidade e a verdade.

O abstrato, o categórico, não é do interesse da pessoa autista — o concreto, o particular, o singular é tudo. O problema está em saber se isso é uma questão de capacidade ou inclinação. Faltando-lhe o geral, ou não sendo inclinado para este, o autista parece compor sua imagem do mundo inteiramente de pormenores. Assim, essas pessoas vivem não em um universo, mas no que William James denominou um "multiverso" de detalhes, inúmeros, exatos e exaltadamente intensos. É um tipo de mente que se encontra no extremo oposto com relação à mente generalizante, científica, mas ainda assim "real", igualmente real, de uma maneira muito diferente. Uma mente como essa foi imaginada por Borges em sua história "Funes o memorioso" (que tanto lembra o *mnemonista* de Luria):

> Ele era, não nos esqueçamos, quase incapaz para as ideias de um tipo geral, platônico [...] no apinhado mundo de Funes, havia apenas detalhes, quase imediatos em sua presença [...] Ninguém [...] jamais sentiu a fúria e a pressão de uma realidade tão infatigável quanto aquela que o dia e a noite faziam convergir sobre o desafortunado Ireneu.

O que acontecia com o Ireneu de Borges acontece com José. Mas essa não é, necessariamente, uma circunstância desafortunada: pode existir uma satisfação imensa nos detalhes, em especial se eles brilharem, como podem brilhar para José, com um esplendor emblemático.

Acredito que José, um autista, e também deficiente mental, tem um dom tão grandioso para o concreto, para a *forma*, que ele é, a seu modo, um naturalista e um artista instintivo. Apreende o mundo como formas — sentidas direta e intensamente — e as reproduz. Possui excelente capacidade para a reprodução exata, mas também capacidade para o figurativo. É capaz de desenhar com notável precisão uma flor ou um peixe, mas também pode desenhá-los como uma personificação, um emblema, um sonho ou uma brincadeira. E ainda se julga que os autistas carecem de imaginação, senso de humor e arte!

Ninguém imagina que existam criaturas como José. Ninguém imagina que existam crianças autistas-artistas como "Nadia". Serão eles realmente tão raros ou será que passam despercebidos? Nigel Dennis, em um brilhante ensaio sobre Nadia na *New York Review of Books* (4 de maio de 1978), pergunta-se quantas "Nadias" deste mundo podem estar sendo menosprezadas ou passar despercebidas, com suas criações notáveis amassadas e jogadas no lixo, ou simplesmente, como José, tratadas irrefletidamente como um talento bizarro, isolado, irrelevante ou sem interesse. Mas o artista autista, ou (para ser menos grandiloquente) a imaginação autista absolutamente não é rara. Encontrei uma dúzia de exemplos de pessoas assim no mesmo número de anos, e isso sem fazer um esforço específico para encontrá-las.

Os autistas, por sua natureza, dificilmente são receptivos a influências. É seu "destino" serem isolados e, portanto, originais. Sua "visão", se for possível vislumbrá-la, provém de dentro e parece aborígine. Eles me parecem, quanto mais os conheço, uma espécie estranha em nosso meio, singulares, originais, totalmente voltados para dentro, diferentes dos outros.

O autismo já foi considerado uma esquizofrenia infantil, porém, fenomenologicamente, ocorre o inverso. A queixa do esquizofrênico é sempre de uma "influência" exterior: ele é passivo, aproveitam-se dele, não consegue ser ele mesmo. O autista se queixaria — caso se queixasse — da ausência de influências, de isolamento absoluto.

"Nenhum homem é uma ilha, isolada do resto", escreveu Donne. Mas é isso exatamente que é o autismo — uma ilha, separada do continente. No autismo "clássico", que é manifesto, e com frequência total, no terceiro ano de vida, o afastamento se dá tão cedo que pode não haver a lembrança do continente. No autismo "secundário", como o de José, causado por doença cerebral em uma fase mais adiantada da vida, existe alguma lembrança, talvez alguma saudade do continente. Isso pode explicar por que José era mais acessível do que a maioria e por que, pelo menos quando desenha, ele é capaz de mostrar a ocorrência de uma interação.

Ser uma ilha, estar isolado, será necessariamente uma espécie de morte? Pode ser, mas não necessariamente. Pois, embora as conexões "horizontais" com os outros, com a sociedade e a cultura, sejam perdidas, ainda assim pode haver conexões "verticais", vitais e intensificadas, conexões diretas com a natureza, com a realidade, não influenciadas, não mediadas, intocadas por outras pessoas. Esse contato "vertical" é muito patente em José, o que explica o caráter penetrantemente direto, a clareza absoluta de suas percepções e desenhos, sem o menor sinal de ambiguidade ou dissimulação, um poder pétreo não influenciado pelas outras pessoas.

Isso nos conduz à nossa questão final: haverá algum "lugar" no mundo para um homem que é como uma ilha, que não pode ser aculturado, tornado parte do continente? Pode o "continente" acomodar, dar espaço ao singular? Existem aqui semelhanças com as reações sociais e culturais aos gênios. (Evidentemente, não estou afirmando que todos os autistas têm genialidade, apenas que eles compartilham com os gênios o problema da singularidade.) Especificamente: o que o futuro reserva para José? Existirá algum "lugar" para ele no mundo que venha a *empregar* sua autonomia, porém deixando-a intacta? Poderia ele, com sua capacidade de observação e grande amor pelas plantas, ser ilustrador de livros de botânica ou herbários? Ilustrar textos de zoologia ou anatomia? (Ver o desenho na página 254 que ele fez para mim quando lhe mostrei uma ilustração em um livro didático do tecido em camadas denominado "epitélio ciliar".) Poderia ele acompanhar expedições científicas e fazer desenhos (ele pinta e faz modelos com igual facilidade) de espécies raras? Sua concentração pura no que está diante dele torna-o ideal para essas tarefas.

Ou, mudando estranhamente, mas não ilogicamente, de direção, poderia ele, com suas peculiaridades, sua idiossincrasia, fazer desenhos para contos de fadas, histórias infantis, histórias bíblicas, mitos? Ou (já que não sabe ler e vê as letras apenas como formas puras e belas) não poderia ele ilustrar e refinar as magníficas iniciais de breviários e missais manuscritos? Ele produziu belos retábulos para igrejas, em mosaico e madeira tingida. Esculpiu letreiros primorosos para lápides de sepulturas. Seu "trabalho" atual é escrever avisos diversos para a enfermaria, o que ele faz com os floreios e o refinamento de uma carta magna moderna. Tudo isso ele seria capaz de fazer, e muito bem. E seria útil e prazeroso para outras pessoas, e daria prazer também a ele. Ele poderia fazer tudo isso — mas, infelizmente, não fará coisa alguma, a menos que alguém muito compreensivo, e com oportunidades e recursos, possa orientá-lo e empregá-lo. Pois, do modo como estão as coisas, ele provavelmente nada fará, e passará uma vida inútil, infrutífera, como tantas outras pessoas autistas, ignoradas, desconsideradas, na enfermaria mais remota de um hospital psiquiátrico.

PÓS-ESCRITO

Após a publicação deste texto, novamente recebi muitas cartas e separatas de artigos, sendo a mais interessante a enviada pela dra. C. C. Park. De fato, está claro (como supôs Nigel Dennis) que, embora "Nadia" possa ter sido um caso único — uma espécie de Picasso —, dons artísticos muito superiores não são raros entre os autistas. Testes para avaliar o potencial artístico, como o teste de inteligência "Desenhe um homem", de Goodenough, são quase inúteis: é preciso que ocorra, como com "Nadia", José e a filha dos Park, "Ella", uma produção *espontânea* de desenhos notáveis.

Em uma resenha importante e ricamente ilustrada sobre "Nadia" (1978), a dra. Park revela, com base tanto na experiência que teve com a própria filha como no exame da literatura mundial sobre o tema, quais parecem ser as características principais desses desenhos. Elas incluem características "negativas", como falta de originalidade e estereotipia, e "positivas", como uma capacidade incomum para a execução tardia e por representar o objeto como este é *percebido* (e não como *concebido*): daí o tipo de ingenuidade inspirada especialmente encontrado. Ela salienta, ainda, uma relativa indiferença a manifestações de reações das outras pessoas,

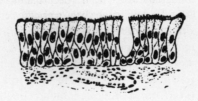

Epitélio ciliado da traqueia de um filhote de gato (aumentado 255 vezes).

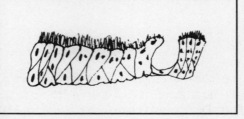

o que talvez pareça tornar essas crianças impossíveis de treinar. E no entanto, pelo que se observa, isso não ocorre invariavelmente. Tais crianças não são necessariamente insensíveis a instrução ou atenção, embora estas talvez precisem ser de um tipo muito especial. Além da experiência com sua própria filha, que hoje em dia é uma artista adulta de talento, a dra. Park menciona também as fascinantes e insuficientemente conhecidas experiências dos japoneses, em especial Morishima e Motsugi, que tiveram um êxito notável ajudando crianças autistas talentosas não ensinadas (e aparentemente impossíveis de ensinar) a transformar-se em artistas adultos profissionalmente realizados. Morishima privilegia técnicas de instrução especiais ("treinamento de habilidades altamente estruturado"), uma espécie de aprendizado na tradição cultural japonesa clássica, e o incentivo ao desenho *como meio de comunicação*. Mas esse treinamento formal, embora crucial, não basta. É preciso uma relação mais íntima, com empatia. As palavras com que a dra. Park termina sua resenha podem ser uma boa conclusão para "O mundo dos 'simples' ":

> O segredo pode estar em outro aspecto, na dedicação que levou Motsugi a morar com outro artista retardado em sua casa e escrever: "O segredo para desenvolver o talento de Yanamura foi compartilhar seu espírito. O mestre deve amar a bela, a sincera pessoa retardada, e conviver com um mundo purificado, retardado".

REFERÊNCIAS BIBLIOGRÁFICAS

REFERÊNCIAS GERAIS

Hughlings Jackson, Kurt Goldstein, Henry Head, A. R. Luria — estes são os pais da neurologia, que conviveram de perto com pacientes e problemas não muito diferentes dos nossos e refletiram profundamente sobre eles. Esses autores estão sempre presentes na mente do neurologista, e são assíduos nas páginas deste livro. Existe uma tendência a reduzir figuras complexas a estereótipos, a negar a totalidade e muitas vezes as ricas contradições de seu pensamento. Por exemplo, falo com frequência sobre a neurologia clássica "jacksoniana", mas o Hughlings Jackson que escreveu sobre "estados oníricos" e "reminiscência" era muito diferente do Jackson que considerava todo pensamento um cálculo de proposições. O primeiro foi um poeta, o segundo, um lógico, e no entanto trata-se de um único homem. Henry Head, o construtor de diagramas, com sua paixão pelos esquemas, era muito diferente do Head que escreveu de um modo comovente sobre o "tom do sentimento". Goldstein, que escreveu tão abstratamente sobre "o abstrato", fascinava-se com a rica concretude dos casos individuais. Em Luria, por fim, a duplicidade era consciente: ele precisou, sentiu necessidade de escrever dois tipos de livros: os formais, estruturais (como *The higher cortical functions in man*) e os "romances" biográficos (como *The mind of a mnemonist*). A primeira ele denominava "ciência clássica", a segunda, "ciência romântica".

Jackson, Goldstein, Head e Luria — eles constituem o eixo essencial da neurologia, e certamente são o eixo de meu pensamento e deste livro. Assim, minhas primeiras referências devem ser deles — idealmente, de tudo o que eles escreveram, pois o que é mais característico está sempre espalhado pelo trabalho de toda uma vida, mas, para ser prático, indico algumas obras-chave que são as mais acessíveis aos leitores de língua inglesa.

Hughlings Jackson

Existem esplêndidas descrições de casos anteriores a Hughlings Jackson — como o "Essay on the shaking palsy", de Parkinson, escrito já em 1817 — mas nenhuma visão ou sistematização geral da função nervosa. Jackson é o fundador da neurologia como ciência. É aconselhável um exame sucinto das obras básicas sobre Jackson: Taylor, J., *Selected writings of John Hughlings Jackson*. Londres, 1931; reimpressão, Nova York, 1958. Essas obras não se prestam a uma leitura fácil, mas muitas vezes são evocativas e deslumbrantemente claras em algumas partes. Uma seleção adicional, com registros de conversas de Jackson e um estudo biográfico, estava quase concluída por Purdon Martin quando este faleceu, recentemente, e será publicada, assim espero, no ano do sesquicentenário do nascimento de Jackson.

Henry Head

Head, assim como Weir Mitchell (ver referências do capítulo 6), é um escritor maravilhoso, e seus alentados volumes, ao contrário dos de Jackson, são sempre muito agradáveis de ler.

Studies in neurology. 2 v. Oxford, 1920.
Aphasia and kindred disorders of speech. 2 v. Cambridge, 1926.

Kurt Goldstein

A obra geral mais acessível de Goldstein é *Der Aufbau des Organismus.* Haia, 1934, traduzida para o inglês como *The organism: a holistic approach to biology derived from pathological data in man.* Nova York, 1939. Ver também Goldstein, K. & Sheerer, M. "Abstract & concrete behaviour". *Psychol. Monogr.* 53 (1941).

Os fascinantes relatos de casos de Goldstein, dispersos por muitos livros e periódicos, aguardam uma coletânea.

A. R. Luria

O maior tesouro neurológico de nossa época, em pensamento e descrições de casos, encontra-se nas obras de A. R. Luria. A maioria de seus livros foi traduzida para o inglês. Os mais acessíveis são:

The man with a shattered world. Nova York, 1972.
The mind of a mnemonist. Nova York, 1968.
Speech & the development of mental processes in the child. Londres, 1959. Estudo sobre deficiência mental, fala, brincadeiras e gêmeos.
Human brain and psychological process. Nova York, 1966. Relatos de casos de pacientes com síndromes do lobo frontal.
The neuropsychology of memory. Nova York, 1976.
Higher cortical functions in man. 2. ed. Nova York, 1980. A obra-prima de Luria — a maior síntese do trabalho e pensamento neurológico do século xx.
The working brain. Harmondsworth, 1973. Uma versão condensada e de fácil leitura da obra acima. A melhor introdução disponível à neuropsicologia.

REFERÊNCIAS DOS CAPÍTULOS

1. *O HOMEM QUE CONFUNDIU SUA MULHER COM UM CHAPÉU* (pp. 22-37)

Macrae, D. & Trolle, E. "The defect of function in visual agnosia". *Brain,* v. 77, 1956, pp. 94-110.

Kertesz, A. "Visual agnosia: the dual deficit on perception and recognition". *Cortex,* v. 15, 1979, pp. 403-19.

Marr, D. Ver referência do capítulo 15.

Damasio, A. R. "Disorders in visual processing". In: Mesulam, M. M., 1985, pp. 259-88 (ver referência do capítulo 8).

2. O MARINHEIRO PERDIDO (pp. 38-59)

A contribuição original (1887) de Korsakov e suas obras posteriores não foram traduzidas. Uma bibliografia completa, com excertos traduzidos e discussão, encontra-se em Luria, A. R. *The neuropsychology of memory*, op. cit., onde são fornecidos muitos exemplos notáveis de amnésia afins à do "marinheiro perdido". Tanto neste como no relato de caso precedente, faço referências a Anton, Pötzl e Freud. Destes, apenas a monografia de Freud — obra importantíssima — foi traduzida para o inglês.

Anton, G. "Über die Selbstwarnehmung der Herderkrankungen des Gehirns durch den Kranken". *Arch. Psychiat.*, v. 32, 1899.

Freud, S. *Zur Auffassung der Aphasia*. Leipzig, 1891. Trad. aut. para o inglês de E. Stengel, *On aphasia: a critical study*. Nova York, 1953.

Pötzl, O. *Die Aphasielehre vom Standpunkt der klinischen Psychiatrie: Die Optische-agnostischen Störungen*. Leipzig, 1928. A síndrome descrita por Pötzl não é meramente visual, podendo estender-se a uma total falta de percepção de partes, de metade do corpo ou do corpo inteiro. Por isso, ela também é relevante para os temas dos capítulos 3, 4 e 8. Também é citada em meu livro *Com uma perna só* (1984).

3. A MULHER DESENCARNADA (pp. 59-70)

Sherrington, C. S. *The integrative action of the nervous system*. Cambridge, 1906, esp. pp. 335-43.

_____. *Man on his nature*. Cambridge, 1940. O cap. 11, esp. pp. 328-9, é o de maior importância direta para o problema desta paciente.

Purdon Martin, J. *The basal ganglia and posture*. Londres, 1967. Este livro importante tem referências mais amplas no capítulo 7.

Weir Mitchell, S. Ver referência do capítulo 6.

Sterman, A. B. et al. "The acute sensory neuronopathy syndrome". *Annals of Neurology*, v. 7, 1979, pp. 354-8.

4. O HOMEM QUE CAÍA DA CAMA (pp. 71-4)

Pötzl, O. Op. cit.

5. MÃOS (pp. 75-81)

Leont'ev, A. N. & Zaporozhets, A. V. *Rehabilitation of hand function*. Trad. ingl., Oxford, 1960.

6. FANTASMAS (pp. 82-6)

Sterman, A. B. et al. Op. cit.

Weir Mitchell, S. *Injuries of nerves*. 1872. Reimpr., Dover, 1965. Esta grande obra contém os clássicos relatos de Weir Mitchell sobre membros fantasmas, paralisia de reflexos etc. da época da Guerra Civil Americana. É esplendidamente vívida e fácil de ler, pois Weir Mitchell era tanto romancista quanto neurologista. De fato, alguns de seus textos neurológicos mais imaginativos (como "The case of George Dedlow") foram publicados não em periódicos científicos, mas na *Atlantic Monthly*, nas décadas de 1860 e 1870, não sendo, pois, muito acessíveis hoje em dia, embora na época contassem com inúmeros leitores.

7. *NIVELADO* (pp. 87-92)

Purdon Martin, J. Op. cit., esp. cap. 3, pp. 36-51.

8. *OLHAR À DIREITA!* (pp. 93-5)

Battersby, W. S. et al. "Unilateral 'spatial agnosia' (inattention) in patients with cerebral lesions". *Brain*, v. 79, 1956, pp. 68-93.

Mesulam, M. M. *Principles of behavioral neurology*. Filadélfia, 1985, pp. 259-88.

9. *O DISCURSO DO PRESIDENTE* (pp. 96-100)

A melhor discussão de Frege sobre "tom" encontra-se em Dummett, M. *Frege: philosophy of language*. Londres, 1973, esp. pp. 83-9.

A discussão de Head sobre a fala e a linguagem, em especial seu "tom do sentimento", está mais bem exposta em seu tratado sobre afasia (op. cit.). O trabalho de Hughlings Jackson sobre a fala está muito disperso, mas muita coisa foi reunida postumamente em "Hughlings Jackson on aphasia and kindred affections of speech, together with a complete bibliography of his publications of speech and a reprint of some of the more important papers". *Brain*, v. 38, 1915, pp. 1-190.

Sobre o tema complexo e confuso das agnosias auditivas, ver Hecaen, H. & Albert, M. L. *Human neuropsychology*. Nova York, 1978, pp. 265-76.

10. *WITTY TICCY RAY* (pp. 108-18)

Em 1885, Gilles de la Tourette publicou um artigo em duas partes no qual descrevia de um modo extremamente vívido (ele era dramaturgo além de neurologista) a síndrome que hoje leva seu nome: "Étude sur an affection nerveuse caractérisée par l'incoordination motrice accompagnée d'écholalie et de coprolalie". *Arch. Neurol.*, v. 9, pp. 19-42, 158-200. A primeira tradução inglesa desses artigos, com interessantes comentários editoriais, encontra-se em Goetz, C. G. & Klawans, H. L. *Gilles de la Tourette on Tourette syndrome*. Nova York, 1982.

Na grande obra *Les tics et leur traitement*, de Meige e Feidel (1902), brilhantemente traduzida por Kinnier Wilson em 1907, existe um esplêndido relato biográfico inicial feito por um paciente, "Les confidences d'un ticqueur", que é único do gênero.

11. *A DOENÇA DE CUPIDO* (pp. 119-25)

Como no caso da síndrome de Tourette, precisamos recorrer à literatura mais antiga para encontrar descrições clínicas minuciosas. Kraepelin, contemporâneo de Freud, fornece muitas descrições breves e notáveis da neurossífilis. O leitor interessado pode consultar: Kraepelin, E. *Lectures on clinical psychiatry*. Trad. ingl., Londres, 1904, em especial caps. 10 e 12 sobre megalomania e delírio na paralisia geral.

12. *UMA QUESTÃO DE IDENTIDADE* (pp. 126-34)

Ver Luria (1976).

· 261 ·

13. *SIM, PADRE-ENFERMEIRA* (pp. 135-8)

Ver Luria (1966).

14. *A POSSUÍDA* (pp. 139-44)

Ver referência do capítulo 10.

15. *REMINISCÊNCIA* (pp. 150-68)

Alajouanine, T. "Dostoyevski's epilepsy". *Brain*, v. 86, 1963, pp. 209-21.
Critchley, M. & Henson, R. A., eds. *Music and the brain: studies in the neurology of music*. Londres, 1977, esp. caps. 19 e 20.
Penfield, W. & Perot, P. "The brain's record of visual and auditory experience: a final summary and discussion". *Brain*, v. 85, 1963, pp. 595-696. Considero este magnífico artigo de cem páginas a culminância de quase trinta anos de intensa observação, experimentos e reflexão, um dos mais originais e importantes de toda a neurologia. Ele me surpreendeu ao ser publicado em 1963, e esteve constantemente em meu pensamento quando escrevi *Enxaqueca*, em 1967. Constitui a referência e inspiração essenciais a toda esta seção. Mais fácil de ler do que muitos romances, possui uma riqueza e singularidade de material que qualquer novelista invejaria.
Salaman, E. A. *A collection of moments*. Londres, 1970.
Williams, D. "The structure of emotions reflected in epileptic experiences". *Brain*, v. 79, 1956, pp. 29-67.

Hughlings Jackson foi o primeiro a ocupar-se de "ataques físicos", descrevendo sua fenomenologia quase novelística e identificando seus *loci* anatômicos no cérebro. Ele escreveu vários artigos sobre o assunto. Os mais pertinentes são os publicados no volume 1 de seus *Selected writings* (1931), pp. 251 ss., 274 ss., além dos seguintes (não incluídos nesse volume):

Jackson, J. H. "On right- or left-sided spasm at the onset of epileptic paroxysms, and on crude sensation warnings, and elaborate mental states". *Brain*, v. 3, 1880, pp. 192-206.

_____. "On a particular variety of epilepsy ('Intellectual Aura')". *Brain*, v. 11, 1888, pp. 179-207.

É de Purdon Martin a intrigante hipótese de que Henry James teria conhecido Hughlings Jackson, discutido tais ataques com ele e empregado esse conhecimento em sua descrição das fantásticas aparições em *A volta do parafuso*: "Neurology in fiction: *The turn of the screw*". *British Medical J.*, v. 4, 1973, pp. 717-21.

Marr, D. *Vision: a computational investigation of visual representation in man*. San Francisco, 1982. Esta é uma obra de extrema originalidade e importância, publicada postumamente (Marr contraiu leucemia ainda jovem). Penfield mostra-nos as formas das representações finais do cérebro — vozes, rostos, tons, cenas — o "icônico"; Marr mostra-nos o que não é intuitivamente óbvio, ou mesmo vivenciado normalmente — a forma das representações iniciais do cérebro. Talvez eu devesse ter dado esta referência no capítulo 1 — é certo que o dr. P. apresentava alguns déficits relacionados aos descritos por Marr, dificuldades em formar o que Marr denomina um "esboço primário", aliados, ou subjacentes, às suas dificuldades fisiognomônicas. Provavelmente nenhum estudo neurológico de imagens mentais, ou memória, pode prescindir das considerações apresentadas por Marr.

· 262 ·

16. *NOSTALGIA INCONTINENTE* (pp. 169-71)

Jelliffe, S. E. *Psychopathology of forced movements and oculogyric crises of lethargic encephalitis*. Londres, 1932, esp. pp. 114 ss., onde se encontra a discussão do artigo de Zutt de 1930.

Ver também o caso de "Rose R." em *Awakenings*. Londres, 1973; 3ª ed., 1983. [*Tempo de despertar*, Companhia das Letras, 1997.]

17. *PASSAGEM PARA A ÍNDIA* (pp. 172-4)

Não estou familiarizado com a literatura sobre este tema. Tive, porém, experiência pessoal com outra paciente — também com glioma, sofrendo crescentes pressões intracranianas e ataques, e tratada com esteroides — que, quando estava à morte, teve visões nostálgicas e reminiscências semelhantes; em seu caso, com o Meio-Oeste.

18. *O CÃO SOB A PELE* (pp. 175-9)

Bear, D. "Temporal-lobe epilepsy: a syndrome of sensory-limbic hyperconnection". *Cortex*, v. 15, 1979, pp. 357-84.

Brill, A. A. "The sense of smell in neuroses and psychoses". *Psychoanalytical Quarterly*, v. 1, 1932, pp. 7-42. O extenso artigo de Brill é muito mais abrangente do que seu título indica. Em especial, traz considerações minuciosas sobre a força e importância do olfato em muitos animais, em "selvagens" e em crianças, os espantosos poderes e potencialidades do olfato que parecem ter se perdido no homem adulto.

19. *ASSASSINATO* (pp. 180-4)

Não estou a par de relatos precisamente semelhantes. Contudo, em raros casos de dano ao lobo frontal, tumor no lobo frontal, "ataque" do lobo frontal (cerebral anterior) e (não menos importante) lobotomia, observei a precipitação de "reminiscência" obsessiva. As lobotomias, obviamente, destinavam-se a "curar" tais "reminiscências" — mas, ocasionalmente, faziam com que elas piorassem muito. Ver também Penfield e Perot, op. cit.

20. *AS VISÕES DE HILDEGARDA* (pp. 185-9)

Singer, C. "The visions of Hildegard of Bingen". In: *From magic to science*. Reimpr., Dover, 1958.

Ver também meu livro *Migraine* (1970; 3ª ed., 1985), esp. cap. 3 sobre aura de enxaqueca.

Para os êxtases e visões epilépticas de Dostoiévski, ver Alajouanine, op. cit.

Introdução à parte 4 (pp. 193-7)

Bruner, J. "Narrative and paradigmatic modes of thought", apresentado no Encontro Anual da Associação Americana de Psicologia [Annual Meeting of the American Psychological Association], Toronto, agosto de 1984. Publicado como "Two modes of thought" em *Actual minds, possible worlds*. Boston, 1986, pp. 11-43.

Scholem, G. *On the Kabbalah and its symbolism*. Nova York, 1965.

Yates, F. *The art of memory*. Londres, 1966.

21. REBECCA (pp. 198-206)

Bruner, J. Ibid.

Peters, L. R. "The role of dreams in the life of a mentally retarded individual". *Ethos*, 1983, pp. 49-65.

22. O DICIONÁRIO DE MÚSICA AMBULANTE (pp. 207-14)

Hill, L. "Idiots savants: a categorisation of abilities". *Mental retardation*. Dezembro de 1974.

Viscott, D. "A musical idiot savant: a psychodynamic study, and some speculation on the creative process". *Psychiatry*, v. 33, n. 4, 1970, pp. 494-515.

23. OS GÊMEOS (pp. 215-34)

Hamblin, D. J. "They are 'idiot savants' — wizards of the calendar". *Life*, v. 60 (18 de março de 1966), pp. 106-8.

Horwitz, W. A. et al. "Identical twins 'idiots savants' — calendar calculators". *American J. Psychiat.*, v. 121, 1965, pp. 1075-9.

Luria, A. R. & Yudovich, F. Ia. *Speech and the development of mental processes in the child*. Trad. ingl. Londres, 1959.

Myers, F. W. H. *Human personality and its survival of bodily death*. Londres, 1903. Ver cap. 3, "Genius", esp. pp. 70-87. Myers era em parte um gênio, e este livro é em parte uma obra-prima. Isso se evidencia no primeiro volume, que muitas vezes foi comparado ao *Principles of psychology*, de William James — Myers era amigo íntimo de James. O segundo volume, "Phantasms of the dead" etc., é, a meu ver, um estorvo.

Nagel, E. & Newman, J. R. *Gödel's proof*. Nova York, 1958.

Park, C. C. e D. Ver referência do capítulo 24.

Selfe, L. *Nadia*. Ver referência do capítulo 24.

Silverberg, R. *Thorns*. Nova York, 1967.

Smith, S. B. *The great mental calculators: the psychology, methods and lives of calculating prodigies, past and present*. Nova York, 1983.

Stewart, I. *Concepts of modern mathematics*. Harmondsworth, 1975.

Wollheim, R. *The thread of life*. Cambridge, Mass., 1984. Ver esp. cap. 3 sobre "iconicidade" e "centralidade". Eu tinha acabado de ler esse livro quando passei a escrever sobre Martin A., os gêmeos e José; por isso, há referências sobre ele nesses três capítulos (22, 23 e 24).

24. O ARTISTA AUTISTA (pp. 235-55)

Buck, L. A. et al. "Artistic talent in autistic adolescents and young adults". *Empirical studies of the arts*, v. 3, n. 1, 1985, pp. 81-104.

_____. "Art as a means of interpersonal communication in autistic young adults". *JPC*, v. 3, 1984, pp. 73-84.

(Os dois artigos acima foram publicados sob o patrocínio do Talented Handicapped Artist's Workshop, fundado em Nova York em 1981.)

Morishima, A. "Another Van Gogh of Japan: the superior art work of a retarded boy". *Exceptional children*, v. 41, 1974, pp. 92-6.

Motsugi, K. "Shyochan's drawing of insects". *Japanese Journal of Mentally Retarded Children*, v. 119, 1968, pp. 44-7.

Park, C. C. *The siege: the first eight years of an autistic child*. Nova York, 1967 (paperback: Boston and Harmondsworth, 1972).

Park, D. & Youderian, P. "Light and number: ordering principles in the world of an autistic child". *Journal of Autism and Childhood Schizophrenia*, v. 4, n. 4, 1974, pp. 313-23.

Rapin, I. *Children with brain dysfunction: neurology, cognition, language and behaviour*. Nova York, 1982.

Selfe, L. *Nadia: a case of extraordinary drawing ability in an autistic child*. Londres, 1977. Esse estudo ricamente ilustrado de uma criança singularmente dotada atraiu grande atenção quando foi publicado, gerando críticas e resenhas importantíssimas. O leitor pode consultar Nigel Dennis, *New York Review of Books*, 4 de maio de 1978, e C. C. Park, *Journal of Autism and Childhood Schizophrenia*, v. 8. pp. 457-72, 1978. Este último contém vasta discussão e bibliografia do fascinante trabalho japonês com artistas autistas que conclui meu último pós-escrito.

1ª EDIÇÃO [1997] 25 reimpressões

ESTA OBRA FOI COMPOSTA EM TIMES PELA HELVÉTICA EDITORIAL E IMPRESSA PELA
GRÁFICA SANTA MARTA EM OFSETE SOBRE PAPEL PÓLEN NATURAL DA SUZANO S.A.
PARA A EDITORA SCHWARCZ EM OUTUBRO DE 2022

A marca FSC® é a garantia de que a madeira utilizada na fabricação do papel deste livro provém de florestas que foram gerenciadas de maneira ambientalmente correta, socialmente justa e economicamente viável, além de outras fontes de origem controlada.